现代乳腺疾病诊疗

基本原则和实践

江泽飞　刘荫华◎主编

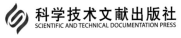

科学技术文献出版社

SCIENTIFIC AND TECHNICAL DOCUMENTATION PRESS

·北京·

图书在版编目（CIP）数据

现代乳腺疾病诊疗基本原则和实践 / 江泽飞，刘荫华主编. —北京：科学技术文献出版社，2019.9

ISBN 978-7-5189-5871-9

Ⅰ.①现… Ⅱ.①江…②刘… Ⅲ.①乳房疾病—诊疗 Ⅳ.① R655.8

中国版本图书馆 CIP 数据核字（2019）第 166118 号

现代乳腺疾病诊疗基本原则和实践

策划编辑：彭　玉　　责任编辑：彭　玉　　责任校对：文　浩　　责任出版：张志平

出　版　者	科学技术文献出版社	
地　　　址	北京市复兴路15号　　邮编　100038	
编　务　部	（010）58882938，58882087（传真）	
发　行　部	（010）58882868，58882870（传真）	
邮　购　部	（010）58882873	
官方网址	www.stdp.com.cn	
发　行　者	科学技术文献出版社发行　全国各地新华书店经销	
印　刷　者	北京地大彩印有限公司	
版　　　次	2019年9月第1版　2019年9月第1次印刷	
开　　　本	880×1230　1/32	
字　　　数	273千	
印　　　张	16.25　彩插36面	
书　　　号	ISBN 978-7-5189-5871-9	
定　　　价	98.00元	

编委简介

主　编

江泽飞
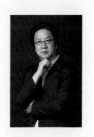
解放军总医院第五医学中心乳腺肿瘤科主任
中国临床肿瘤学会秘书长
中国临床肿瘤学会乳腺癌专家委员会主任委员
北京医学奖励基金会精准医学专家委员会主任委员
St.Gallen 国际乳腺癌诊疗共识专家团成员

刘荫华
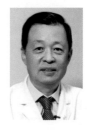
北京大学第一医院乳腺疾病中心主任
中华医学会外科学分会常委
中华医学会外科学分会乳腺外科学组组长
北京医学会乳腺疾病分会副主任委员

编　委

（按姓氏拼音排序）

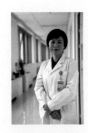

陈　蓉

北京协和医院妇科内分泌与生殖中心副主任
中华医学会妇产科学分会绝经学组副组长
中国医药教育协会生殖内分泌专委会副主委
中国医药教育协会更年期教育培训中心主委
中国医促会妇产科青年委员会常务副主委
北京医学会乳腺疾病分会常委

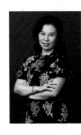

陈佳艺

上海交通大学医学院附属瑞金医院放射治疗科主任
中国临床肿瘤学会乳腺癌专家委员会常委
中国抗癌协会乳腺癌专业委员会常委
上海医学会肿瘤放射治疗专科分会副主任委员

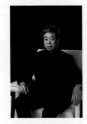

段学宁

北京大学第一医院普通外科乳腺疾病中心主任医师
中华预防医学会妇幼保健分会乳腺保健与疾病防治
学组组长
中国医学装备协会外科分会乳腺装备学组主委
中国医师协会外科分会乳腺疾病委员会常委
中华医学会外科学分会乳腺病学组委员

范志民

吉林大学第一医院乳腺外科主任
中华医学会外科学分会乳腺外科学组副组长
中国医师协会外科分会乳腺外科医师委员会副主委
中国医药教育协会乳腺疾病专业委员会副主委
中国临床肿瘤学会乳腺癌专家委员会常委

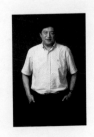

付 丽

天津市肿瘤医院乳腺病理科主任医师
英国皇家病理学院院士
中国女医师协会副会长
教育部乳腺癌防治重点实验室副主任
中国女医师协会病理专业委员会主委
国家肿瘤质控中心乳腺癌专家委员会副主委

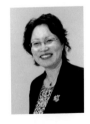

葛智成

北京友谊医院普外科副主任医师
中国医师协会外科分会乳腺外科医师委员会委员
中国医学装备协会外科学分会乳腺专业学组秘书长
北京乳腺病防治学会专家委员会委员
北京乳腺病防治学会转化医学专业委员会常委

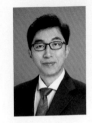

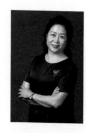

耿翠芝

河北省肿瘤医院副院长
中国临床肿瘤学会理事会理事
中国临床肿瘤学会乳腺癌专家委员会常委
河北省抗癌协会乳腺癌专业委员会主任委员

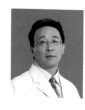

关 山

北京同仁医院乳腺中心主任
北京肿瘤防治研究会乳腺分会副主委
北京乳腺病防治学会乳腺外科学组常委
北京医学会乳腺疾病分会常委
中国抗癌协会康复学术指导委员会常委

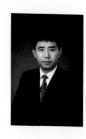

郭宝良

哈尔滨医科大学附属第二医院乳腺外科主任医师
中国临床肿瘤学会乳腺癌专家委员会委员
中国抗癌协会乳腺癌专业委员会委员
黑龙江省医学会乳腺疾病专业委员会秘书长

郝晓鹏

解放军总医院第五医学中心乳腺肿瘤科主治医师
北京医学会乳腺疾病分会青年委员会副主委
北京乳腺病防治协会青年委员会副主委
中国医药教育协会乳腺疾病专委会常委兼秘书长

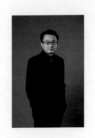

华　彬

北京医院普通外科副主任、乳腺外科主任
北京大学医学部副教授
中国医药教育协会乳腺疾病专委会乳腺癌多学科
诊疗学组副主委
中国研究型医院学会乳腺专业委员会青委会副主委
中国医药教育协会乳腺疾病专业委员会常委

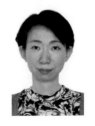

黄　建

浙江大学医学院附属第二医院副院长
中国临床肿瘤学会乳腺癌专家委员会常委
浙江省抗癌协会乳腺癌专委会主任委员
浙江省免疫学会临床免疫委员会主任委员
中华医学会外科学分会乳腺学组委员

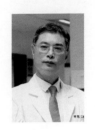

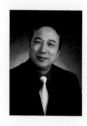

蒋宏传

北京朝阳医院乳腺外科主任
中国医师协会乳腺疾病培训专家委员会主委
北京医学会乳腺疾病分会副主委
北京肿瘤学会乳腺外科专业委员会副主委
中华医学会外科学分会乳腺外科学组委员

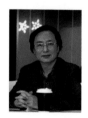

金　锋

中国医科大学附属第一医院乳腺外科主任
中国临床肿瘤学会理事会理事
中国临床肿瘤学会乳腺癌专家委员会常委
中国抗癌协会乳腺癌专业委员会常委

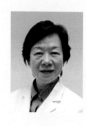

李　挺

北京大学第一医院病理科主任
北京大学医学部临床教学委员会病理学组组长
北京乳腺病防治学会病理专业委员会主委
北京医学会乳腺疾病分会副主委
北京市医学会病理学专业委员会常委

李健斌

军事医学研究院生物工程研究所助理研究员
解放军总医院第五医学中心博士研究生

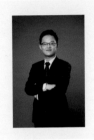

廖　宁

广东省人民医院乳腺科主任
中国临床肿瘤学会理事会理事
中国临床肿瘤学会乳腺癌专家委员会常委
中国抗癌协会乳腺癌专业委员会常委
美国肿瘤外科医师协会国际理事会理事
国际前哨淋巴结协会国际理事会理事

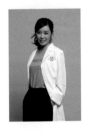

刘　健

福建省肿瘤医院乳腺内科主任
中国临床肿瘤学会乳腺癌专家委员会常委
中国医师协会乳腺疾病专家培训委员会副主委
中国抗癌协会乳腺癌专业委员会常委
中华医学会乳腺学组委员
福建医师协会肿瘤内科医师分会主委

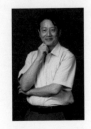

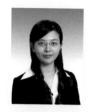

刘　倩

北京大学第一医院乳腺疾病中心副主任医师
北京大学医学院博士研究生
北京乳腺病防治学会青年学术委员会委员
北京医学会乳腺疾病分会青年委员会委员

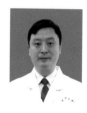

刘　强

中山大学孙逸仙纪念医院普外科主任
中国临床肿瘤学会乳腺癌专家委员会常委
广东省抗癌协会乳腺癌专业委员会副主委兼秘书
广东省医学会乳腺病分会副主任委员

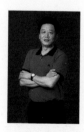

刘运江

河北省肿瘤医院副院长
中国临床肿瘤学会乳腺癌专家委员会常委
中国医药教育协会乳腺疾病专业委员会副主委
河北省抗癌协会副理事长

刘真真

河南省肿瘤医院乳腺科主任
中华医学会肿瘤学分会乳腺癌学组委员
中华医学会外科学分会乳腺外科学组委员
中国临床肿瘤学会乳腺癌专家委员会委员
河南省医学会乳腺病学分会候任主任委员

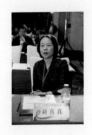

陆劲松

上海交通大学附属仁济医院乳腺疾病中心主任
中国临床肿瘤学会理事会理事
中国临床肿瘤学会乳腺癌专家委员会委员
中国医药教育协会乳腺疾病专业委员会副主委

马 力

河北省肿瘤医院乳腺中心病区副主任
中国抗癌协会乳腺癌专业委员会委员
中国医药教育协会乳腺疾病专业委员会常委
河北省抗癌协会乳腺癌专业委员会常委

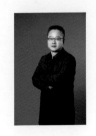

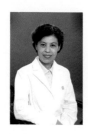

屈　翔

北京友谊医院普外科副主任
北京医师协会乳腺疾病专业委员会委员
中国老年学学会老年肿瘤专委会乳腺癌分会委员
北京乳腺病防治学会外科专业委员会常委
中华医学会外科学分会乳腺外科学组委员
中国抗癌协会康复会学术指导委员会乳腺甲状腺肿
瘤分会副主委

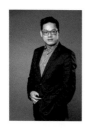

宋传贵

福建医科大学附属协和医院乳腺外科主任医师
中国临床肿瘤学会乳腺癌专家委员会委员
中国医药教育协会乳腺疾病专业委员会常务委员
中国医师协会乳腺外科医师委员会委员

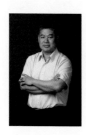

宋尔卫

中山大学孙逸仙纪念医院院长
中国临床肿瘤学会乳腺癌专家委员会副主任委员
中国抗癌协会乳腺癌专业委员会副主任委员
中国抗癌协会肿瘤转移专业委员会副主任委员

王 殊

北京大学人民医院乳腺中心主任
中国临床肿瘤学会理事会理事
中国临床肿瘤学会乳腺癌专家委员会常委
中国抗癌协会乳腺癌专业委员会常委
中华医学会外科学分会乳腺学组委员

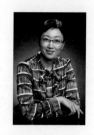

王 涛

解放军总医院第五医学中心乳腺肿瘤科副主任
中国临床肿瘤学会乳腺癌专家委员会委员
中国医药教育协会乳腺疾病专业委员会常务委员
北京乳腺病防治协会青年委员会副主任委员

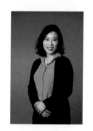

王 翔

中国医学科学院肿瘤医院乳腺外科主任
北京肿瘤学会乳腺外科专业委员会主委
中国临床肿瘤学会乳腺癌专家委员会副主委
中国老年学学会老年肿瘤专委会乳腺癌分会副主委
北京乳腺病防治学会外科专业委员会候任主委

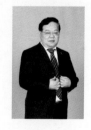

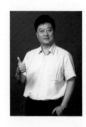

王海波

青岛大学医学院附属医院乳腺病诊疗中心主任
中国临床肿瘤学会乳腺癌专家委员会常委
中国抗癌协会乳腺癌专业委员会常委
山东省抗癌协会乳腺癌分会副主委

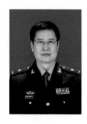

王建东

解放军总医院第一医学中心乳腺专病中心主任医师
中国医药教育协会乳腺疾病专业委员会主任委员
中华医学会外科学分会乳腺外科学组委员
中国临床肿瘤学会乳腺癌专家委员会委员
北京医学会乳腺疾病分会常务委员

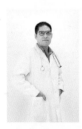

王树森

中山大学肿瘤防治中心内科乳腺病区主任
中国临床肿瘤学会乳腺癌专家委员会常委
中国研究型医院协会乳腺癌专业委员会副主任委员
广东省胸部肿瘤防治研究会乳腺癌专委会主委

王晓稼

浙江省肿瘤医院院长助理兼乳腺内科主任
中国临床肿瘤学会理事会理事
中国临床肿瘤学会乳腺癌专家委员会常委
浙江省抗癌协会肿瘤内科专业委员会主任委员

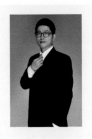

王永胜

山东省肿瘤医院乳腺病中心主任
中国抗癌协会乳腺癌专业委员会副主委
中国临床肿瘤学会乳腺癌专家委员会常委
中华医学会肿瘤学分会乳腺癌学组委员
中国医师协会乳腺外科医师委员会常委

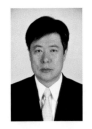

吴 炅

复旦大学附属肿瘤医院副院长
中国临床肿瘤学会乳腺癌专家委员会副主任委员
中国抗癌协会乳腺癌专业委员会候任主任委员
上海市抗癌协会乳腺癌专业委员会主任委员

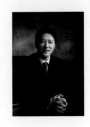

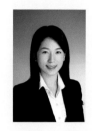

辛 灵

北京大学第一医院乳腺疾病中心主治医师
北京大学医学院博士研究生

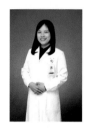

徐 玲

北京大学第一医院乳腺疾病中心主任医师
中国临床肿瘤学会乳腺癌专家委员会委员
北京乳腺病防治学会国际医疗与合作专委会常委
北京医学会乳腺疾病分会委员兼秘书
中国医药教育协会乳腺疾病专委会常委

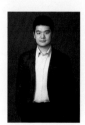

许凤锐

解放军总医院第五医学中心博士研究生

闫 敏

河南省肿瘤医院乳腺科副主任
河南省乳腺癌诊疗中心副主任
中国临床肿瘤学会乳腺癌专家委员会委员
河南省抗癌协会乳腺癌专业委员会常委

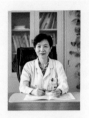

叶京明

北京大学第一医院乳腺疾病中心主任医师
中国医师协会外科分会乳腺外科医师协会青年委员
中国性学会乳腺疾病分会副秘书长
北京肿瘤学会乳腺外科专业委员会委员

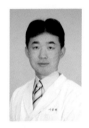

殷咏梅

江苏省人民医院肿瘤科副主任
南京医科大学第一临床医学院副院长
中国临床肿瘤学会理事会常务理事
中国临床肿瘤学会乳腺癌专家委员会副主任委员

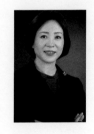

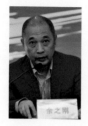

余之刚

山东大学第二医院乳腺外科主任
山东大学乳腺疾病防治转化医学研究所所长
中华医学会外科学分会乳腺外科学组委员兼秘书
中国医师协会乳腺疾病培训专家委员会副主委
中国医药教育协会乳腺疾病专业委员会副主委
中国临床肿瘤学会乳腺癌专家委员会常委

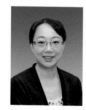

张　虹

北京大学第一医院病理科副主任医师
北京乳腺病防治学会青年学术专委会副主委
北京医学会乳腺疾病分会青年委员
北京慢病乳腺癌整合防治委员会青委会常委

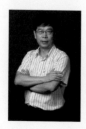

张建国

哈尔滨医科大学附属第二医院乳腺外科主任
中国临床肿瘤学会乳腺癌专家委员会常委
中国医药教育协会乳腺疾病专业委员会副主委
黑龙江省医学会乳腺疾病分会主委
中华医学会外科学分会乳腺学组委员

张清媛

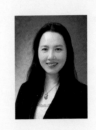

黑龙江省肿瘤医院副院长
黑龙江省肿瘤防治研究所所长
中国临床肿瘤学会理事会常务理事
中国临床肿瘤学会乳腺癌专家委员会副主委
中国抗癌协会肿瘤临床化疗专业委员会副主委

郑　莹

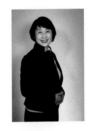

复旦大学附属肿瘤医院肿瘤预防部主任
中国抗癌协会康复学组组长
中国临床肿瘤学会肿瘤大数据专家委员会常委
上海市抗癌协会癌症预防与筛查专委会主委
中国抗癌协会乳腺癌专业委员会委员

周　娟

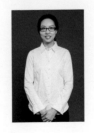

解放军总医院第五医学中心放射科主治医师
美国南加州大学 KECK 医学院访问学者
北京医学会乳腺疾病分会青年委员
北京乳腺病防治学会影像专业学组青年委员
北京医学会放射学分会乳腺学组委员

前 言
Preface

乳腺疾病严重威胁女性健康，其诊治需要整合外科、内科、病理科、影像科、整形科等多学科知识，并要求临床医生不断深入学习，了解和掌握不同专业的基本理论和原则。进入 21 世纪以来，伴随科学研究的进步，乳腺疾病的治疗理念已经发生了重大改变。例如，乳腺癌的临床实践已经完成了从单纯依据宏观肿瘤负荷进行群体治疗到分析肿瘤分子分型进行分类治疗的质变升华。

乳腺疾病诊疗水平的提升离不开标准化诊治理念的推广与普及。近年来，在学习国际指南的基础上，我国临床医生通过理性思考，不断提出更加适宜我国临床实践的专家意见。

"不积跬步，无以致千里"。2017 年，中国临床肿瘤学会乳腺癌（CSCO BC）专家委员会基于循证医学证据并兼顾临床实践的可行性，经过审慎严谨地讨论，首次颁布《中国临床肿瘤学会乳腺癌诊疗指南》（简称 CSCO BC 指南），并分别于 2018 年和 2019 年对该指南进行了两版年度更新，旨在为我国乳腺癌临床诊治提供了本土化的专家指导意见。同时，中华医学会外科学分会乳腺外科学组也在 2017 年成立，在成立至今的 3 年里，学组针对乳腺癌外科热点问题共推出 9 项专家共识，这为规范和提高乳腺外科临床诊治水平搭建了良好的专业平台。

为团结国内乳腺疾病学术领域同道，共同致力于全国乳腺专科医生整体临床诊治水平的提高，2018 年，CSCO BC、中华医学会外科学分会乳腺外科学组和中华医学杂志社共同筹备成立了中华乳腺病学院，并在 2 年内完成了数百场规范化全国巡讲，惠及众多基层医院医师和患者。

为更好地规范标准治疗，推广最新治疗理念，由江泽飞和刘荫华担任主编，特邀国内乳腺领域的知名专家，共同编纂了《现代乳腺疾病诊疗基本原则和实践》一书。本书包括专家观点、指南解读和专家共识三部分，内容涵括了病理学、肿瘤治疗学、外科手术规范、患者管理、新药研发等，旨在通过不同观点的交流，建立起从证据走向临床实践的桥梁。

博学之，审问之，慎思之，明辩之，笃行之。由于编者的临床体会不同，治疗理念见仁见智是必然的，希望同道在阅读本书收纳的学术观点的基础上，能够结合自身临床实践，逐步建立以患者利益最大化的临床科学思维理念。如此，也是此书编写的目的。当然，书中学术观点的局限之处，恳请同道们批评指正。

最后，谨向参与本书撰写的各位专家学者表示真挚的感谢。希望我们能继续为现代乳腺疾病诊疗贡献力量。

解放军总医院第五医学中心　江泽飞

北京大学第一医院　刘荫华

目 录
Contents

中篇 指南解读

下篇　专家共识

上篇
专家观点

乳腺癌治疗决策：从经验到循证，从精准到智能

医学的发展能够为患者带来获益，举一典型病例来说明：2011 年笔者单位收治了 1 例人表皮生长因子受体 2（human epidermal growth factor receptor-2，HER-2）阳性早期乳腺癌患者，采用了标准的手术、化疗、放疗、靶向等辅助治疗。患者于 2013 年复发后，经历了 TXH（多西他赛＋卡培他滨＋曲妥珠单抗）、NL（长春瑞滨＋拉帕替尼）、LH（拉帕替尼＋曲妥珠单抗）、T-DM1 等治疗，共获益 22 个月。多轮抗 HER-2 治疗失败后，患者使用了阿帕替尼治疗并获益 13 个月，随后通过循环肿瘤 DNA（circulating tumor DNA，ctDNA）的精准检测，发现了 *TP53*、*PI3KCA* 突变阴性，即开始使用吡咯替尼，目前正在持续获益中。回顾该例患者，我们依循证据进行了初始的标准治疗，也

通过阿帕替尼的治疗使患者获益了 1 年以上，精准检测也帮助我们选择了吡咯替尼的治疗方案。2017 年，我们利用最新的人工智能系统，验证了该患者前期治疗方案的可行性，展示了人工智能的优势和缺点。这例患者很好地展示了乳腺癌治疗决策从经验到循证、精准到智能的变迁。基于此，我们总结了乳腺癌的医学发展，结合自身的治疗理念，向同仁分享乳腺癌治疗决策的演变过程。

1. 从经验走向循证医学

20 世纪，医疗决策主要依靠临床实践积累的经验，这种经验可以帮助我们完成基本诊疗，也可以突破传统的医疗思维，达到更好的治疗效果。如笔者单位经治的一位肝转移的乳腺癌患者，在全身治疗有效后，接受了肝孤立病灶的手术切除。与此同时，总结患者十余年内分泌治疗获益的经验后，给予 CDK4/6 抑制剂＋内分泌治疗方案。尽管并没有证据表明寡转移灶的手术切除或多轮内分泌治疗失败后使用 CDK4/6 抑制剂会给患者带来生存的获益，但经验医学让我们意识到对寡病灶的手术切除是可以接受的，而内分泌治疗也可以持续获益。

当然，这种经验的积累需对成千上万的患者进行追踪观察和总结才能形成，不仅耗时长，无法快速推广和传递，也难以满足不同类别患者的治疗需求。循证医学可以很好地弥补经验医学的这些缺点，循证医学根据随机对照试验研究（randomized controlled trials，RCT）的质量决定证据的等级，RCT 可以明确地了解药物的生物学特性及有效性和安全性，在产生科学证据方面拥有巨大优势。近 20 年来，随着临床研究设计的严谨性增强，数据量增多，证据等级也得到了强化，从而推动了乳腺癌诊疗的进步。如乳腺癌的化疗一开始仅有 CMF（环磷酰胺＋甲氨蝶呤十氟脲嘧啶）方案，随后的临床研究发现蒽环类药物可以进一步改善预后，因而蒽环类被纳入到乳腺癌患者的标准治疗方案中。直至如今，我们又进入了以紫杉为主的化疗时代，治疗的理念也经历了从辅助化疗到新辅助化疗直至新辅助靶向治疗的改变。

循证医学不断推动治疗方案的改进，随着治疗手段的丰富，乳腺癌患者也有了更多的选择，手术、化疗、放疗等治疗手段的比重出现了下降，而可长期使用并且耐受性好的靶向、内分泌治疗的比重不断增加。HERA 研究奠定了曲妥珠单抗辅助治疗 1 年的标准，使 HER-2 阳性患者进入靶向治疗时代。在 1 年曲妥珠单抗治疗的基础上，ExteNET 研究显示了来那替尼继续治疗 1 年能使患者获得更好的生存预后，因而美国食品药品监督管理局（Food and Drug Administration，FDA）批准了来那替尼的上市。APHINITY 研究探讨了在曲妥珠单抗的基础上增加帕妥珠单抗治疗 HER-2 阳性患者的生存获益，结果发现双靶向治疗能够改善患者预后，尤其是淋巴结阳性的高危患者。有 500 余名中国患者参与该临床研究，目前也在获益，因此，双靶向治疗也被纳入了《中国临床肿瘤学会（CSCO）乳腺癌诊疗指南》中，成为 HER-2阳性患者辅助治疗的 II 级推荐。2018 年美国临床肿瘤学会（American Society of Clinical Oncology，ASCO）会议中报道的 PERSEPHONE 研究则是探讨了 6 个月的曲妥珠单抗治疗并不劣于标准的 1 年曲妥珠单抗治疗，对于部分低危的 HER-2 阳性患者而言，未来也可以考虑短程疗法。

内分泌治疗是激素受体阳性乳腺癌患者的重要治疗手段，大量的 RCT 验证 5 年他莫昔芬（tamoxifen，TAM）的治疗已经不能够满足绝经前患者的治疗需求。SOFT & TEXT 研究显示，对于高危患者，卵巢功能抑制（ovarian function suppression，OFS）联合芳香化酶抑制剂（aromatase inhibitor，AI）或 TAM 可以降低患者的第一复发高峰。因此，对于有一定危险度的患者而言，强化内分泌治疗成为首选。在完成 5 年 TAM 治疗后，ATLAS 研究显示延长内分泌治疗可以持续抑制后续的复发高峰，患者也可耐受 10 年 TAM 的治疗带来的不良反应。而 5 年强化内分泌治疗后是否应该延长治疗的证据不足，但激素受体阳性这类无病生存期较长的患者，其 5 ～ 20 年的复发风险不能忽视，从患者获益角度上考虑，若患者能够耐受，可考虑继续延长内分泌治疗，当然，这也需要有临床研究或真实世界研究证据来验证。

随着 AI 治疗在早期乳腺癌患者的地位得到巩固，激素受体阳性的晚期乳腺癌患者已经进入到"内分泌 +"的治疗时代。一系列临床研究证实，对绝经后患者，不管在 AI 或者氟维司群（fulvestrant，FUL）基础上联合 CDK4/6 抑制剂都能够改善患者的预后。MONALEESA-7 研究则首次探讨了绝经前患者内分泌联合治疗的可行性，从结果来看，在 OFS+AI 治疗基础上加用 CDK4/6 抑制剂能够改善患者的预后，同时也有着更高的疾病缓解率。因此，CDK4/6 抑制剂的联合治疗已经广泛进入一线治疗，已逐渐成为标准治疗方案。

从经验到循证医学的跨越，使患者有了更多的治疗手段，而基于高质量的 RCT 研究形成了指导临床决策的专家指南。由江泽飞主译的《NCCN 肿瘤学临床实践指南

（NCCN 指南）：乳腺癌》是最具代表性的临床指南之一，其自引入中国以来，受到了业界的认可。我国学者结合国内实际和医疗现状，充分考虑 RCT 的研究结果，形成了颇具特色的 CSCO BC 指南，从而指导临床工作者选用更为贴切实际的治疗方案，保证有限临床资源的合理使用。但需要指出的是，仅仅基于循证医学证据，尚无法解决所有患者的治疗难题，患者的既往治疗情况、产品可及性、不同类别疾病等因素都会影响治疗方案的决定，除严格依靠循证医学证据之外，我们需要有丰富的临床经验指导治疗，还需要更精准的检测手段帮助预测疗效。

2. 乳腺癌精准医疗渐入佳境

人类基因组计划的完成让基因检测进入到临床实践，伴随着基因组、蛋白质组测序技术的快速进步，我们有机会利用精准检测将生物信息与大数据科学进行充分的交叉应用，从而更好地对肿瘤的生物学特性进行诊断并预测肿瘤的发展。在精准检测和大数据的支持下，精准医疗渐入佳境。

（1）精准检测指导乳腺癌个体化治疗

循证医学根据传统的分子分型，将患者的治疗手段不断优化，使 HER-2 阳性乳腺癌患者进入靶向治疗时代，激素受体阳性患者进入"内分泌 +"的治疗时代。随着检测手段的优化，我们可以在复杂的信号通路中寻找更多靶点，尤其是二代测序技术的出现为肿瘤的精准检测、精准治疗提供了新的机遇。有研究显示，76% 患者至少有 1 个可用药变异基因，每个肿瘤样本平均有 3.06 个基因变异，可用药变异基因为 1.57 个。三阴型乳腺癌（triple-negative breast cancer，TNBC）患者占乳腺癌的 15% 左右，考虑到乳腺癌的发病率，这类亚型的患者并不在少数甚至不低于淋巴瘤、白血病的总发患者数。但 TNBC 患者缺少有效靶点，目前仍以化疗为主，因此，利用精准检测对这类患者进行进一步分型，可以指导其个体化诊疗。

根据基因表达谱分析，TNBC 可细分为生物学行为各异的 6 个亚型，不同的亚型对不同的靶向治疗敏感。IM 型（immunomodulatory）患者高表达免疫因子、细胞因子等信号途径基因，有着大量免疫细胞进入，对免疫治疗有效。Basal-like 的患者高表达 DNA 损伤反应基因（如 *BRCA1/2* 突变），研究表明对于 *BRCA1/2* 突变患者，铂类单药的病理完全缓解（pathologic complete response，pCR）率高达 61% ～ 90%。TNT 研究显示对于 *BRCA1/2* 突变的晚期患者铂类优于单用紫杉类。OlympiAD Ⅲ期研究则发现

HER-2 阴性且存在 *BRCA1/2* 突变患者，奥拉帕利比单用化疗有着更好的预后 [无进展生存时间 (PFS)：7.0 个月 *vs.* 4.2 个月；*P*=0.0009]，这一优势在 TNBC 亚组中更为明显。而奥拉帕利联合顺铂治疗 *BRCA1/2* 突变的乳腺癌患者的有效率高达 71%，均高于顺铂和奥拉帕利单药的有效率。LAR (luminal androgen receptor) 亚型患者则显示出对非甾体雄激素受体 (AR) 拮抗剂——恩杂鲁胺有较好的反应性，同时细胞系研究中的 AR 受体亚型的 TNBC 富含 *PIK3CA* 活化突变，AR 阳性的 TNBC 可能对 AR 拮抗剂和 PI3K 抑制剂双重敏感，目前，恩杂鲁胺联合 PI3K 抑制剂——他塞利西 (taselisib) 治疗 AR 阳性 TNBC 患者的 Ⅰ / Ⅱ 期临床试验正在进行中。

此外，除了以上的分型外，TNBC 患者中也存在 HER-2 点突变。常规病理只能检测 HER-2 单一的扩增变异，而 10% ~ 15% HER-2 变异的患者可表现为非扩增变异，这类点突变无法被常规病理检测，被归为 HER-2 阴性，而一系列研究验证 HER-2 点突变患者可以从抗 HER-2 治疗中获益，因此，临床中可以通过检测 HER-2 突变，给患者更多的治疗机会。

（2）大数据推动精准医疗发展

精准医疗通过分析成千上万的基因片段了解基因突变位点，随后通过药物阻塞靶点，达到治疗的目的。因此，基因组学数据的收集和分析是测序的关键。而临床实践也会产生大量的医疗数据，他无限接近真实世界及患者的实际情况。在这些数据的支持下，可以更合理地了解患者的治疗模式，推动个体化医疗。

大数据的兴起，推动了真实世界研究，他可以从复杂的临床数据中找到疾病的起因、发展与转归，并运用到临床工作中。真实世界研究可以纳入更为广泛的人群，由于患者的治疗不加条件干扰，得出的结果也可以直接被应用于临床工作中；同样，由于无需精确地控制患者在试验阶段的其他医疗行为，降低了研究门槛。真实世界研究的重点在于数据，政府手握大数据，未充分利用；数据公司掌握技术却难以接触大数据；医疗机构享有大数据但缺乏技术支持。尽管以医疗单位为主体的多家单位都在建立数据库，但都以单中心为主，仅能代表一部分治疗状况，也缺乏改变现有医疗模式的动力。

近年来，中国临床肿瘤学会乳腺癌专家委员会的平台已积累 5 万余例数据，不仅整合了多家中心的医疗数据，还纳入了该平台下正在进行的各类临床研究，更为全面、完善。利用这些数据，我们发现在不同经济条件、医保政策区域的覆盖下，HER-2 阳性乳腺癌患者的获益程度不同，这也为政府决策提供了很好的参考数据。后续工作中，我们会利用大数据，进一步分析医保政策改革对患者生存预后的影响，同时也会分析不同阶段、不同类别的患者。通过分析数据，进一步挖掘重点，将数据的累加转化为证据，弥补随机对照研究的不足，完善治疗决策。

3. 人工智能辅助乳腺癌诊疗决策

大量临床研究与精准医疗，推动了乳腺癌等恶性肿瘤治疗的进步，缩短了乳腺癌治疗指南的更新周期。但随着数据量的增加，临床医生面临的学习压力与挑战也与日俱增。2016 年的人机围棋大战使大众了解到人工智能的优势，人工智能可以利用海量数据进行深度学习，不断优化算法结构，从而获得最佳的结果。因此，准确的算法、精确的分析是人工智能的保证。在医学领域，智能病理、智能影像发展迅速，提高了肿瘤的精准诊断与治疗，而智能决策系统的研发，更是帮助临床医生紧跟医学进展，掌握循证医学证据，更加充分自如地应对临床问题。

　　智能影像系统在医学影像的基础上，融入了人工智能，通过深度学习，完成对影像的分类、目标检测、图像分割和检索工作。其可以深度挖掘大量数字化信息，解码隐含在影像资料中的由患者细胞、生理、遗传变异等多因素共同决定的综合影像信息，并能客观、定量化将其呈现在临床诊治、预后分析的整个过程中。在乳腺癌的诊疗中，智能影像系统可以提供除雌激素受体（ER）、孕激素受体（PR）、HER-2、Ki-67及癌症标志物以外的更多生物标志物，用于乳腺癌的检出、诊断、评估预后、预测疗效和监测疾病状态。同时，将智能影像系统与高年资放射科医生的阅片时间做对比，发现智能影像系统和医生对结果的敏感性、特异性、准确性各有差别。智能影像系统可以高效地帮助医生检出病变，并能以百分比的形式标注出癌变的可能性，从而能够帮助医生更加快捷和准确地对疾病做出诊断。

　　目前我国传统病理还存在临床需求高、人才匮乏、依赖经验诊断等问题。智能病理是将传统的细胞学初筛、良恶性鉴别、形态定量分析、组织学分类与人工智能结合起来，通过深度学习，帮助医生对病理切片进行智能鉴别、分析、分类，给出最终病理报告，从而帮助医生更加快捷和准确地对疾病做出诊断。智能病理弥补了病理医生主观分析的不足，提高了病理诊断定性、定量水平，提高了病理诊断效率及诊断准确度，进而推动了精准病理的发展。

此外，随着 RCT 的增多，临床入组人数的差异和结果间的冲突使临床医生在决策过程中很难兼顾所有的数据，因此，智能决策系统可以帮助其提供医疗判断。目前较为成熟的 Watson for oncology（WFO）系统已经开始被应用到临床，数据显示在 WFO 的提示下，临床医生与 WFO 的符合率可达 93%。考虑到 WFO 是以国外单位的治疗经验为蓝本研发的智能决策系统，其决策是否可以帮助国内医生或是帮助哪一类医生目前仍然未知，如本文开头所述的HER-2 阳性患者，在解救二线治疗后，WFO 即无法给出合理的治疗方案。为此借助中国临床肿瘤学会乳腺癌专家委员会的大数据平台，我们开展了全球第一项大样本量、多中心的 IV 期临床研究，用于探索 WFO 决策与我国临床医生决策的符合程度及其对临床医生决策可能的影响，初步分析可见该系统对不同治疗阶段及不同经验的临床医生都存在不同的影响。同时，本着吸收创新的精神，已有学者正在开发基于我国人群的 CSCO 人工智能系统，从而推动人工智能的本地化进程。智能决策系统可以帮助年轻医生成长、提高资深医生效率，也可以避免疲惫医生出错。人机对话，合作共赢，人工智能时代正在向我们走来。

　　回顾乳腺癌的诊疗历史，已经从经验走向循证，以循证为基础，必然会逐步走向精准时代。而人工智能作为临床医生的的助手，能够推动循证医学和精准医疗的进一步发展，也能够辅助医生制定最佳的诊疗方案。精准诊断、精确决策、精细治疗，乳腺癌诊疗正是以循证为基础，手握精准和大数据大步跨向智能医疗，这是时代发展的需要，也是未来医学发展的需要。

（解放军总医院第五医学中心　李健斌　李　峰　江泽飞）

乳腺癌转化医学研究进展回顾

乳腺癌是女性发病率最高的恶性肿瘤。在转化医学研究的大力推动下，各种与乳腺癌发生、发展相关的新靶点被迅速应用于研发新型靶向药物，大大改善了乳腺癌患者的预后。本文将回顾近年来乳腺癌转化研究进展，针对其中代表性的研究成果进行阐述。

4. 分子靶向药物延迟和逆转内分泌耐药

约 65％ 的转移性乳腺癌（metastatic breast cancer，MBC）为激素受体（hormone receptor，HR）（+）HER-2（−）型，内分泌治疗是首选或优选方案。然而内分泌治疗一定时间后必然出现耐药，导致疾病进展，新型分子靶向药物的临床应用成功地延迟和逆转了内分泌耐药。

不可控制的细胞增殖是恶性肿瘤的重要特征之一。细胞周期蛋白依赖性激酶 4/6（CDK4/6）与细胞周期蛋白 D（Cyclin D）形成的复合物，可磷酸化 RB 蛋白，促进细胞从 G1 期进入 S 期，导致细胞进入周期，因此，CDK4/6 是调控细胞周期的关键分子和合理的治疗靶点。HR（+）乳腺癌细胞中 CDK4/6-Cyclin D-RB 相关活化信号的激活最为明显，体内外研究显示抑制 CDK4/6，能显著抑制 HR（+）乳腺癌细胞的增殖，且与内分泌治疗联合具有协同效应。既往多个Ⅲ期临床研究结果显示 CDK4/6 抑制剂联合内分泌治疗，PFS 均显著延长。2018 年的欧洲肿瘤医学学会（European Society for Medical Oncology，ESMO）会议报道了 PALOMA-3 首次成熟总生存（OS）的数据，显示哌柏西利联合氟维司群治疗 HR（+）HER-2（−）转移性乳腺癌患者，OS 延长具有临床意义，既往内分泌治疗敏感患者的 OS 延长 10 个月。

组蛋白去乙酰化酶（HDACs）通过调节组蛋白乙酰化水平、表观遗传从而调控肿瘤的功能如细胞周期、凋亡、免疫调节和耐药等。对于 ER（+）乳腺癌患者，HDACs 在依赖 / 非依赖配体机制中参与 ER 介导的细胞增殖。西达本胺是苯酰胺类亚型选择性组蛋白去乙酰化酶口服抑制剂。2018 年，江泽飞教授在 ESMO 会议上报告了 ACE 研究的结果，HR（+）MBC 既往内分泌治疗进展后应用西达本胺联合依西美坦组较安慰剂联合组显著改善 PFS （中位 PFS 4.7 个月 *vs.* 3.8 个月，*HR*=0.755），并提高了客观缓解率和临床获益率。

PI3K 通路的过度激活与肿瘤的恶性转化、癌症进展和内分泌治疗耐药相关。*PIK3CA* 编码的 α - 亚型是 PI3K 催化亚基的一种，约 40% 的 HR（+）HER-2（-）乳腺癌患者存在肿瘤 *PIK3CA* 突变激活。alpelisib（BYL719）是 PI3K α - 亚型的特异性抑制剂，2018 年 ESMO 会议报道的 SOLAR-1 研究，是同时在 *PIK3CA* 突变与未突变队列进行的Ⅲ期随机对照试验，证实对 *PIK3CA* 突变型患者，氟维司群加用 alpelisib 与单药氟维司群相比，PFS 显著延长，然而在 *PIK3CA* 未突变队列中未达到概念验证标准，证实缺乏临床获益。alpelisib 是第一个在乳腺癌治疗中同时具有临床意义和统计学意义的 PI3K 抑制剂。该研究提示，对内分泌耐药的 HR（+）HER-2（-）MBC，当检测到 *PIK3CA* 突变时，可选择加用 alpelisib 以获得更好的疗效。

5. 预测 HER-2 阳性乳腺癌抗 HER-2 治疗效果的分子标志物

既往内分泌联合抗 HER-2 靶向治疗的新辅助研究中发

现 HR（+）HER-2（+）亚型较 HR（-）HER-2（+）亚型
肿瘤的 pCR 率低。因此，有必要寻找合适分子标志物指导
HR（+）HER-2（+）个体化治疗以提高 pCR 率。2018 年
ASCO 会议上展示了 PerELISA 新辅助研究的最新结果，
当术前给予 HR（+）HER-2（+）患者 AI 治疗 2 周，发现
在治疗后 Ki-67 表达水平与基线相比下降超过 20% 的患
者，后续接受曲妥珠单抗和帕妥珠单抗的双靶向治疗，其
pCR 率仅为 20.5%；而下降未超过 20% 的患者，后续双靶
向联合紫杉醇治疗，其 pCR 率达 81.3%。该项研究的临床
启示：增殖相关指标如治疗前后 Ki-67 的表达变化可以作
为预测后续抗 HER-2 治疗方案疗效的分子指标。

　　针对 HER-2（+）MBC 患者，接受曲妥珠单抗为基础
的一线治疗后，仍有 20%～30% 的患者出现耐药，导致
疾病进展。因此，预测患者对曲妥珠单抗治疗的敏感性非
常重要。宋尔卫团队通过 miRNA 芯片筛选对曲妥珠单抗
治疗不同反应的 HER-2（+）MBC 患者血清中差异表达的
miRNA，最终建立了基于 4 个血清 miRNA 风险基因的预
测模型，并计算出每位患者疾病进展风险得分，区分为高
风险组和低风险组，在曲妥珠单抗联合化疗患者中低风险
组 OS、PFS 较高风险组延长，并有统计学意义。该项研究
不仅为临床预测 HER-2（+）MBC 接受曲妥珠单抗治疗的

获益提供了血清学分子指标，而且有助于临床预测 HER-2 (+) MBC 接受抗 HER-2 治疗的敏感性，指导个体化治疗。

6. 三阴型乳腺癌和 *BRCA1/2* 基因突变乳腺癌

在 TNBC 中，PI3K 通路通过活化 *PIK3CA* 或 *AKT1* 突变和 *PTEN* 变异而频繁处于激活状态。在 2018 年的 ASCO 会议上，PAKT 研究及 LOTUS 研究公布了转移性 TNBC 患者 PI3K/AKT/mTOR 通路抑制剂联合化疗作为一线治疗的相关结果。其中，PAKT 研究是一项在转移性或三阴型乳腺癌患者一线治疗中应用 AKT 抑制剂——capicasertib 联合紫杉醇的国际多中心、Ⅱ期 RCT 临床研究，结果显示一线紫杉醇治疗联合 capicasertib 显著延长 TNBC 患者 PFS 及 OS，其中存在 *PIK3CA/AKT1/PTEN* 变异的患者获益更为明显。

BRCA1/2 突变肿瘤细胞依赖聚腺苷二磷酸核糖聚合酶（PARP）进行 DNA 修复。2018 年 ASCO 会议上公布的 EMBRACA 研究，报道了在携带胚系 *BRCA1/2* 基因突变的局部晚期或转移性 HER-2 阴性乳腺癌中应用新型强效的 PARP 抑制剂——talazoparib 的患者，相比医师选择的化疗方案（PCT）组，PFS 显著延长，且有较好的生活

质量。2018 年 10 月，美国 FDA 批准了 PARP 抑制剂——talazoparib 用于治疗有害或疑似有害携带胚系 *BRCA1/2* 突变的 HER-2 阴性局部晚期或转移性乳腺癌。

7. 免疫治疗

基于 PD-1/PD-L1 的免疫治疗与其他治疗的联合仍旧是本年度转化医学研究的热点。2018 年 ESMO 上报道的 IMpassion130 研究结果显示，抗 PD-L1 抗体（atezolizumab）联合白蛋白紫杉醇应用于晚期三阴型乳腺癌的一线治疗，ITT（意向性治疗）人群和 PD-L1 阳性亚组的 PFS、OS 显著获益且具有临床意义。IMpassion130 也是第一个证明转移性三阴型乳腺癌（mTNBC）从一线免疫治疗获益的Ⅲ期研究。

抗体依赖性细胞毒性（ADCC）和抗体依赖性细胞吞噬（ADCP）是单克隆抗体治疗肿瘤疗效的关键因素。宋尔卫团队发现乳腺癌患者的巨噬细胞在发生 ADCP 后，PD-L1 和 IDO 明显上调，可抑制 NK 细胞介导的 ADCC 和 T 细胞介导的细胞毒性。临床上，HER-2（+）患者行曲妥珠单抗新辅助治疗，肿瘤相关巨噬细胞中 PD-L1 和 IDO 显著上调，单抗治疗效果差，在小鼠体内给予抗 HER-2 抗体和 PD-L1、IDO 抑制剂治疗，可增强其抗肿瘤免疫和抗 HER-2 治疗效果。上述的研究结果明确了巨噬细胞在 ADCP 后转化为免疫抑制表型的机制，并提示治疗性抗体和免疫检查点阻断在癌症治疗中有协同效应。

宋尔卫团队发现在植入患者源性移植瘤（PDXs）的免疫缺陷小鼠模型中，给予靶向特定的 CD10+GPR77+CAFs 肿瘤相关成纤维细胞（CAF）的中和性抗 GPR77 抗体，成功抑制了肿瘤形成并且恢复肿瘤化疗敏感性。该项研究确定了一个功能性 CAF 亚群——CD10+GPR77+CAFs 有望成为预测乳腺癌患者化疗反应和预后的临床分子标志物，靶向该特定亚群可能是针对肿瘤干细胞（CSCs）驱动的实体瘤的有效治疗策略。

乳腺癌是高度异质性肿瘤。可通过细化乳腺癌分子分型，指导临床有针对性地制定治疗决策。随着各种新型的生物标志物、分子靶向药物及免疫治疗药物的应用，有望真正实现乳腺癌的精准治疗。

（中山大学孙逸仙纪念医院　宋尔卫）

早期乳腺癌治疗年度回顾

乳腺癌的精准治疗在 2018 年得到进一步优化。2018年公布的众多临床研究数据给予临床实践新的指导和思考，在此对可能影响早期乳腺癌临床实践的重点数据进行梳理。

8. 靶向治疗

（1）抗 HER-2 靶向治疗

圣安东尼奥国际乳腺癌会议（SABCS）发布的KATHERINE 研究无疑是抗 HER-2 治疗中的重磅研究。该Ⅲ期临床研究纳入经曲妥珠单抗和紫杉烷类新辅助治疗后、仍有病灶残留的 HER-2 阳性早期乳腺癌患者，随机分为标准的曲妥珠单抗辅助治疗 1 年组和 T-DM1 辅助治疗 1年组，评估两组的有效性和安全性。结果显示，T-DM1 组的 3 年无浸润病变生存率（invasive disease-free survival, iDFS）显著高于曲妥珠单抗组，分别是 88.3% 和 77.0%。 T-DM1 组的远处复发风险（10.5%）低于曲妥珠单抗组 （15.9%）。亚组分析显示，无论激素受体状态、是否联合 其他抗 HER-2 靶向治疗或腋窝淋巴结状态均能从强化治疗 中获益。KATHERINE 研究将会改写临床实践，同时也表 明新辅助这个治疗和研究平台对于指导后续辅助治疗具有 非常重要的价值。

既往的新辅助治疗研究结果显示，不同激素受体状态 亚组患者的 pCR 率不同。虽然双靶向新辅助治疗可以取得 不错的效果，但激素受体阳性和阴性患者 pCR 差异较大， 激素受体阴性患者的 pCR 率要高出近 1 倍。2018 年的欧 洲乳腺癌协会年会（EBCC）报道了对于 HER-2（+）/HR（+） 患者，可通过延长新辅助治疗时间或在新辅助阶段加入其 他药物的联合方案提高疗效。

ASCO 会议上报道的 PerELISA 研究，纳入 64 名绝 经后可手术的 HER-2（+）/HR（+）乳腺癌患者，在接 受来曲唑诱导治疗 2 周后，再次穿刺评价 Ki-67 状态。若 为 Ki-67 应答人群（相对 Ki-67 基线降低 ≥ 20%），继续 接受来曲唑治疗的同时联合曲妥珠单抗和帕妥珠单抗治疗 （q3w，5 周期）；Ki-67 未应答人群则停止来曲唑治疗，接受曲妥珠单抗和帕妥珠单抗联合紫杉醇周疗（13w）。研究发现，Ki-67 应答组 pCR 率为 20.5%，无应答组 pCR 率为 81.3%。在 Ki-67 应答者中，PAM50 检测为 HER-2 富集型的患者最可能从降级疗法中获益。PerELISA 巧妙的研究设计，提示对于 HER-2（+）/HR（+）人群，靶向联合内分泌治疗，部分患者可以选择不用化疗而做减法。无独有偶，PERTAIN 研究的亚组分析也提示 HER-2（+）/HR（+）人群仅用双靶向联合内分泌治疗而不使用化疗的可能。扩大样本量的Ⅲ期研究正在进行，期待降阶的治疗方案能够给患者带来长期生存获益。

对于 HER-2 阳性乳腺癌的辅助治疗而言，曲妥珠单抗最佳疗程的研究虽然进行了许多尝试，但都未能证明短周期的曲妥珠单抗辅助治疗非劣效于 1 年标准疗程。2018 年 ASCO 公布的 PERSEPHONE 研究达到了预设的非劣效终点，证明 6 个月短疗程的曲妥珠单抗治疗非劣效于 1 年。然而，该研究设计和入组时间过长饱受大家诟病，这样的阳性结果是否能够改变临床实践？单个研究之间的对比似乎没有足够的说服力，纳入 PERSEPHONE 研究的 Meta 分析给出的结论依然是 1 年的标准治疗才能给 HER-2 阳性患者带来最大获益。

（2）其他靶向治疗

Talazoparib 在携带 *BRCA* 突变的晚期乳腺癌患者中显示一定疗效，TALA 研究在既往研究基础上，纳入肿瘤直径 ≥ 1cm 并且携带 *BRCA* 突变患者 [排除 HER-2（+）患者]，探讨 talazoparib 新辅助治疗的疗效。20 例患者在进行空芯针穿刺后，接受 6 个月的口服 talazoparib（1mg/d）治疗，再接受手术治疗，主要研究终点为残余肿瘤负荷（RCB）。18 例患者完成了 talazoparib 治疗，17 例患者接受手术治疗。RCB-0 的患者为 10 例，RCB- I、RCB- II、RBC- III的患者分别为 2 例、5 例和 3 例。单用口服 talazoparib 新辅助治疗（不与化疗联合使用），也可以获得明显病理缓解，且安全性可控。III期临床研究正在进行中。

9. 内分泌治疗

2018 年 ASCO 会议上，Regan MM 教授报道了 SOFT & TEXT 研究中 HR（+）/HER-2（−）患者的无远处转移绝对获益的分析结果。对于高复发风险的 HR（+）/HER-2（−）绝经前早期乳腺癌患者，AI+OFS 较他莫昔芬+OFS 或他莫昔芬单药，8 年无远处复发间期（DRFI）提高 10% ～ 15%，低危患者在升级的内分泌治疗中获益甚少，中危患者获益为 4% ～ 5%。研究结果进一步证实了 AI+OFS 可改善中高危早期绝经前 HR（+）乳腺癌患者的预后。

ASTRRA 研究再次证明了辅助 OFS 对中高危患者的疗效优势，是 SOFT & TEXT 研究前瞻性数据方面的补充。总之，OFS 联合治疗早期乳腺癌的临床研究越来越精准和全面，为临床工作带来更多帮助。

HOBOE-2 研究是一项 III 期平行对照研究，共纳入 1065 例 HR（+）早期乳腺癌患者，中位年龄 45 岁，68% 的患者为 pT1 肿瘤，55% 为淋巴结阴性，63% 接受过化疗，中位随访 65 个月。OFS+ 他莫昔芬组（T）、OFS+ 来曲唑组（L）、OFS + 来曲唑 + 唑来膦酸组（ZL）的 5 年的无病生存率（disease free survival，DFS）分别是 85.4%，93.2%，93.3%。ZL *vs.* T 显著改善 DFS。L *vs.*T 和 ZL *vs.* L 未见显著统计学差异。在亚组分析中，除了 HER-2 阳性亚组，ZL 在其他亚组中都显著优于 T。HOBOE-2 研究再次证实 OFS+AI 相较于 OFS+TAM 能够提高 DFS 的绝对获益，加用唑来膦酸将进一步降低复发风险。

内分泌的延长治疗一直存在争议，在 2018 年的 SABCS 上有两项报道。来自日本大田西的研究者开展了阿那曲唑延长辅助治疗随机试验（AERAS）。该研究表明加用 AI（阿那曲唑）治疗延长至 10 年，无病生存率明显高于不加 AI 的治疗（91.9% *vs.* 84.4%；*HR*=0.548；*P* = 0.004），但两组患者的总生存率无明显差异。来自 12 项随机试验的 EBCTCG 荟萃分析结果显示，接受 5 年他莫昔芬内分泌治疗的绝经后 HR 阳性早期乳腺癌患者，后续给予 3 ~ 5 年阿那曲唑的延长内分泌治疗可显著降低 35% 的复发风险；而接受 5 年他莫昔芬序贯 AI 或 5 年 AI 内分泌治疗后的绝经期 HR 阳性早期乳腺癌患者，后续给予 3 ~ 5 年阿那曲唑的延长内分泌治疗可适度降低复发和死亡风险。研究者认为：该荟萃分析结论可以帮助临床医生判断使用不同的内分泌药物治疗 5 年后绝经的 HR 阳性患者，是否需延长 AI 内分泌治疗以预防乳腺癌复发和降低死亡风险。

　　来自英国谢菲尔德大学的 Anne Shrestha 教授报告了一项大型多中心前瞻性队列研究，比较老年的早期乳腺癌患者初治接受手术或内分泌治疗的生活质量的不同。研究分析显示，手术切除肿瘤会对患者的生活质量产生一定的负面影响，这也可能与手术组患者的疾病负担较重有关。考虑到术后并发症、经济压力等因素，对于比较脆弱的老年患者，仅用内分泌治疗更容易被接受一些。这项研究给外科医生一个提示，如果老年乳腺癌患者身体比较虚弱，或者不愿意接受手术，内分泌治疗也是一种选择。虽然远期的安全性可能会妥协，但患者得到了更好的生活质量。

10. 化疗

在 TAILORx 研究之前，对于 Oncotype DX 乳腺癌复发风险评分（RS）中等（11 ~ 25 分）的患者，最佳的治疗方案尚未确定。TAILORx 研究入组了 10273 例 HR（+）/HER-2（−）且腋窝淋巴结阴性的乳腺癌患者。其中，6711 例患者 Oncotype DX RS 评分为中等（11 ~ 25 分），单纯内分泌治疗不劣于化疗联合内分泌治疗。2 个治疗组的 9 年 DFS 率（83.3% *vs.* 84.3%）、无远处复发率（94.5% *vs.* 95.0%）和 OS 率（93.9% *vs.* 93.8%）均相似，即在内分泌治疗基础上加用化疗没有带来获益。本研究的另一重要结果发现了年龄 ≤ 50 岁、RS 评分为 16 ~ 25 分的患者能从化疗中部分获益。此外，研究者还发现 RS 评分 ≤ 10 分的患者，无论患者年龄或其他临床因素，接受内分泌治疗的复发率都非常低。RS 评分 ≥ 26 分的患者，即使接受化疗联合内分泌治疗，远处转移率仍为 13%，提示这类患者需要更为有效的治疗手段。

11. 免疫治疗

免疫检查点抑制剂联合化疗用于转移性三阴型乳腺癌患者的治疗，取得了较高的缓解率。GeparNevuo 研究探索了原发性 TNBC 患者在标准新辅助化疗的基础上联合抗 PD-L1 单抗——durvalumab 的疗效。分层因素包括间质肿瘤浸润淋巴细胞的多少。共入组 174 例患者，研究显示 84 例患者取得了 pCR （48.3%），durvalumab 组和安慰剂组的 pCR 率分别为 53.4% 和 44.2%。此外 ⅡA 期及更高分期和小于 40 岁的患者，pCR 率更高。进一步的探索和转化性研究正在进行。

2018 年部分早期乳腺癌的临床研究结果可能会改变指南，从而改变我们的临床实践，为更多乳腺癌患者带来生存获益。

（北京大学人民医院　王　殊）

晚期乳腺癌治疗年度回顾

近年来，新型抗 HER-2 药物、CDK4/6 抑制剂、PI3K/AKT/mTOR 通路抑制剂、组蛋白去乙酰化酶（HDACs）抑制剂及免疫治疗的相继问世，乳腺癌的治疗开启了新篇章。2018 年乳腺癌治疗领域的进展颇多，带给我们欣喜的同时，也引发我们更多思考。在此，将 2018 晚期乳腺癌的治疗进展回顾如下。

12. 抗 HER-2 治疗

吡咯替尼是由我国自主研发的首个不可逆的泛 HER 受体酪氨酸激酶抑制剂（TKI）。Ⅱ 期临床研究入组了既往用过 / 未用过曲妥珠单抗治疗且既往 ≤ 2 线化疗的 HER-2 阳性晚期乳腺癌患者，随机接受吡咯替尼＋卡培他滨或者拉帕替尼＋卡培他滨治疗。结果显示，吡咯替尼组的 PFS 达

18.1 个月，显著优于拉帕替尼组的 7.0 个月（$P < 0.0001$）。总体不良事件（AEs）两组相当。吡咯替尼可能是二线／后线治疗可选择的 TKI，也期待其Ⅲ期研究的结果。

DS-8201 是一种新型抗体药物偶联物，由抗 HER-2 的人源抗体和Ⅰ型拓扑异构酶抑制剂组成。2018 年 ASCO 转化治疗专场报道了一项关于 DS-8201 治疗 HER-2 表达的实体瘤的Ⅰ期研究（NCT02564900）。结果显示，34 例 HER-2 低表达转移性乳腺癌患者总体缓解率（ORR）为 50.0%，疾病控制率为 85.3%；99 例接受过 T-DM1、曲妥珠单抗和帕妥珠单抗治疗的 HER-2 阳性转移性乳腺癌患者，ORR 为 54.5%，疾病控制率为 93.9%。该研究的亮点是在 HER-2 低表达的乳腺癌中，同样也观察到 DS-8201 的抗肿瘤活性，这说明表面 HER-2 不是瘤原性表面靶点，此试验为拓展抗 HER-2 治疗人群提供了新证据。

双靶治疗：2018 年 ASCO 大会报告了卡培他滨＋曲妥珠单抗 ± 帕妥珠单抗二线治疗曲妥珠单抗失败的晚期乳腺癌的Ⅲ期 PHEREXA 临床研究。入组 452 名一线曲妥珠单抗联合紫杉醇治疗后进展的患者，随机接受帕妥珠单抗＋曲妥珠单抗＋卡培他滨（P+H+X）或者曲妥珠单抗＋卡培他滨（H+X）治疗。结果显示 P+H+X 组 PFS 并不优于 H+X 组（9.0 个月 *vs.* 11.8 个月），OS 有延长的趋势，但没有统计学差异（28.1 个月 *vs.* 37.2 个月）。这些数据表明，曲妥珠单抗治疗后进展的患者，进行双靶治疗获益小于 CLEOPATRA 研究所展现的结果。

13. CDK4/6 抑制剂

CDK4/6 抑制剂联合氟维司群已成为逆转内分泌耐药的明星组合，在各大国际会议上大放异彩。PALOMA-3 是一项全球性、随机双盲安慰剂对照临床研究，前期结果显示：氟维司群 + 哌柏西利较氟维司群显著改善 PFS（11.2 个月 *vs.* 4.6 个月，$P < 0.000001$）。2018 年 ESMO 报告了在 ITT 中，哌柏西利 + 氟维司群组的中位 OS 较氟维司群组延长了 6.9 个月。在绝经前 / 围绝经期亚组分析中，PALOMA-3 及 MONARCH-2 亚组数据均提示，氟维司群 +CDK4/6 抑制剂较氟维司群单药同样有显著的 PFS 获益。由此可见，对于绝经前人群，卵巢去势药物 + 氟维司群 +CDK4/6 抑制剂也是可选方案，CDK4/6 抑制剂至此涵盖全年龄段乳腺癌患者。

2018 年 ASCO 大会公布了另一项重磅研究——MONALEESA-3 的结果。研究共纳入了 726 名绝经后 HR（+）/HER-2（−）晚期乳癌患者，结果提示，ribociclib

显著延长患者的 PFS（中位 PFS：20.5 *vs.* 12.8 个月，*HR*=0.593）。氟维司群 +ribociclib 可成为绝经后 HR（+）/HER-2（−）MBC 患者的一线 / 二线治疗新选择。这项研究首次证实，CDK4/6 抑制剂 + 氟维司群用于既往未接受内分泌治疗或完成既往（新）辅助内分泌治疗 > 12 个月后复发患者有效。

14. PI3K/AKT/mTOR 通路抑制剂

（1）PI3K 抑制剂

2018 年 ESMO 大会公布了 SOLAR-1 研究首次分析结果，572 例 HR（+）/HER-2（−）接受过内分泌治疗的晚期男性 / 绝经后女性乳腺癌患者随机分配（1:1）至 alpelisib（α 特异性 PI3K 抑制剂）+ 氟维司群或氟维司群单药组。结果显示，在 *PIK3CA* 突变患者中，alpelisib 显著改善 PFS（11 个月 *vs.* 5.7 个月）。这项研究提示在新型靶向药物中，基于基因检测来进行个体化靶向治疗是未来的方向。

（2）AKT 抑制剂

LOTUS 试验是一项多中心随机双盲对照的 Ⅱ 期临床研

究，对比了"AKT 抑制剂——ipatasertib+ 紫杉醇"与"安慰剂 + 紫杉醇"一线治疗三阴型乳腺癌的疗效与安全性。ipatasertib 组的中位 PFS 优于安慰剂组（6.2 个月 *vs.* 4.9 个月，*P*=0.037）。在预设的 *PIK3CA/AKT1/PTEN* 基因突变亚组中，ipatasertib + 紫杉醇组的中位 PFS 提高了 4 个多月（9 个月 *vs.*4.9 个月，*P*=0.041）。2018 年 ASCO 会议更新了 OS 数据，ITT 人群中，ipatasertib 组与对照组相比，OS 有延长趋势（23.1 个月 *vs.* 18.4 个月）。期待最终结果的公布，为靶向药物治疗 TNBC 提供更多的证据。

（3）mTOR 抑制剂

mTOR 抑制剂——依维莫司已在乳腺癌中开展了广泛的研究。2017 年 ASCO 大会更新了 BOLEOR-4 的结果，202 例接受一线依维莫司 + 来曲唑治疗的患者中位无进展生存期为 22.0 个月。这意味着依维莫司联合来曲唑的治疗在一线治疗中可以媲美 CDK4/6 抑制剂的联合治疗。2018 年《美国医学会杂志（JAMA）》刊登了 BOLEOR-6 的最新结果，309 例 HR（+）/HER-2（－）晚期乳腺癌患者随机接受依维莫司 + 依西美坦（*n*=104）、依维莫司单药（*n*=103）或卡培他滨（*n*=102），依维莫司 + 依西美坦的中位 PFS 为 8.4 个月，单用依维莫司为 6.8 个月，疾病进展或死亡风险降低 26%，结果表明依维莫司 + 依西美坦组患者有 PFS 获益。

15. PARP 抑制剂

OlympiAD 是一项在 HER-2 阴性 *BRCA* 突变的晚期乳腺癌患者中比较 PARP 抑制剂——奥拉帕利与标准治疗的 Ⅲ 期临床试验，奥拉帕利组的 PFS 显著长于标准治疗组（7.0 个月 *vs.* 4.2 个月；$P < 0.001$）。而两组的 OS 没有统计学差异（19.3 个月 *vs.* 17.1 个月）。该研究同时提示奥拉帕利具有高效低毒的特性。而即将开展的 COMETA-breast 和 PARTNER 研究，将会进一步探索奥拉帕利在 TNBC 中的获益人群。

16. 组蛋白去乙酰化酶抑制剂

西达本胺是中国自主研发的 1.1 类新药，江泽飞教授在 2018 年 ESMO 大会上报道了 ACE 研究结果，这是全球第一个口服的表观遗传调控剂在乳腺癌领域取得阳性结果的研究。该项 Ⅲ 期研究入组了绝经后 HR（+）/HER-2（−）、既往接受过他莫昔芬和（或）非甾体类 AI 治疗失败的晚期乳腺癌患者，结果显示西达本胺联合依西美坦组的中位

PFS 优于依西美坦单药组，为晚期乳腺癌患者内分泌治疗提供了新选择。

17. 免疫治疗

2014 年的 SABCS 上公布的 KEYNOTE 012 研究是免疫治疗在 TNBC 中小试牛刀，2018 年 ESMO 大会报道了 IMpassion130 研究结果，该研究评估了 atezolizumab 联合白蛋白紫杉醇对比白蛋白紫杉醇单药用于一线治疗晚期 TNBC 的疗效与安全性。共纳入 902 名患者，试验组和对照组的 PFS 分别为 7.2 个月和 5.5 个月，PD-L1 阳性（369 名）患者中，两组的 PFS 分别为 7.5 个月和 5.0 个月，疾病进展或死亡风险降低 38%。ITT 人群中试验组和对照组的 OS 分别为 21.3 个月和 17.6 个月，而在 PD-L1 阳性人群中的差异更加明显，两组的 OS 分别为 25.0 个月和 15.5 个月，提高近 10 个月。这是首个免疫治疗 TNBC 取得阳性结果的Ⅲ期研究，可能改变三阴型乳腺癌的治疗方式。

18. 化疗进展

UTD-1（utidelone）为基因工程埃博霉素类似物。继 2016 年口头报告 UTD-1 药物 PFS 数据之后，2018 年

ASCO 大会报道了 UTD-1 在复发难治性乳腺癌患者中的 OS 结果。该项研究共纳入 405 例之前接受蒽环类和紫杉烷类治疗的 MBC 患者，按 2∶1 比例随机分配接受 UTD-1+CAP 或 CAP 单药治疗。符合方案集（PPS）人群评估显示 OS 从 15.9 个月延长至 20.7 个月；ITT 人群评估 OS 延长 4 个月，均有明显的统计学差异。UTD-1 为蒽环类和紫杉类难治的 MBC 患者提供了一种更好的潜在治疗选择。

乳腺癌分子机制被逐渐阐明，推动了药物的不断涌现。CDK4/6、PI3K/AKT/mTOR 通路、PARP、组蛋白去乙酰化酶抵制剂及免疫检查点抑制剂的问世改善了晚期乳腺癌患者的预后，并逐渐扩展至早期乳腺癌的治疗。结合全基因组图谱，确立可靠的疗效预测标志物，制定合理的个体化治疗策略，为将来重要的研究方向。

（江苏省人民医院　殷咏梅）

乳腺癌放射治疗新进展

2018 年度乳腺癌放射治疗领域进展主要还是集中在大分割放疗和区域淋巴结放疗这两个领域。另外，探索低危导管内原位癌（ductal carlinoma in situ，DCIS）术后放疗价值的 NRG/RTOG 9804 研究 12 年随访和 EORTC AMAROS 研究 10 年更新随访也备受关注。这些新进展为更好地开展临床实践提供了新的依据。

19. 大分割放疗

大分割放疗是近年来乳腺癌放疗领域最受关注的话题，四个大型Ⅲ期 RCT 和大范围长期临床实践，确立了在以 T1 ～ 2N0 为主要人群、照射靶区不包含区域淋巴结的前提下，全乳 40 ～ 42Gy/15 ～ 16 次已经可以作为全乳放疗的标准方案。在保证疗效和安全性的前提下，是否可以实现进一步提高单次剂量、缩短放疗疗程的"超大分割"？部分乳房加速照射（accelerated partical breast irradiation，APBI）在早期研究探索下，已经被美国放射肿瘤学会（American Society for Therapeutic Radiology and Oncology，ASTRO）和欧洲放射肿瘤学会（European Society of Radiotherapy and Oncology，ESTRO）共同推荐成为生物学行为良好的早期乳腺癌保乳术后放疗可选方案。APBI 的长期疗效和安全性到底如何，众人瞩目的 FAST 研究、IMPORT HIGH 研究和 NSABP B-39/RTOG 0413 研究、RAPID 同时第一次亮相随访结果。

（1）全乳大分割研究

① FAST 研究

FAST 研究是目前分割次数最少的全乳大分割放疗方案。2018 年的 ASTRO 会议公布了其 10 年随访结果。入组人群为年龄 ≥ 50 岁的浸润性癌（pT1 ~ 2pN0）保乳术后患者。915 例入组患者按 1:1:1 随机接受 50Gy/25 次 /5 周、30Gy/5 次 /5 周和 28.5Gy/5 次 /5 周的全乳放疗。结果显示 28.5Gy/5 次 /5 周与 50Gy/25 次 /5 周方案组在 5 年乳房美容效果、5 年及 10 年晚期不良反应方面均无明显差异，但是 30Gy/5 次 /5 周方案的乳房美容效果略差于 50Gy/25 次

/5 周方案组。三组的 10 年局部复发率都非常低。整体人群的 10 年局部复发率仅为 1.3%，共发生 11 例局部复发、5 例区域复发、47 例远处转移和 96 例死亡。FAST 研究结果证实了 5 次超大分割放疗的疗效和安全性。

② IMPORT HIGH 研究

IMPORT HIGH 研究针对早期局部复发高危乳腺癌患者，探讨增加同步瘤床加量的剂量，同时降低瘤床以外低危乳房区域放疗剂量的梯度剂量分布方案的疗效和安全性。主要入组人群为年龄 ≥ 18 岁的保乳术后患者（pT1 ~ 3pN0 ~ 3aM0）。按 1：1：1 随机分为全乳 40Gy/15 次 + 序贯瘤床加量 16Gy/8 次（对照组）、全乳 36Gy/15 次 + 同步瘤床周围部分乳腺加量至 40Gy/15 次 + 同步瘤床加量 48Gy/15 次、全乳 36Gy/15 次 + 同步瘤床周围部分乳腺加量至 40Gy/15 次 + 同步瘤床加量 53Gy/15 次。该研究方案经调整，主要研究终点为 5 年局部复发，实际入组 2617 例。3 年内明显不良事件的患者总体比例较低，中度 / 显著的 AEs 发生率在三组患者中基本相似。53Gy/15 次同步加量组的中度/显著乳房硬化程度有轻微升高倾向。IMPORT HIGH 研究结果初步证实了同步瘤床加量方案的乳房美容效果和安全性良好，长期疗效还需要进一步随访。

（2）两个部分乳腺加速照射研究的随访结果首次在 2018 年 SABCS 上亮相

① NSABP B-39/RTOG 0413 研究

NSABP B-39/RTOG 0413 研究是最受关注、样本量最大的探索 APBI 疗效和安全性的非劣效性Ⅲ期随机对照研究。主要入组人群为肿块≤ 3cm、淋巴结转移个数≤ 3 枚的 0 ～Ⅱ期保乳术后患者。将 4216 例入组患者按 1 : 1 随机分为全乳放疗（WBI）50 ～ 50.4Gy/25 ～ 28 次序贯瘤床加量至 60 ～ 66.6Gy 及部分乳腺照射（PBI）34Gy/10 次 /1 天 2 次 /5 天（插植或者水囊导管）或 38.5Gy/10 次 /1 天 2 次 /5 天。10 年随访共观察到 161 例同侧乳腺肿瘤复发（ipsilateral breast tumor recurrence，IBTR）事件，其中 WBI 组和 PBI 组分别为 71 例和 90 例。然而，WBI 组和 PBI 组的 10 年无复发生存（RFS）分别为 93.4% 和 91.8%，10 年 DFS、10 年 OS、不良事件发生率和继发恶性肿瘤两组间均无显著差异。

研究设计要求非劣效性 90% CI 上限为 1.5，未能达到主要研究终点，但两组的 10 年 IBTR 和 RFS 绝对值差异均很小。因此，对于部分接受保乳手术的女性来说，APBI 是可替代 WBI 的一种治疗选择。

② RAPID 研究

RAPID 研究是由加拿大发起的 APBI 的 Ⅲ 期随机对照非劣效性临床研究。入组人群为年龄 ≥ 40 岁、肿块 ≤ 3cm、pN0、保乳术后患者。2135 例入组按 1 : 1 随机分为全乳放疗 50Gy/25 次或 42.5Gy/16 次，部分高危患者序贯瘤床加量 10Gy/4 ~ 5 次（WBI 组）；部分乳腺放疗 38.5Gy/10 次 /1 天 2 次 /5 天（PBI 组）。研究设计要求非劣效性 90% *CI* 上限为 2.02，该结果达到其主要终点。WBI 组和 PBI 组的 10 年 DFS、无事件生存率（event free survival，EFS）和死亡率均无显著差异，但 PBI 增加了晚期不良反应，美容效果欠佳，1 天 2 次的 APBI 方案是否值得推荐，还需要进一步的探索。

20. 区域淋巴结放疗

近几年来，区域淋巴结放疗指征、内乳淋巴结照射价值和腋窝放疗是否可以安全替代 cN0 患者的腋窝淋巴结清扫（axillary lymph node dissection，ALND），一直是备受关注又充满争议的话题。在 2018 年的 SABCS 会议上，早期乳腺癌研究协作组（EBCTCG）发布了其对来自 14 个区域淋巴结放疗（regional nodal irradiation，RNI）研究的

13 500 例乳腺癌患者数据的荟萃分析结果。RNI 定义包括腋窝、锁骨上区和内乳区的放疗。中位 9 年的随访结果再次证实，RNI 可以显著降低任何复发风险和 BCM。同时，该荟萃分析还将 14 个研究分为了旧研究（1961—1979 年）和新研究（1989—2018 年）两类，主要区别在于新研究的靶区剂量覆盖更佳且心脏平均剂量 < 8Gy。结果显示，仅新研究显示 RNI 可以显著降低任何复发风险，无论是新旧研究，RNI 均能带来显著的 OS 获益。该荟萃分析为 RNI 治疗价值再次提供了最高证据级别数据的支持。

EORTC AMAROS 研究 10 年随访结果更新：EORTC AMAROS 研究探索的是在 cN0、前哨淋巴结阳性患者中腋窝放疗是否可以安全取代 ALND。实际入组 1425 例 T < 5cm、cN0、SLN 阳性患者，其中 744 例接受 ALND，681 例接受腋窝放疗。该研究中位 6.1 年的随访结果发表在 2014 年的《柳叶刀》杂志，2018 年的 SABCS 会议上更新了 10 年随访结果。ALND 组和腋窝放疗组在 10 年累积 ALN 复发率（0.93% 和 1.82%），10 年 DFS，10 年 MFS 和 10 年 OS 方面均无显著差异。腋窝放疗组的 1 年、3 年、5 年的上肢淋巴水肿发生率均显著低于 ALND 组。AMAROS 研究的长期随访结果再次证实，对于 cN0 且 SLN 阳性的早期乳腺癌患者，腋窝放疗是 ALND 的安全替代，且可以显

著降低上肢淋巴水肿发生风险。

21. 低危 DCIS 术后放疗获益

低危 DCIS 是否需要 WBI 一直存在诸多争议。NRG/RTOG 9804 研究是目前唯一一项比较低危 DCIS 患者保乳术后 WBI 与术后观察的 III 期随机对照临床研究。该临床研究对低危的定义为：钼靶筛查发现肿块 ≤ 2.5cm，术后切缘 > 3mm，低 - 中级别 DCIS。该研究的 7 年随访结果发表在 2015 年的《临床肿瘤学杂志》上，2018 年 ASTRO 大会报道了其 12 年长期随访。WBI 组与术后观察组的 12 年 IBTR 分别为 2.8% 和 11.4%。结果证实，即使是对于低危 DCIS，WBI 仍然可以显著降低术后局部复发。这提醒我们，即使对于低危 DCIS，免除 WBI 仍然应该非常谨慎，应综合评估利弊后作出决策。

22. 其他热点问题进展

除了上述大型 III 期随机对照临床研究结果外，乳腺癌重建术后放疗、乳腺癌寡转移病灶立体定向放疗（stereotactic radiosurgery，SRS）和新辅助 SRS 的疗效和安全性、cN1 患者新辅助化疗后放疗等问题也是 2018 年乳腺癌放疗领域的关注热点。探索 RNI 在 cT1 ~ 3N1M0、ypN0 患者中应用价值的 NSABP B-51 研究结果尚未发布。

2018 年 12 月 5 日，美国《肿瘤外科学报》在线发表了上海交通大学医学院附属瑞金医院的回顾性研究，结果显示 Neo-Bioscore 预后评分系统，将分子分型、初始疾病负荷和新辅助化疗的反应等相结合，可以更准确地预测不同 cN1 亚组患者的放疗获益，可以认为这向精准医学指导下的放射治疗迈出了小小但坚实的一步。

（上海交通大学医学院附属瑞金医院　曹　璐　陈佳艺）

再议"乳腺增生症"的临床问题

乳腺增生症是临床最常见的女性乳腺良性疾病，其临床表现主要为乳腺疼痛伴或不伴乳腺肿块，但病理表现可涵盖一系列不同的组织学改变。目前，国内外对乳腺增生症的概念、分类、诊断和治疗等一系列问题均存在诸多分歧与争议。而由于过高的临床诊断率和对其癌变风险的担忧，乳腺增生症给广大女性朋友带来了极大的恐慌与困扰。2016 年，中华预防医学会妇女保健分会乳腺保健与乳腺疾病防治学组组织专家、学者讨论形成了《乳腺增生症诊疗专家共识》。在此基础上，我们团队在公益性行业科研专项的资助下开展了乳腺增生症的多中心研究，希望能进一步规范乳腺增生症的临床诊疗。

临床工作中，围绕乳腺增生症的核心问题主要包括以下 3 个。

23. 乳腺增生症是疾病吗？

乳腺增生症的命名极不统一，《疾病和有关健康问题的国际统计分类（第 10 次修订本）》（ICD-10）也缺乏对其明确的界定。国外并没有乳腺增生症的概念，更多地以"乳房疼痛"等论述该问题。因此，乳腺增生症某种程度上是我国独有的概念。

乳腺增生症本质上是由于乳腺上皮和间质不同程度地增生及复旧不全所致的乳腺正常结构紊乱。其组织病理学形态复杂多样，分类也存在分歧，但多数文献将其分为增生性病变不伴有非典型增生型（导管增生、硬化性腺病、柱状增生、乳头状瘤、放射状瘢痕）和增生性病变伴有非典型增生型（非典型小叶增生、小叶原位癌、导管非典型增生）两大类，可统称为组织学乳腺增生。大宗的临床研究显示乳腺组织活检发现的组织学乳腺增生发生率为 45% ～ 85%，伴有非典型增生的乳腺增生仅占其中的 3% ～ 15%。因此，乳腺增生在正常人群中广泛存在，而且由于其本质上更倾向于生理功能性改变，将其不做区分地列为"疾病"可能存在过度诊疗的风险。

24. 乳腺增生症有癌变风险吗？

在明确了乳腺增生症不应被简单的划为"疾病"之后，我们在临床上需要筛选出真正需要干预的乳腺增生症。而对女性人群来讲，乳腺增生症可能继发的乳腺癌风险是增加其心理负担的主要原因。

由于乳腺增生症对应的病理组织改变复杂，不同病理学表现的乳腺增生症发生乳腺癌的风险也不相同。以乳腺疼痛为唯一症状的乳腺增生症发生乳腺癌的风险约为 0 ~ 3%。目前较为统一的认识是，伴有非典型增生的乳腺增生其乳腺癌发病风险增高，但也需注意到约有 80% 的非典型增生最终都不会发展成为乳腺癌。需要重视的是 Bodian 等对 1 799 例乳腺活检进行了 21 年随访，发现在诸多病理改变中，乳腺腺病继发乳腺癌风险最高，其危险度达到 3.7。在我们进行的乳腺增生症多中心研究中，伴有乳腺肿块的乳腺增生症患者，穿刺活检病理显示超过 60% 为腺病改变。因为暂未达到远期随访，其在我国女性人群中继发乳腺癌风险尚不可知。

此外，乳腺增生症伴发乳腺癌的风险也需要引起重视。我们进行的乳腺增生症多中心研究中，接近 5% 的伴有乳腺肿块的乳腺增生症患者，肿块穿刺活检病理证实为乳腺癌，而在 45 岁以上人群中，该比例甚至超过 9%。尽管可能存在病例选择等偏倚，但如此之高的比例提示我们乳腺增生症伴发的乳腺癌风险不容忽视，特别是对伴有乳腺肿块的患者穿刺活检应纳入临床诊疗决策的考虑范围。

25. 乳腺增生症应如何治疗？

如前所述，乳腺增生症的病理改变类型多样，继发乳腺癌的风险也不尽相同，因此，其治疗也应针对不同的临床表现及病理学类型予以区别对待。

对于绝大多数伴随轻至中度疼痛患者，临床诊疗仍应以心理疏导及改变生活方式为主。我们的多中心研究显示，超过 65% 的乳腺增生症患者处于抑郁边缘或抑郁异常状态，55% 的患者处于焦虑边缘或焦虑异常状态，而疼痛程度与抑郁或焦虑密切相关。因此，针对疼痛的心理或药物干预应成为乳腺增生症治疗的主要措施，对于持续性存在的严重乳腺疼痛患者，应考虑药物辅助治疗。

而对于伴有乳腺肿块的乳腺增生症患者，由于其伴发乳腺癌的风险不容忽视，在参考临床查体及影像学检查评价的基础上，应考虑必要的穿刺活检。需要注意，乳腺增生症本身无外科治疗指征，穿刺活检的主要目的是为了避免漏诊乳腺癌。

因此，充分的心理及药物干预结合必要的穿刺活检是乳腺增生症的有效诊疗模式。

综上所述，乳腺增生症不应被单一地划为"疾病"范畴，但因其继发或伴发乳腺癌的客观风险，客观合理地筛选需要临床干预特别是外科干预的乳腺增生症患者，应成为乳腺外科医生临床工作的重点。

（山东大学第二医院 王　裴　余之刚）

开放二胎政策后乳腺癌患者的生育问题

乳腺癌是女性最高发的恶性肿瘤，我国每年新增乳腺癌患者约 27.2 万例。由于乳腺学界多年来的努力，乳腺癌已成为疗效最佳的实体肿瘤之一，5 年生存率可达 90% 以上。中国女性乳腺癌发病年龄相对于欧美明显年轻，50 岁以下占 57.4%，绝经前患者比例高达 62.9%。在普遍二孩政策放开后，在原发病治疗效果良好的前提下，很多年轻乳腺癌患者也开始考虑生育问题。据 2015 年的一项调查显示，小于 40 岁的乳腺癌患者中约 1/4 有生育的意愿，但其中仅有不到一半曾经接受过生育咨询。因此，关注乳腺癌患者的生育问题非常迫切。

乳腺癌患者生育必须以患者本人及子代的安全为前提，患者须与乳腺肿瘤科医生充分咨询后才可考虑生育的相关问题，也就是应该由乳腺肿瘤科医生确定允不允许妊娠、何时妊娠的问题。妇产科医生在乳腺癌患者生育中的主要角色是评估生育的可能性及妊娠后的母儿风险，并就生育力保存问题在乳腺癌诊治中提出适当建议。

26. 妊娠、哺乳对乳腺癌患者及子代的影响

（1）妊娠、哺乳对乳腺癌患者的影响

传统观念认为，较高的雌激素水平影响雌激素受体阳性患者的预后，因此，人们担心妊娠期的高雌激素可能刺激 ER 阳性患者的乳腺癌细胞生长。但是 2011 年一项荟萃分析（妊娠组 1244 例，对照组 18 145 例）显示，乳腺癌后妊娠者与未妊娠者相比，死亡率降低了 41%。2016 年的一项研究（妊娠组 1829 例，对照组 21 907 例）也提示，妊娠组的死亡风险明显降低（相对危险度 0.63）。这些研究提示乳腺癌后妊娠者预后更佳，与既往观点有非常大的差异。有学者认为，妊娠组的死亡风险低可能是由于"健康母亲"效应，即本身预后较好者更可能选择妊娠。一项高质量的回顾性配对分析显示，乳腺癌患者生育对预后既无保护作用，也无特别危害。还有研究关注乳腺癌患者妊娠后终止妊娠和妊娠完成对生存率的影响，结果显示两者并

无差别。又有学者针对 ER 状态进行分组，结果发现 ER 阳性妊娠者无复发生存与未妊娠者一致，但 ER 阴性妊娠者总生存优于未妊娠者。

以上数据主要来源于自然妊娠。与其他女性一样，乳腺癌患者也可能存在生育困难，需要应用辅助生殖技术（ART）。ART 分为人工授精和体外受精 - 胚胎移植（IVF-ET）。人工授精通常无激素方面的负面影响，但对妊娠率的提升有限且仅限于某些情况。IVF-ET 通常需要进行控制性超促排卵以促使更多的卵泡同时发育，标准方案超促排卵导致雌激素浓度显著升高，甚至达 10 倍以上，因此，可能对雌激素依赖型的乳腺癌产生不良影响。改进方法包括：①自然周期取卵联合不成熟卵体外成熟技术，以避免激素类药物对乳腺癌细胞的刺激作用。②修改超促排卵方案，如加入了芳香化酶抑制剂（以阻断雄烯二酮到雌酮、睾酮到 E_2 的转化）及选择性雌激素受体调节剂等。

乳腺癌患者保乳术后，经正规治疗，生育后哺乳并不是禁忌。NCCN 指南认为，保乳患者可以哺乳，但乳汁量可能有所下降。

（2）母亲乳腺癌对子代的影响

瑞典的一项涉及 200 多万例新生儿的研究显示，乳腺癌患者的新生儿与正常人群新生儿相比，畸形没有明显增加；但对于携带 *BRCA* 基因突变的乳腺癌患者还应考虑到新生儿日后罹患乳腺癌、卵巢癌的风险。

27. 乳腺癌患者的生育力

女性的生育力有赖于卵巢储备，即卵巢中卵子的数量和质量。卵巢储备能力的可靠指标包括年龄、窦卵泡计数、基础促卵泡激素及雌二醇、抗苗勒氏管激素等。正常女性的生育力随年龄增长而下降，平均在 37 岁迅速下降，到 43 岁后生育力接近于零。高龄女性不仅难以成功受孕，还存在流产率高、畸形率高的问题。

（1）乳腺癌患者治疗方式对生育力的影响

乳腺癌的各种治疗方式如乳腺手术本身不影响生育，放疗主要针对乳腺局部，对卵巢储备影响很小。靶向治疗对卵巢储备的影响尚不明确，需重点讨论的是化疗及内分泌治疗的影响。

年轻乳腺癌患者的肿瘤侵袭性强，大部分需要接受化疗。化疗对卵巢功能不利，既有对原始的卵母细胞、颗粒细胞、卵巢间质的直接损伤，也有通过对卵巢周围血管作用、减少血供的间接影响。化疗引起的闭经与患者年龄、药物剂量、药物类型相关，年龄越大、剂量越高，闭经的可能性越大。40岁以上患者发生永久性闭经的概率明显升高。北京协和医院的研究显示，化疗后闭经时间超过12.9个月，几乎不再可能恢复月经（＞95%）。对卵巢功能影响最大的化疗药是烷化剂，而紫杉醇类影响较小。目前乳腺癌的常用化疗方案中均含有烷化剂。

TAM是针对绝经前乳腺癌的常用内分泌治疗药物。研究显示TAM不影响患者的平均绝经年龄，但内分泌治疗通常需要的时间较长（5～10年），因延迟怀孕而导致生育困难。他莫昔芬是乳腺癌辅助内分泌治疗中的常用治疗药物，具有致畸性，服药期间禁忌妊娠，需停药3个月才能备孕。

（2）乳腺癌携带 *BRCA* 基因突变对生育力的影响

BRCA1/2 突变与遗传性乳腺癌、卵巢癌的发生有关，已罹患乳腺癌的患者存在罹患卵巢癌的风险。同时有研究表明 *BRCA* 基因突变，使 DNA 损伤在卵母细胞内积聚，加速其凋亡，导致卵巢储备功能下降。

（3）生育力保护

很多医生对乳腺癌患者治愈后生育力改变未予重视，在治疗过程中使患者卵巢功能受到不同程度的影响，生育力下降甚至不孕。需要把年轻乳腺癌生育力保护纳入诊疗计划内。

①促性腺激素释放激素激动剂（gonadotropin-releasing hormone agonists，GnRHa）：不同研究的结果并不完全一致。POEMS 研究显示，戈舍瑞林加化疗与单独化疗相比，明显降低卵巢衰竭率（8% *vs.* 22%），显著升高妊娠率（21% *vs.* 11%）。也有研究提示加用 GnRHa 对卵巢功能无明显影响。最新的一项荟萃分析显示，GnRHa 可以明显降低卵巢早衰发生率。《中国抗癌协会乳腺癌诊治指南与规范（2017年版）》建议，激素受体阴性的绝经前患者，在辅助化疗期间可考虑使用卵巢功能抑制药物保护患者的卵巢功能，推荐化疗前 1 ～ 2 周给药，化疗结束后 2 周给予最后 1 剂药物。

②胚胎冻存、卵母细胞冻存、卵巢组织冻存：胚胎冻存技术本身已经非常成熟，但胚胎冰冻需要有精子，如果患者未婚、无法获得供体精子，则无法施行；已婚患者还需考虑未来婚姻状况改变的可能性。卵母细胞冻存技术相对不如胚胎冻存成熟，优点是无需精子。胚胎冻存和卵母细胞冻存需要超促排卵，所需要的时间相对较长，可能因延迟放化疗而影响原发病治疗。卵巢组织冻存运用低温生物学原理冰冻保存卵巢组织，在乳腺癌治疗结束后将卵巢

组织移植回，不仅可以恢复生育能力，还可以恢复卵巢的内分泌功能，是年轻女性生育力保护的一种新选择。卵巢组织冻存所需时间很短，理论上1天即可，不影响原发病治疗。该技术国际国内均已开展。

28. 乳腺癌患者生育时机的选择

乳腺癌患者生育时机选择，目前尚缺乏大样本数据提供高级别的证据，需结合乳腺癌分期、高危因素、年龄、卵巢储备功能而定。对于高危患者，建议以肿瘤治疗为主。中低危患者的生育时机需兼顾患者本人的复发风险及乳腺癌治疗对子代的影响。所有的乳腺癌患者在诊断后推迟2年妊娠是合理的选择，既有助于卵巢功能的回复，也可以度过相对高危的复发时间段。化疗期间或者内分泌治疗期间禁止妊娠，受孕前3个月需停止内分泌治疗，但强烈建议患者生育、哺乳结束后再继续内分泌治疗。

综上所述，妊娠本身不增加乳腺癌的复发风险，乳腺癌患者正规治疗后选择恰当时机可以妊娠，但不推荐在放化疗、内分泌治疗期间妊娠。对年轻乳腺癌患者的治疗应该更加人性化，把生育力保护纳入诊疗计划中。需要把母、胎作为整体，全面考虑乳腺癌患者生育需求，同时兼顾安全。需要乳腺科、化疗科、妇科、产科、生殖科等多学科全方位的综合考量，为母儿保驾护航，做到医患共赢。

（北京协和医院　陈　蓉）

GBG69 研究带来新启示，早期乳腺癌新辅助治疗未来可期

　　2019 年的 ASCO 现场有很多与早期乳腺癌新辅助治疗相关的内容值得深入探讨。

　　GeparOLA 研究评估了奥拉帕利联合紫杉醇对比紫杉醇联合卡铂，均序贯表阿霉素 / 环磷酰胺作为新辅助化疗对 HER-2 阴性且同源重组基因缺陷的早期乳腺癌患者的疗效，虽然研究总意向人群无明显获益，但该研究提示 HER-2 阳性年轻女性及 HER-2 阴性同源重组基因缺陷的患者可能会是未来奥拉帕利联合化疗的治疗对象。

　　KRISTINE Ⅲ 期研究亦大放异彩。该研究对比了 T-DM1 联合帕妥珠单抗方案与曲妥珠单抗联合帕妥珠单抗联合化疗在 HER-2 阳性早期乳腺癌新辅助治疗中的疗效差异。单纯从结果上看，曲妥珠单抗联合帕妥珠单抗联合化

疗组 pCR 率好于 T-DM1 联合帕妥珠单抗组，但 T-DM1 联合帕妥珠单抗组安全性更好，提示未来低毒性的 T-DM1 可作为 HER-2 阳性早期乳腺癌治疗的新尝试。

从上述研究看，目前化疗仍是早期乳腺癌治疗中不可忽略的重要手段，而紫杉醇类药物作为新辅助治疗手段亦不可或缺。

2019 ASCO 现场发布的早期乳腺癌新辅助治疗相关研究结果让人不禁想起 2019 年 5 月 13 日美国临床肿瘤学会《临床肿瘤学杂志》在线发表 GBG69 研究（GeparSepto）长期结局报告带来的利好消息。

GBG69 研究对比了白蛋白紫杉醇与溶剂型紫杉醇在早期乳腺癌患者新辅助治疗中的作用。该研究最早发布于 2016 年英国《柳叶刀·肿瘤学》，其发表的短期结果表明，每周白蛋白紫杉醇（白蛋白结合型纳米微粒紫杉醇）与每周溶剂型紫杉醇相比，可以显著提高早期乳腺癌患者 pCR（38% $vs.$ 29%，P=0.00065）。而 2019 年 5 月 13 日发表的长期随访结果再次带来新获益，与溶剂型紫杉醇组相比，接受白蛋白紫杉醇治疗的患者 4 年 iDFS 显著提高（84.0% $vs.$ 76.3%，P=0.002）。

GBG69 研究结果提示，白蛋白紫杉醇在早期乳腺癌患者新辅助治疗中对提高患者 pCR、iDFS 效果显著，类似白蛋白紫杉醇的高效低毒药物未来被应用于新辅助治疗是趋势，应期待其进入我们整体治疗视野，在除早期新辅助治疗以外的晚期治疗或其他领域中有突破性应用进展。虽然ASCO 公布的一系列研究显示早期乳腺癌新辅助治疗还有很多探讨空间，但紫杉醇向白蛋白紫杉醇的进化，通过消除剂型不利因素，避免了药物使用前期的激素诱导步骤，为治疗带来新获益，使我们看到传统药物技术研发的突破性进展。乳腺癌治疗前景仍可期。

GBG69 研究是一项多中心随机对照Ⅲ期研究，于 2012 年 7 月 30 日—2013 年 12 月 23 日从德国 69 个研究中心入组组织学证实原发性乳腺癌患者，按 1：1 的比例被随机分配接受 12 次每周白蛋白紫杉醇 150mg/m^2（2013 年 3 月 28 日研究方案被修订后改为 125mg/m^2）或每周溶剂型紫杉醇 80mg/m^2，同时给予 4 次每 3 周表柔比星 90mg/m^2 + 环磷酰胺 600mg/m^2。对于 HER-2 阳性乳腺癌患者，同时给予曲妥珠单抗（首次 8mg/kg，随后每 3 周 6mg/kg）+ 帕妥珠单抗（首次 840mg，随后每 3 周 420mg）双靶向治疗持续 1 年。

开始治疗时患者共计 1206 例，其中白蛋白紫杉醇组 606 例、溶剂型紫杉醇组 600 例。中位随访 49.6 个月（0.5 个月～64.0 个月）后，发生无浸润病变生存事件 243 例

（溶剂型紫杉醇组 143 例，白蛋白紫杉醇组 100 例）。第
4 年时，白蛋白紫杉醇组与溶剂型紫杉醇组的患者相比：
无浸润病变生存率显著较高（84.0% *vs.* 76.3%，风险比：
0.66，95% *CI*：0.51 ～ 0.86，*P*=0.002）；总生存率无统计
学显著差异（89.7% *vs.* 87.2%，风险比：0.82，95% *CI*：
0.59 ～ 1.16，*P*=0.260）。治疗相关外周感觉神经病变的长
期随访结果表明，白蛋白紫杉醇 125mg/m^2 与白蛋白紫杉
醇 150mg/m^2 相比，外周感觉神经病变由 2 ～ 4 级缓解为 1
级的中位时间显著较短（6.4 周 *vs.* 12.7 周，*P*=0.014）。

　　该研究结果表明，白蛋白紫杉醇与溶剂型紫杉醇相
比，早期乳腺癌患者的病理完全缓解率、无浸润病变生存
率显著提高，总生存率相似。白蛋白紫杉醇 125mg/m^2 与
白蛋白紫杉醇 150 mg/m^2 相比，外周感觉神经病变改善
较快。

（青岛大学医学院　王海波接受《中国医学论坛报》采访）

GeparOLA 研究：奥拉帕利联合化疗"试水"新辅助治疗

继 2014 年先后在欧美获批用于 *BRCA* 突变 [胚系突变（germline mutation，*gBRCAm*）或体细胞突变（somatic mutation，*sBRCAm*）] 卵巢癌一线化疗后维持治疗及铂敏感复发卵巢癌维持治疗，2018 年，基于 OlympiAD 研究数据，奥拉帕利成为了首个被 FDA 批准用于治疗携带 *gBRCA* 突变的 HER-2（−）转移性乳腺癌的 PARP 抑制剂，开启 PARP 抵制剂临床应用新纪元。

在 2019 年 ASCO 年会上的乳腺癌口头报告专场，随机 Ⅱ 期研究——GeparOLA 研究公布了其最新结果，这一研究将奥拉帕利的治疗人群扩大至包含 *sBRCAm* 突变及 HRD 高评分的 HER-2（−）乳腺癌患者，探索了紫杉醇联合奥拉帕利对比紫杉醇联合铂类用于新辅助治疗的疗效。

GeparOLA 研究（摘要号 506）简介

【研究设计】

GeparOLA 研究纳入 HER-2 阴性早期乳腺癌患者，所有患者均为初治 cT2-cT4a-d 或 cT1c 同时合并 cN（+）或 pNSLN（+）或三阴型乳腺癌或 Ki-67 > 20% 的患者，同时携带 g/tBRCA 突变和（或）HRD 高评分。

患者被随机分为两组，分别接受紫杉醇＋奥拉帕利（PwO 组，n=65）或紫杉醇＋卡铂（PwCb 组，n=37），再序贯表阿霉素 / 环磷酰胺（EC）治疗。研究主要终点为 pCR，定义为 ypT0/is ypN0）；次要终点为其他定义的 pCR 率、保乳率、临床和影像学缓解率、耐受性和安全性。在整体研究基础上，根据患者的激素受体状态 [HR（+）、HR（-）] 和年龄（< 40 岁、≥ 40 岁）进行分层分析。此外，研究计划采用单组卡方检验排除 PwO → EC 组中 pCR 率 ≤ 55% 的患者。

【研究结果】

2016 年 9 月—2018 年 7 月，研究共随机了 107 例患者，其中 106 例患者开始使用研究药物治疗。患者中位年龄 47.0 岁。cT1、cT2 和 cT3 的患者分别占 36.2%、61.0% 和 2.9%；cN（+）患者占 31.8%；G3 患者占 86.8%；Ki-67 > 20% 患者占 89.6%；TNBC 占 72.6%；确认 g/tBRCA 1/2

突变的患者占 60.4%。

分析结果显示，PwO 组和 PwCb 组的 pCR 率分别为 55.1%（90% *CI*：44.5% ～ 65.3%）和 48.6%（90% *CI*：34.3% ～ 63.2%）。

进一步的患者分层分析显示，PwO 队列、< 40 岁和 HR（+）患者的 pCR 率明显更高。

【研究结论】

GeparOLA 研究并不能排除 PwO 组中 pCR 率 ≤ 55% 的患者。亚组分析的结果具有很强的启示作用，尤其是 < 40 岁和 HR（+）患者有待后续进一步确认。

【专家点评】

作为一种口服多聚 ADP 核糖 PARP 抑制剂，奥拉帕利利用肿瘤细胞的 DNA 损伤修复缺陷，优先杀伤肿瘤细胞，这一作用机制使其具有广泛的抗肿瘤潜力。目前，除获批用于具有 *BRCA* 突变卵巢癌一线维持治疗及铂敏感复发卵巢癌外，奥拉帕利在乳腺癌的治疗中也大有斩获。

2017 年，发表在《新英格兰医学杂志》的全球多中心 Ⅲ 期临床研究 OlympiAD 表明，对于 HER-2 阴性，同时伴有胚系 *BRCA1* 或 *BRCA2* 突变的转移性乳腺癌患者，奥拉帕利可较化疗显著延长患者的无进展生存期 2.8 个月，明显降低疾病进展风险 42%，客观缓解率达到 59.9%。得益于这一研究的结果，奥拉帕利分别于 2018 年 2 月、2018

年 7 月和 2019 年 4 月，在美国、日本、欧洲相继获批用于治疗携带有害或疑似有害胚系 *BRCA* 基因突变的 HER-2 阴性转移性乳腺癌的适应证。

奥拉帕利在乳腺癌中的应用是否还能进一步拓展？基于 OlympiAD 的数据，奥拉帕利单药在转移性 HER-2（－）/ *gBRCA* 突变乳腺癌中达到了 59.9% 的总有效率（考虑到入组患者既往接受多线化疗），那么奥拉帕利是否可用于乳腺癌的新辅助治疗？

GeparOLA 研究在早期乳腺癌新辅助治疗中进行了探索，并将人群进一步扩展至 *gBRCAm*、*sBRCAm* 及同源重组修复缺陷的 HRD 高评分乳腺癌患者。研究数据显示，与紫杉醇联合铂类相比，紫杉醇联合奥拉帕利可带来更高的 pCR 率，特别是在年轻及 HR（＋）患者中，两个亚组的 pCR 分别为 52.6% *vs.*20% 和 76.2% *vs.*45.5%，这一结果为未来设计更加深入的研究打下了基础，特别是研究中＜40 岁和 HR（＋）阳性患者表现出高 pCR 率，值得开展进一步研究予以确认。

总的来说，目前以奥拉帕利为代表的 PARP 抑制剂已经成为乳腺癌患者的一种新治疗策略，也期待这一药物能够尽快进入我国临床实践，惠及更多的乳腺癌患者。

（复旦大学附属肿瘤医院 吴炅接受《中国医学论坛报》采访）

T–DM1 在乳腺癌新辅助治疗中的新探索

2019 年 6 月 3 日上午，ASCO 进行的"乳腺癌（局部 / 区域 / 辅助）"口头报告专场报告了"曲妥珠单抗联合帕妥珠单抗联合化疗对比 T-DM1 及帕妥珠单抗在 HER-2 阳性早期乳腺癌新辅助治疗中的疗效差异——KRISTINE Ⅲ期研究最终结果（摘要号 500）""多西他赛、曲妥珠单抗联合帕妥珠单抗对比 T-DM1 单药用于 HER-2 阳性乳腺癌患者新辅助治疗——瑞典 PREDIX HER-2 研究结果确定了新的潜在降级标准？（摘要号 501）""HER-2 异质性做为 T-DM1 联合帕妥珠单抗新辅助治疗疗效的预测因子——一项前瞻性临床研究结果（摘要号 502）"，特邀北京大学人民医院王殊教授针对上述研究进行了点评。

（1）曲妥珠单抗联合帕妥珠单抗联合化疗对比 T–DM1 联合帕妥珠单抗在 HER–2 阳性早期乳腺癌新辅助治疗中的疗效差异——KRISTINE Ⅲ期研究最终结果

【研究简介】

KRISTINE 是一项在 HER-2 阳性早期（Ⅱ～Ⅲ期、T > 2 cm）乳腺癌患者中开展的Ⅲ期、随机对照新辅助临床研究，旨在比较 T-DM1 联合帕妥珠单抗（试验组：T-DM1+P）与多西他赛、卡铂联合曲妥珠单抗及帕妥珠单抗（对照组：TCH+P）在 HER-2 阳性早期乳腺癌新辅助治疗中的疗效差异。该研究共入组 444 例患者，试验组 223 例，对照 221 例，两组患者完成 6 周期新辅助治疗后接受手术治疗，试验组患者术后浸润性癌残留 > 1 cm、LN（+）推荐接受至少 4 周期含蒽环的辅助化疗，对照组无论 pCR 与否，均不接受辅助化疗，HR 阳性患者接受辅助内分泌治疗，两组患者术后均接受 12 周期与新辅助治疗相同的靶向治疗。主要研究终点是 pCR（ypT0/isypN0）率，次要研究终点包括保乳率、生活质量、不良反应及 EFS、iDFS、OS 等。2017 年发表的数据结果显示，对照组的 pCR 率显著高于试验组（55.7% *vs.* 44.4%，*P*=0.016）。本次 ASCO 会议报道了该研究的生存数据结果，中位随访 37 个月，对照组的 EFS 优于试验组（*HR* = 2.61）；试验组 15 例患者术前局部区域进展，而对照组无进展患者；两组均有 11 例患者术后浸润性癌复发；对照组≥ 3 级的不良反应高于试验组（67.6% *vs.* 31.8%）。

【专家点评】

　　传统化疗联合靶向治疗仍然是当前 HER-2 阳性乳腺癌患者新辅助治疗的标准方案。

　　KRISTINE 研究是首次在 HER-2 阳性早期乳腺癌新辅助治疗中使用 T-DM1 替代传统化疗的Ⅲ期随机对照临床研究。该项研究的设计很符合当前治疗趋势，目前对于 HER-2 阳性乳腺癌患者，化疗联合靶向治疗仍然是标准治疗方案，但近些年来，相关研究更多是在探索不同靶向药物联合的加法及化疗的减法。KRISTINE 研究拟探索在 HER-2 阳性早期乳腺癌新辅助治疗中，相比于传统化疗联合双靶治疗（TCH+P），换用 T-DM1 联合帕妥珠单抗能否获得更高的 pCR 率。在研究设计阶段，研究者预估对照组 pCR 率为 60%，预期试验组 pCR 率可提高至 75%，但数据结果显示 pCR 率与研究预期结果恰恰相反，相比于传统化疗而言，试验组的 pCR 率不及对照组。本次 ASCO 会议报道的中位随访 37 个月的数据结果表明，TCH+P 组的 EFS 优于 T-DM1+P 组，其主要原因是试验组 15 例患者在新辅助治疗期间出现了疾病进展（6.7% *vs.*0），6.7% 的 HER-2 阳性乳腺癌患者在新辅助治疗中疾病进展，这样的数据结果在目前临床诊疗中似乎难以被接受。尽管现有的随访数据结果显示，试验组与对照组浸润性癌的复发率尚未见差别（5.0% *vs.*4.9%），但这可能与试验组非 pCR 的患者术后接受了蒽环类药物的补救化疗有关。而且，对于早期乳腺癌患者而言，3 年的生存数据结果尚需进一步随访验证。此外，该研究实验组与对照组中达到 pCR 的患者的 3 年 iDFS 均优于非 pCR 的患者，这与既往的研究结果相一致。尽管试验组在不良反应方面具有一定的优势，但是，结合 KRISTINE 前期公布的 pCR 数据结果及本次会议报道的生存数据，传统化疗联合靶向治疗仍然是当前 HER-2 阳性乳腺癌患者新辅助治疗的标准方案。

（2）多西他赛、曲妥珠单抗联合帕妥珠单抗对比 T-DM1 单药用于 HER-2 阳性乳腺癌患者新辅助治疗——瑞典 PREDIX HER-2 研究结果确定了新的潜在降阶标准

【研究简介】

该研究是一项 Ⅱ 期临床研究，旨在探究多西他赛＋曲妥珠单抗＋帕妥珠单抗对比 T-DM1 单药在 HER-2 阳性乳腺癌患者新辅助治疗的疗效。该研究入组了 18 岁以上、瘤

灶＞ 20mm 或腋窝淋巴结阳性的 HER-2 阳性乳腺癌患者，随机分为多西他赛＋曲妥珠单抗＋帕妥珠单抗组（DTP 组）和 T-DM1 组，分别按照上述方案行 6 周期的新辅助治疗。患者术后接受表阿霉素＋环磷酰胺方案化疗、1 年曲妥珠单抗治疗及内分泌治疗。

研究的主要研究终点为 pCR，最终 190 名患者纳入分析。已发布的研究结果显示，最终 45.3% 的患者实现了pCR，其中 DTP 组 pCR 率为 46.4%，T-DM1 组为 44.1%（P=0.75）。所有入组患者中，共 62.6% 为激素受体阳性。HR 阳性的患者中 35.3% 获得了 pCR，其中 DTP 组 HR 阳性患者 pCR 率为 35.9%，T-DM1 组为 34.6%（P=0.87）；HR 阴性患者中，总 pCR 率为 62.0%，其中 DTP 组 HR 阴性患者 pCR 率为 66.7%，T-DM1 组为 57.9%（P=0.45）。

发生严重不良反应（3/4 级）者在 DTP 组和 T-DM1 组分别为 68 例和 16 例，其中发热性中性粒细胞减少在两组中分别为 26 例和 3 例。此外，还对两组患者的生活质量进行了评估，结果显示 T-DM1 组生活质量显著高于 DTP 组。

总之，此研究结果显示了 TDM-1 单药用于 HER-2 阳性乳腺癌患者新辅助治疗可以获得与化疗联合曲妥珠单抗、帕妥珠单抗双药靶向治疗相似的疗效，且不良反应发生更少。这提示，对于一部分 HER-2 阳性乳腺癌患者的新辅助治疗来说，可能存在潜在的降阶策略。

【专家点评】

对部分无法耐受常规方案的 HER-2 阳性乳腺癌患者，T-DM1 单药可能是一种潜在降阶策略。

HER-2 阳性乳腺癌的靶向治疗一直是研究热点，层出不穷的靶向治疗药物极大地改善了 HER-2 阳性乳腺癌患者的预后。2019 年帕妥珠单抗在我国的正式上市，也标志着我国乳腺癌患者也有了选择"妥妥"双靶治疗的机会。T-DM1 的出现使得人们对于靶向治疗有了更多的期待，Ⅲ期临床研究 KATHERINE 是 2018 年 SABCS 的重头戏之一，其结果显示，新辅助未达到 pCR 的患者在辅助治疗阶段升阶使用 T-DM1，获得了高达 11% 的 DFS 获益。

而在 HER-2 阳性乳腺癌新辅助治疗方面，一系列循证医学的证据将新辅助方案从单靶向推向双靶向，最终显示"妥妥"双靶＋多西他赛的方案可以获得更显著的 pCR 提升，且观察到了 DFS 获益的趋势（NeoSphere 研究）。在双靶向的卓越疗效下，将 T-DM1 加入新辅助治疗方案也被众多学者寄予厚望。但 KRISTINE 研究的中期结果显示，在 HER-2 阳性早期乳腺癌患者中，双靶联合多西他赛＋卡铂（TCH+P）的新辅助治疗 pCR 率和保乳手术率显著优于 T-DM1 联合帕妥珠单抗，但后者安全性较好。因此，人们对于 T-DM1 用于新辅助治疗仍尚有疑惑，且以往研究缺少单药 T-DM1 组来验证疗效。

此项研究填补了这一空缺，T-DM1 单药组与多西他赛＋双靶组的 pCR 率无明显差异，且不良反应发生较少，提示单用 T-DM1 可为一种潜在的新辅助治疗方案，但这一结果仍需被审慎地看待。一方面，虽然我们通常认为 pCR 与生存之间存在正相关性，但还需直接的生存数据来验证 T-DM1 单药是否真的能为患者带来生存获益，或者至少与标准疗法的生存持平；另一方面，此研究入组的患者为瘤灶较大或腋窝阳性的患者，在"妥妥"双靶用于辅助治疗的临床试验 AFFINITY 中，腋窝淋巴结阳性和 HR 阴性的患者亚组更易从双靶疗法获益，此研究中 HR 阴性患者两组间 pCR 率差异达 8.8%，而 HR 阳性患者组间 pCR 率差异仅为 1.3%，提示新辅助治疗也需要对患者亚组进行细分，才能达到更理想的治疗效果。

总之，将 T-DM1 推广到新辅助治疗可能为时尚早，尚需更多的循证医学证据验证其临床获益。对于 HER-2 阳性乳腺癌患者，传统双靶＋化疗的标准新辅助方案地位不变，但对于一些无法耐受传统方案的患者，T-DM1 单药可能是一种降阶策略，但尚须进一步的研究以筛选出这一疗法最合适的亚组人群。

（3）HER-2 异质性做为 T-DM1 联合帕妥珠单抗新辅助治疗疗效的预测因子——一项前瞻性临床研究结果

【研究简介】

①背景：对于存在明显 HER-2 异质性（ITH-HER-2）的 HER-2 阳性乳腺癌患者，不加化疗的靶向治疗很难达到彻底消除肿瘤的目的。

②方法：研究入组了空芯针穿刺确诊 HER-2 阳性的乳腺癌患者，术前接受 6 周期的 T-DM1 联合帕妥珠单抗治疗。在超声引导下，对患者肿瘤的两处不同区域进行了穿刺，每处穿刺 3 条组织。ITH-HER-2 被定义为在 2 处共 6 条组织中至少有 1 条组织的肿瘤细胞被证实为仅 > 5% 且 < 50% 的肿瘤细胞，FISH 检测 HER-2 基因扩增或 HER-2 基因不扩增。主要研究终点是 pCR 和 ITH-HER-2 的关系，预先设 ER 分层。pCR 被定义为 RCB 0，即在乳腺和淋巴结中没有癌残留。

③结果：从 2015 年 1 月至 2018 年 1 月，共 164 例经穿刺病理证实的 HER-2 阳性乳腺癌患者入组，有 2 例退出。在影像测量中，肿瘤中位直径 2.8 cm（2.1 ~ 3.8 cm）；111（69%）例患者 ER 阳性。8 例患者未能持续治疗，其中有 6 例疾病进展，另 2 例发生药物不良反应。49% 的

患者达到了 pCR（RCB 0），14% 达到 RCB-Ⅰ（部分缓解，最少量残留），26% 达到 RCB-Ⅱ（部分缓解，中等量肿瘤残留），剩下 11% 的患者化疗无效，大量肿瘤残留，为 RCB-Ⅲ。65% 的 ER 阴性患者达到 pCR，明显多于 ER 阳性患者（42%，$P < 0.0001$）。约 10%（16/157）的入组患者被测出肿瘤细胞呈 ITH 表现。在这部分患者中，无人达到 pCR（RCB-Ⅰ 25%，RCB-Ⅱ 25%，RCB-Ⅲ 50%）。故研究结果到达了主要研究终点，即 ITH-HER-2 与 pCR 显著相关。而且在 ER 和 HER-2 免疫组化 2+ 或 3+ 分层分析中，ITH-HER-2 与 pCR 依旧显著相关。

④结论：ITH-HER-2 可有效预测双靶向新辅助治疗患者 pCR，或可在临床用于筛选适合"化疗减法"——仅靶向治疗的乳腺癌患者。

【专家点评】

ITH-HER-2 有望作为预测双靶向新辅助治疗疗效指标，用于筛选免于化疗的亚组人群。

虽然 NeoALTTO，NeoSphere，TRYPHAENA 等研究使 HER-2 阳性乳腺癌新辅助治疗的理念逐步确立，但我们对更高疗效的追求从未停止。在这个过程中，仍很多问题值得我们思考。比如，除了曲妥珠单抗＋拉帕替尼，曲妥珠单抗＋帕妥珠单抗的双靶向，是否有更有效的组合？

ER 的表达是否对双靶向治疗存在影响？对于某些特定的人群，是否可以化疗"做减法"，考虑单纯的靶向治疗？来自美国麻省总医院丹娜 - 法伯癌症研究所的这项前瞻性 II 期单臂临床研究对这几个方面进行了很好的探索。

其一，本研究开发了新的双靶向组合，NeoALTTO 研究证实曲妥珠单抗＋拉帕替尼双靶向联合化疗可获得较高的 pCR 率，NeoSphere 和 TRYPHAENA 研究则证实曲妥珠单抗＋帕妥珠单抗成为双靶向联合化疗的更佳搭档。由于 T-DM1 有着独特的细胞毒作用，在 HER-2 阳性晚期乳腺癌治疗中的杰出表现，使其成为双靶向治疗的又一种子选手。本研究入组的都是 II ～ III 期 HER-2 阳性乳腺癌患者，近一半的患者达到了 pCR（RCB 0），虽然该研究为单臂研究，但仍提示 T-DM1+P 这种新组合在乳腺癌新辅助治疗中有着不俗的表现。

其二，在当前化疗"做减法"需求高涨的背景下，寻找有效的指标，挖掘可完全受益于单纯靶向治疗的乳腺癌患者，同样是我们面对的挑战。异质性是肿瘤的固有特性，也是可能影响药物治疗疗效的潜在原因。根据新辅助化疗开始前对肿瘤多处多次的空芯针穿刺，研究者确定了大约 10% 的 HER-2 阳性患者呈 ITH 表现，并且发现这部分患者无一人达到 pCR，这提示 ITH-HER-2 可能是造成靶向治疗疗效不佳的一个原因，从而可以将 ITH-HER-2 作为预测双靶向新辅助治疗疗效的指标，特别是用于筛选对于双靶治疗敏感而可以免于化疗的亚组人群。

（北京大学人民医院　王　殊接受《中国医学论坛报》采访）

乳腺癌前哨淋巴结活检与新辅助治疗

【问题 1】前哨淋巴结活检的话题一直都备受关注，请您为我们解读一下近几年关于前哨淋巴结活检的相关进展及您的团队在这方面所做的工作？

作为一个乳腺外科医生，我一直非常关注乳腺癌前哨淋巴结活检及其相关进展。前哨淋巴结活检进入到临床实践中已经有 20 多年的历史，众多的前瞻性临床试验结果为循证医学积累了越来越多的 I 类证据。依据这些证据，我们可以得到以下结论：前哨淋巴结代表腋窝淋巴结状况，前哨淋巴结活检是一个微创的准确的腋窝分期技术。随后的相关临床试验也证实了，所有的前哨淋巴结阴性的患者都可以安全避免腋窝淋巴结清扫，以及与其相关的上肢水肿、感觉运动功能障碍的并发症。临床查体阴性，前哨淋巴结阳性数目不多的比如 1 到 2 枚的患者也可以有条件地避免腋窝清扫及其并发症。

　　随着进一步的进展，前哨淋巴结活检的适应证不断扩大。例如对于临床触诊阳性、腋窝淋巴结已经证实有转移的患者，是否还需要像以前一样进行腋窝淋巴结的清扫？有没有可能通过术前化疗、靶向治疗来使阳性的腋窝淋巴结转变为阴性，从而避免腋窝淋巴结清扫及相关并发症？同时有很多的临床试验在不断地完善新辅助化疗后的前哨淋巴结活检，并取得了非常好的结果。国际上相应的指南也是在积极推荐新辅助化疗降期以后的前哨淋巴结活检。国内相对比较谨慎一些，但是我们要鼓励在有条件的医院，通过双示踪剂找到更多前哨淋巴结，通过新辅助治疗之前在阳性的淋巴结放置标记夹等技术来降低新辅助化疗后前哨淋巴结活检的假阴性率，使这一部分患者能够避免腋窝清扫及相关并发症。

　　乳腺癌前哨淋巴结活检也是最近 20 年来我们团队主要的研究方向之一。1997 年我到英国威尔士大学医院外科留学，外科主任 Robbert Mansel 教授是当时国际三大前哨淋巴结前瞻性随机对照研究之一的 PI，在那里我授受了非常好的培训，回国后的 20 年间，我们团队牵头在国内做了第一个前哨淋巴结活检的多中心研究，在前哨淋巴结活检、前哨淋巴结阴性免除腋窝清扫几个方面走在国内最前列。在这个多中心的研究中，国内有十几家医院的 3000 多例患者入组了这个多中心研究，非常感谢国内的同道，如北京大学肿瘤医院的欧阳涛教授、复旦大学附属肿瘤医院的吴炅教授、中山大学二院的苏逢锡教授等，为我国前哨淋巴结活检研究提供了自己的循证医学证据。正是基于我们自己单中心及多中心的研究结果，我们执笔撰写了我国第一部前哨淋巴结活检的临床指南——《中国抗癌协会乳腺癌诊治指南与规范：乳腺癌前哨淋巴结活检》，该指南极大地促进了国内前哨淋巴结活检的推广和普及工作。

尽管我们中心在前哨淋巴结活检方面做出了很多工作，但由于国内起步较晚，我们还是跟在国际研究的后面。在七八年以前，我们开始关注乳腺癌内乳的前哨淋巴结活检，开展了内乳前哨淋巴结活检的单中心系列研究和国内多中心研究，这方面我们走在了国际的最前列。

第一，我们通过改进示踪技术，使内乳前哨淋巴结显像率由过去的 12% ～ 15% 提升到目前的 70% 以上，使内乳前哨淋巴结活检能够被用于临床研究和临床实践。

第二，我们提出了内乳淋巴引流的假说——内乳前哨淋巴结不仅引流肿瘤区域，也是引流整个乳腺腺体的前哨淋巴结。不同部位示踪剂可以引流到同一个内乳的淋巴结，也就是内乳的前哨淋巴结。我们也做了很多验证性和转化性的工作。

第三，我们提出了内乳区处理的新理念——内乳前哨淋巴结活检是一个微创的内乳区淋巴结的分期技术，可以指导内乳区的个体化处理。尽管我们在国际上提出了这种治疗理念、改进了相关技术、提出了相应的假说并加以验证，也发表了20多篇SCI论文，但是由于缺少终极性的临床验证研究结果，这些研究的成果并没有转化为指南或共识，也没有改变目前的临床实践。为什么会出现这种情况呢？就像腋窝前哨淋巴结活检被认可需要在前哨淋巴结活检以后再进行腋窝淋巴结清扫来验证其准确性，因此，我们也需要走这一条路。

现在我们与国内多家医院如四川大学华西医院等启动了内乳前哨淋巴结活检的多中心验证研究，就是内乳前哨淋巴结活检以后，无论内乳前哨淋巴结阳性还是阴性，都要进行内乳的清扫，旨在证实内乳前哨淋巴结活检是否能够代表内乳淋巴结转移的状况，以及该技术是否为一项微创的活检技术，是否具有重复性。我们很快会完成病例的入组，期待该结果能够改变相关的国际指南共识，并最终改变我们的临床实践。

【问题 2】乳腺癌的新辅助治疗，特别是 HER-2 阳性或三阴型乳腺癌的新辅助治疗已经越来越受到关注。2017年《St.Gallen 早期乳腺癌专家共识》(简称 St.Gallen 共识)指出 HER-2 阳性或三阴型的 Ⅱ、Ⅲ 期早期乳腺癌，即便适合保乳手术仍推荐新辅助化疗联合靶向治疗作为优选治疗策略。那么可否请您介绍一下针对于 HER-2 阳性乳腺癌患者的新辅助治疗手段的选择及相关进展内容？

这些年乳腺癌的新辅助治疗也受到了越来越多的关注，我们也可以从相关的临床指南及 St. Gallen 共识的讨论过程中体验到国内外专家越来越重视乳腺癌的新辅助治疗。总体来说新辅助治疗有两大功能，其一是通过体内的药敏实验，检测肿瘤药物的敏感性，加速新药的上市。其二是有效的患者达到了 pCR 以后，有改善预后的作用。另外对于达到 pCR 的患者，我们也可以局部区域处理降阶梯。如 St. Gallen 共识对于乳腺癌辅助治疗的理念在 2011年发生了非常重大的转变，由传统的肿瘤负荷作为确定辅助治疗的最主要的指标转化为分子分型。相应的乳腺癌的新辅助治疗的适应证也从原来比较偏晚期的患者前移，总体要依据肿瘤的分子分型、临床分期、患者的意愿来确定。

一方面，HER-2 阳性的乳腺癌受到了越来越多的关注，因此，2017 年 St. Gallen 共识会提出 HER-2 阳性的乳腺癌，Ⅱ～Ⅲ期，即便是适合做保乳手术，也优选新辅助化疗联合靶向治疗，就是看中新辅助治疗这样一个"短平快"的平台。在临床实践中，HER-2 阳性的乳腺癌无论是通过化疗或是化疗联合单靶或双靶达到 pCR 都会有非常好的预后。反之，没有 pCR 的患者，预后非常差，提示后续需要用强化的辅助治疗。例如加上靶向治疗、双靶向治疗、非交叉耐药等，或者用 T-DM1 这样一些新的靶向治疗药物来逆转其不良预后。具体到新辅助治疗患者，可以依据不同的新辅助治疗目的有所选择，对于卫生经济学，我们会有"one by one"的选择，新辅助治疗未达到 pCR 的患者可以通过辅助单靶向、双靶向或者非交叉耐药的 T-DM1 来逆转；如果是基于局部区域治疗降阶梯，可以首选双靶向治疗追求最大化 pCR。

我曾经了解到 I- SPY2 系列研究，I- SPY2+ 是"responsive adaptive design"，就是依据治疗效果和肿瘤的生物学特性来更新后续新辅助治疗策略。通过这样的试验设计，预期在 5 年之内，I-SPY2+ 临床试验能够使参加临床试验患者的 pCR 比例达到 90%，大大提升疗效。另外，也可以使乳腺癌局部区域治疗降阶梯，可以使更多的患者保乳、不做腋窝清扫，部分患者避免放疗。I-SPY2+ 不是以目前所有的化疗加上双靶向治疗来达到 pCR，而可能会首先使用紫杉类加双靶向治疗。如果手术证实达 pCR，就可以避免含有蒽环类的化疗方案，避免心脏毒性。而对于没有达到 pCR 的患者，会积极采用非交叉耐药的药物，努力去追求 pCR。

十几年前国内的同道讨论说 pCR 是可遇不可求的，现在 I-SPY2+ 希望在 5 年以后使 pCR 能够达到 90%，显然是可以去追求的。现在有了双靶向的药物，蒽环类联合紫杉乃至铂类药物联合使用时，HR 阴性的患者达到接近 80% 的 pCR 率，也就是说在非临床研究中也会有非常高的 pCR 率。

另一个方面，对于 HR 阳性 HER-2 阳性的患者，pCR 的比例并不理想，总体上只有 40% 左右，可以通过新辅助治疗这一个平台来对 HR 阳性 HER-2 阳性的患者进行个体化治疗，相关的 II 期研究也提示针对 HR 阳性 HER-2 阳性的患者，先行 2 个周期的芳香化酶抑制剂治疗，有效的患者继续采用芳香化酶抑制剂联合曲妥珠单抗、帕妥珠单抗双靶向治疗，在没有行化疗方案的时候，也会有 20% 的患者达到 pCR。进一步的探索性研究发现，HER-2 阳性患者的 pCR 率可以超过 40%。对于内分泌治疗不敏感的患者，采用紫杉类药物加上双靶向治疗可以使 pCR 率超过 80%。

因此，现在对于 HER-2 阳性的患者，无论是受体阴性还是阳性都会有不同的治疗或研究策略，通过双靶向联合相应的治疗来提升其 pCR。

双靶向的应用可以使化疗降阶梯，乃至将来可能会是一种避免化疗的治疗策略。当然新辅助治疗也给我们提供了一个转化研究的非常好的平台，针对原发肿瘤我们可以治疗一个阶段就做一次穿刺活检乃至血液学检测，来预测哪一些患者会从靶向治疗获益、从单靶获益、从双靶获益乃至会从没有达到 pCR 转化治疗的转换药物中获益，这都会给我们提供非常好的肿瘤标志物。总体来说新辅助治疗这一个平台值得我们越来越多的关注，就像 Smith 在 SABCS 上报告的时候所说 "Hold that scalpel"，就是希望外科医生不要急于动刀，而是要依据肿瘤的生物学特性通过新辅助治疗（对于受体阳性的患者采用新辅助内分泌治疗），来探讨患者最佳的个体化治疗途径。

（山东省肿瘤医院 王永胜接受《肿瘤瞭望》采访）

新辅助治疗后前哨淋巴结活检是否可行、安全

　　新辅助治疗能够使 20% ～ 40% 乳腺癌腋窝淋巴结阳性的患者转为淋巴结阴性，而在 HER-2 阳性乳腺癌患者中比例更高，因此，新辅助治疗后前哨淋巴结活检可能替代部分患者的腋窝淋巴结清扫，从而减少不必要的治疗给患者带来的损伤。但是长期以来，对于新辅助治疗后腋窝阳性淋巴结的退缩模式尚没有清楚的认知，也缺乏长时间随访结果评估新辅助治疗后前哨淋巴结活检的安全性，而目前几个经典的研究所得到的假阴性率仍难以达到可以接受的水平，导致目前新辅助治疗后前哨淋巴结的活检问题仍处于争论阶段，而 NCCN 指南也仅仅是 2B 类的推荐。

　　那么就目前的前瞻性研究结果，新辅助治疗后的前哨淋巴结活检到底应该如何操作呢？

对于新辅助治疗前腋窝淋巴结临床阴性的患者，几个前瞻性临床研究证实，新辅助治疗后接受常规前哨淋巴结活检是可行的。对于新辅助治疗之前阳性，新辅助治疗之后仍为临床阳性的患者，直接行腋窝淋巴结清扫仍是标准选择。目前争议的焦点主要集中在新辅助治疗后前哨淋巴结由阳性转为阴性的患者。在美国外科医师协会肿瘤学组（ACOSOG）Z1071 和 SENTINA 两个经典的研究中，入组腋窝淋巴结阳性的患者均为 cN1 的患者，而 SN FNAC 研究则入组了 cN2 的患者。因此，在选择接受新辅助治疗后前哨淋巴结活检的患者应该慎重，尽量选择 cN1 的患者，而如果要选择 cN2 的患者，应该严格阳性淋巴结的判定标准，将病理发现的孤立肿瘤细胞（isolated tumor cell, ITC）也纳入新辅助化疗后前哨淋巴结阳性的标准，即任何大小的转移灶都应该认为前哨淋巴结阳性，由此才能使假阴性率控制在可接受范围内。

在 SENTINA 试验中，新辅助化疗后由 cN1 降期为 cN0 的患者行前哨淋巴结活检的成功率和假阴性率分别为 80.1% 和 14.2%，试验结果并没有达到理想的标准。为了弥补这种不足，ACOSOG Z1071 研究给出了一些降低假阴性率的方法，包括同时切除新辅助治疗之前标记阳性淋巴结及其他前哨淋巴结，核素联合蓝染料双法示踪，切除淋巴结超过 3 枚，从而将假阴性率控制在 10% 以下，NCCN 指南也进行了相应的推荐。但是在实际操作过程中，对前哨淋巴结转阴患者进行前哨淋巴结活检的过程，同时也是筛选是否适合进行前哨淋巴结活检的过程。因为，对于切除 3 枚及以上淋巴结的要求是非常苛刻的，同时也是可遇而不可求的。在不能获得足够前哨淋巴结数量的时候，我们不能为了获得更多淋巴结而盲目切除患者的肿大淋巴结，这种肿大淋巴结是不能够代替前哨淋巴结而"滥竽充数"的，此时应该果断放弃前哨淋巴结活检而改行腋窝淋巴结清扫。

放置标记物是 ACOSOG Z1071 研究组非常推崇的一种降低前哨淋巴结假阴性率的方式。在该研究之后，研究组进行了一系列放置标记物的研究，并取得了非常好的结果。在 cN1 患者的阳性淋巴结放置标记物并在手术时成功定位找到标记淋巴结，假阴性率为 6.8%，而未放置标记物组假阴性率高达 13.4%。MD Anderson 将这种方法命名为靶向腋窝淋巴结切除术（targeted axillary dissection，TAD）。其原理是少部分转移的淋巴结并不是前哨淋巴结，因此，前哨淋巴结阴性并不能表明转移的非前哨淋巴结也是阴性的。在手术前 1 ~ 5 天，超声引导下在标记物标记的淋巴结中置入 ^{125}I 粒子；常规锝 99 核素（^{99}Tc）与蓝染料联合方法，术中探测仪探测 ^{125}I 定位标记淋巴结与 ^{99}Tc 定位前哨淋巴结。病理将孤立肿瘤细胞及微转移均判定淋巴结阳性，将假阴性率降低到 4.2%。在实际应用中，该技术需要有经验的影像科医生配合，在证实淋巴结阳性后在该淋巴结中留置标记物；在手术前要在影像学引导下找到标记淋巴结，并应用合适的具有可操作性的方式放置标记引导物（如 ^{125}I 粒子，导引钢丝等），这些操作有一定技术要求，在国内开展尚存在一定困难。

目前，国内的专家对于新辅助化疗后的前哨淋巴结活检术仍持比较谨慎的态度，大多数专家不建议新辅助前腋窝淋巴结穿刺证实为转移、通过化疗降期后行前哨淋巴结活检为阴性的患者免于腋窝清扫。

（吉林大学第一医院　范志民）

精准医学时代乳腺外科十个热点问题的思考

随着治疗技术的进步和治疗手段的改善，乳腺癌的治疗已从初始的单纯手术治疗进入到手术、化疗、内分泌、靶向、免疫等多种治疗手段的时代，也进入了包括乳腺科、肿瘤科、普外科、整形科、麻醉科、病理科、影像科等分工明确、精细合作的多学科合作时代。无论患者还是临床医生，在面对乳腺癌时，都应该认真思考"3W"问题，即是否手术（Whether）、何时手术（When）、何种手术（What）。为此，我们筛选了临床中十个热点问题，回顾相关循证医学数据，结合理念和实践，供思考讨论。

29. 乳腺癌首诊时外科处理

【问题 1】乳腺癌诊断方式：切除活检还是穿刺活检？

乳腺癌作为一种全身性疾病，正确的诊断关系到后续的治疗方式的选择，目前主要通过切除活检或者穿刺活检以获取足够的组织标本从而进行病理诊断。

切除活检操作简单，容易获得较多的组织病理，便于后续的检测，受国内尤其基层医院欢迎。但手术创伤较大，同时由于手术已将病灶切除，患者失去了选择新辅助治疗的机会，也就无法做到降期保乳或者根据新辅助治疗了解病灶对药物的敏感情况，影响患者的生存预后。

穿刺活检创伤小，手术时间短，可以明确病理学诊断、组织学分级和生物学资料，有助于选择治疗方案。术前穿刺活检拥有很高的活检准确性，诊断符合率达到89% ~ 99.6%，与开放式手术相当。但穿刺活检也存在因肿物较小无法穿刺或第一条组织取出后因出现血肿等情况而发生取材困难，且由于只能通过取出的组织来判断肿物的整体状况，组织病理往往会被低估。

【专家观点】

在病理诊断时应合理采用切除活检和穿刺活检技术。

①对于恶性可疑病灶、肿物较大或计划行术前治疗时，主张先穿刺活检以明确病理，再决定后续的治疗。

②对于部分考虑为良性病灶、无法穿刺的散在钙化灶或即使穿刺也无法行新辅助治疗患者，可考虑开放切除的方式，这样即可明确肿物性质，也可做到切除病灶。

【问题 2】哪类患者不适合先行手术切除？

NSABP B-18 和 NSABP B-27 两项试验奠定了新辅助治疗在早期乳腺癌患者中的地位，使新辅助治疗可以用于以降期保乳为目的的临床实践中。但由于新辅助治疗和辅助治疗有着同样的无病生存 / 总生存结果，有些学者认为所有的患者都可以手术治疗后再行全身治疗甚至认为对于肿瘤 > 5 cm、TNBC 或 HER-2 阳性的患者，只要没有保乳的意愿，也应当选择手术切除。

事实上，个体化治疗模式下，以手术论英雄的年代已不复存在。由于外科手段的进步，肿物切除更不是难题，但不同治疗方式的选择会影响患者的生存预后。乳腺癌的治疗恐怕不能单纯通过是否可以手术来衡量，尤其对于 TNBC 或 HER-2 阳型患者而言，如何深入了解肿瘤的生物学信息、降低患者复发风险显得更加重要。对于危险度较高的患者，肿物的切除使我们失去了进一步了解肿瘤相关信息的机会，何况在治疗开始时循环系统可能就已经存在肿瘤细胞，确诊即手术的模式并不能使这类患者获益。

【专家观点】

不同的目的应采取不同的治疗策略：对于 TNBC、HER-2 阳性、肿块较大（≥ 3 cm）、淋巴结阳性及年轻有保乳需求患者应更加倾向于新辅助治疗，根据最终疗效决定手术时机；而对于肿瘤较小、Luminal 型、腋窝淋巴结阴性的患者可以考虑先行手术切除。

30. 早期乳腺癌手术的选择

随着诊断技术的进步和公众健康意识的提升，早期乳腺癌患者比例不断提高，及早处理可以避免或延缓乳腺癌的复发转移，从而降低乳腺癌死亡率。早期乳腺癌患者外科手术的选择主要在于乳腺和腋窝处理方式的变化，随着新辅助治疗及最小切除理念的普及，前哨淋巴结活检（sentinel lymph node biopsy，SLNB）及保乳手术受到热捧，由此而产生的一系列问题有待临床医师解决。

【问题 3】新辅助治疗后行前哨淋巴结活检是否可行？

NSABP B-32 和 ALMANAC 试验奠定了前哨淋巴结的地位后，腋窝淋巴结临床阴性患者在不增加风险的基础上，免除了因腋窝淋巴结清扫带来的各种并发症。

但是目前对于新辅助治疗后行前哨淋巴结活检是否可行还存在一定争议。尽管新辅助治疗后行 SLNB 可以避免患者遭受腋窝清扫的痛苦，但由于只能判定新辅助治疗后腋窝状态，不能获得初始治疗前腋窝分期，从而一定程度上会影响制定后续的辅助治疗方案（如是否放疗、药物选择等）。同时由于淋巴结被破坏、淋巴管及淋巴结的纤维组织化及淋巴结跳跃性转移等因素的干扰，SLNB 可靠性受到质疑。

但是有 30% 左右的腋窝淋巴结阳性患者在接受新辅助治疗之后获得病理完全缓解，如何避免这类患者行腋窝清扫一直是外科医生努力的方向。SNFNAC 试验提出将免疫组织化学引入 SLNB，并将孤立肿瘤细胞亦定义为前哨淋巴结阳性可降低假阴性率（8.4%），而 ACOSOG Z1071 的后续研究发现利用超声及增加淋巴结检出个数同样可以降低假阴性率（9.8%）。基于此，2015 年 St.Gallen 共识认为新辅助治疗后可行前哨淋巴结活检，但其假阴性率与前哨活检个数密切相关。

【专家观点】

新辅助治疗后行前哨活检是可行的，但结合我国现状，原则上仍推荐在新辅助治疗开始前行前哨淋巴结活检，从而得到较为准确的腋窝分期。如果患者已行新辅助治疗，只推荐初始 cN0 患者接受 SLNB。对于初始淋巴结临床阳性或降期后仍存在前哨淋巴结阳性的患者，需要进行 ALND，以免低估病情。

【问题4】前哨淋巴结阳性患者是否都需要行腋窝清扫?

前哨淋巴结阴性患者可以避免行腋窝清扫，而前哨阳性患者是否也可以避免腋窝清扫? ACOSOG Z0011 和 EORTC AMAROS 试验探讨了前哨淋巴结（sentinel lymph node，SLN）宏转移情况时腋窝的处理方法。Z0011 试验结果显示，前哨活检与腋窝清扫的局部复发率、DFS 和 OS 差异无统计学意义（$P > 0.05$）；而 AMAROS 试验提示 SLN 阳性患者在接受 ALND 或术后放疗后，两者的 5 年总体生存率(92.5% *vs.*93.3%)和 5 年无疾病生存率(82.6% *vs.*86.9%) 方面均无显著性差异，但前者的并发症更高。基于上述试验，2014 年 ASCO 建议满足 Z0011 条件的患者可以不行 ALND。但对于 SLN 个数较少且出现转移的情况（如前哨提示 1/1、1/2），在满足 Z0011 的条件下是否可避免 ALND 国内还存在较大争议。事实上，前哨淋巴结送检数目与假阴性率呈负相关，为此，增加淋巴结检出数目可以一定程度上增加前哨活检的成功率。尽管前哨淋巴结个数是恒定的，经染色淋巴管寻找的淋巴结即为前哨淋巴结，但因个体的不同，临床工作中仍可看到存在分支淋巴管或因染色不充分导致部分淋巴结未染色情况发生，为此我们认为手术过程中取得蓝染淋巴结后，于附近继续寻找可疑淋巴结送检，同时利用两种以上染料，可以降低假阴性率，提高检出率。

【专家观点】

在满足 Z0011 条件下（$T \leqslant 5cm$，行保乳手术、术后放疗、腋窝临床阴性、前哨淋巴结阳性 $\leqslant 2$ 个），仍可以避免腋窝清扫，但为了保证准确性，避免二次手术，在行 SLNB 时尽量取得 3 枚以上淋巴结。

若出现 SLN（1/2）情况，可以根据其危险度选择合理的治疗方案，如果原发肿瘤较大、分子分型为 TNBC 或 HER-2 阳性、组织分级高、年轻等，建议行腋窝淋巴结清扫术，否则可考虑行术后放疗。

【问题 5】有保乳需求患者的手术方式：保乳还是再造?

患者对美的追求造就了保乳和再造手术的诞生，由于保乳＋放疗与乳腺全切生存率并无差异，因此，生活质量成为手术方式选择的重要指标。有研究显示，保乳和再造患者的自身满意度相近，而再造患者中，自体移植患者满意度明显高于假体植入，术后不放疗患者满意度高于放疗患者。这要求在手术过程中，外科医生应根据患者病情、家庭情况、后续治疗、患者意愿等综合考虑合适的治疗方式。

在 2015 年举行的 SABCS 中，来自 MD Anderson 癌症中心的一项回顾性研究提示：对于 T1 ～ 2N0 ～ 1 患者，再造患者的术后并发症要明显高于保乳患者，同时再造还增加了患者的经济负担。相比于再造，保乳手术存在诸多优势，包括：手术创伤小，恢复快；手术费用低，适宜推广；术式简单，技术成熟。因此，目前大多数医生和患者会优选保乳手术。

当患者乳房体积偏小时，即便患者保乳意愿强烈，也无保乳意义；同样如果患者不能按计划完成放疗或存在多发病灶或保乳阳性切缘时，这些患者可选择乳腺全切＋再造手术。乳房再造包括即刻再造和延期再造，外科医师应根据不同的目的选择术式。需要强调的是，乳房再造作为腺体切除后为保证患者生活质量而采取的医疗行为，对于一些肿物较小的患者，我们更多的会考虑采用保乳手术，为了再造而再造不会给患者带来获益，还影响正常的临床决策。

【专家观点】

①有保乳需求的患者，应该首选保乳手术，对于肿瘤

较大的患者，可考虑通过新辅助治疗达到降期保乳的目的。

②对于无法保乳的患者再考虑行再造手术。再造的术式也应当在一期肿瘤切除时提前做出预测，并了解相应的并发症及可能原因，防止再造手术的失败。

【问题6】新辅助治疗降期保乳时如何确保切缘阴性?

保证切缘阴性是保乳手术成功的关键因素。近年来，美国外科肿瘤学会和ASTRO对保乳切缘情况进行详尽地解说，保乳切缘范围已从大于1cm发展到切缘无肿瘤累及（R0切除），但也强调了适应证不包括导管原位癌或接受新辅助化疗的患者，这类患者应根据具体情况做相应的临床处理。原因在于不同的退缩模式会影响切缘的准确率，从而影响保乳手术的成功与否。有学者将原发肿瘤病理退缩模式分为向心性收缩的孤立残留灶、多灶残留灶等，面对多灶残留患者，很难准确评估残余肿瘤范围，即便切缘阴性，也可能残留遗留的细胞导致同侧复发率增高。因此，部分学者建议根据原发肿瘤大小进行保乳手术。

2015年St.Gallen共识并不支持根据原发肿瘤大小进行保乳手术。临床工作中，选择新辅助治疗很大程度上是为了能够降低肿瘤负荷，从而提高保乳比例和改善美容效果。尽管降期后保乳患者具有较高的同侧乳房复发率，但其主要原因是患者初始治疗时就存在较大的风险，而非手术本身。如果新辅助化疗后仍根据原发肿瘤大小行保乳手术，那么新辅助降期的意义就会大打折扣。

【专家观点】

我们推荐在新辅助治疗开始前于瘤周进行标记定位，明确肿瘤位置与大小，同时在新辅助治疗后利用影像学检查充分评估肿瘤退缩模式，严格控制新辅助后保乳手术选择标准。结合患者乳腺情况，在保证无瘤原则的前提下，向四周扩切部分腺体，确保切缘阴性。

【问题 7】哪些患者可以行对侧乳腺预防性切除？

相比于普通乳腺癌患者对侧患癌风险不到 10% 来说，有家族史或存在 BRCA 突变患者的风险大约为12%～47%。数据表明，对侧乳腺预防性切除（contralateral prophylactic mastectomy，CPM）可以减少 90% 左右患者对侧乳腺癌的发生率，尽管未能见到绝对生存获益，但在减轻患者对未来患癌的担忧上还是发挥了较大作用。

近期的数据发现 CPM 尤其在小于 40 岁患者群体中的发生率较前有了明显提升，这可能与基因检测技术进步和再造技术水平提升有关，但这不意味着 CPM 可以广泛开展。相关文献报道了乳腺癌 I 或 II 期且没有 BRCA 突变并接受了 CPM 患者，结果发现患者术后预期的 20 年绝对生存获益不足 1%，获益人群主要集中在年轻的 ER 阴性患者。因此，对于不满足高危条件的患者，不应选择 CPM，在 CPM 不能改善预后的情况下，盲目切除反而给医疗带来隐患。

【专家观点】

①对于一侧已经确诊，而对侧乳腺影像学提示高度可疑的患者，在患者充分知情后结合冰冻病理情况（如不典型增生、导管内乳头状瘤病、导管原位癌等），可以行 CPM。

②而存在 BRCA 突变或家族史的患者，尽管某些学者认为可以行 CPM，但考虑到国内检测技术还未普及，以及检测标准的规范还未制定，应慎重考虑。

③对于普通患者，我们则不推荐 CPM，但可以通过药物预防对侧乳腺癌的发生，平时应密切复查，防止癌症复发。

31. 复发转移性乳腺癌外科治疗地位的探讨

复发转移性乳腺癌作为一个无法治愈的疾病，应该以全身治疗为主，对于需要缓解症状或避免即将发生的如皮肤溃疡、出血、真菌感染和疼痛并发症的患者，可以考虑在全身治疗后行姑息性手术。因此，对于 MBC 患者，部分外科医师认为这纯粹是肿瘤内科医师的范围，这显然违背了多学科治疗的理念。手术在 MBC 中仍继续发挥重要作用，外科医生放下手术刀还为时过早。

【问题 8】首诊 IV 期患者原发灶处理时机？

首诊 IV 期患者原发灶是否可以手术一直饱受争议。支持者和反对者意见不一，大多数实验都是回顾性研究，由于存在选择偏倚，在证据方面还不能令人信服。2013 年土耳其和印度发表两个前瞻性研究提供了较高水平的试验性研究证据。他们都探讨了首诊 IV 期患者是否行手术切除对总生存的影响，结果发现手术对患者的总生存并无影响（_HR_ 值分别为 0.76 和 1.04）。但是土耳其研究中，化疗组纳入了更多预后较差的患者，印度的研究也仅纳入全身治疗后有效的患者，另外，两个试验都未接受抗 HER-2 治疗，因此，这两项试验的结果是否真正可以改变我们临床决策，答案是否定的。

【专家观点】

①在全身治疗状况稳定下可以考虑行原发灶切除手术，在切除原发灶并不会给患者带来利益损失的情况下，不必否定手术在 MBC 中的地位，应充分评估全身病灶状

态，合理选择手术时机。

②对于一些侵袭性较强的类型（如 TNBC），经 4 ~ 6 周期全身治疗后若肿物出现缩小，无需等到 pCR 状态即可考虑手术，防止过度药物治疗。

③由于首诊 IV 期患者已存在全身转移，如果这类患者有保乳需求，也可在保证切缘阴性情况下行保乳手术，而后续更需要考虑全身的维持治疗。

【问题 9】哪些远处寡病灶可以通过切除活检确诊？

早期乳腺癌可以通过切除活检方式确诊，但对于远处转移病灶是否同样可以通过此方式进行确诊？乳腺癌好发转移部位为肝、骨、肺、脑等，在随访过程中，经常遇到影像学出现远处脏器寡病灶的情况，部分医生在未获得足够病理证据情况下即根据经验开始行全身治疗。但是诸如肺的孤立病灶有时很难与原发癌或良性病灶区分开，几轮经验治疗可能处于一种无效或过度治疗阶段，同时肿瘤异质性的存在也需要我们获得足够的组织标本了解转移灶的生物学信息，因此，手术活检成为这类患者优选的治疗方式。此外，数据表明，对于部分寡病灶行手术治疗可以显著提高患者的生存率，部分患者甚至可以达到"治愈"。因此，2014 年《国际进展性乳腺癌共识》（ABC2）提出对于肺或脑出现的可切除寡病灶可以考虑行手术治疗。

【专家观点】

在随诊过程中出现的寡病灶，特别对于首次复发患者，应采取个体化治疗。对于某些特定部位的寡病灶，如肺结节，在患者能够耐受手术情况下，尤其是临床难以确诊为原发、转移或是良性疾病时，我们无需因其是仅存的可测量病灶选择全身治疗而错过手术时机。对于这类患者，可以考虑切除活检，既可以做到明确病理诊断，同时也可以获得足够组织标本指导后续治疗，对于早期乳腺癌患者而言，同样可以获得较好的无病生存。

而对于其他寡病灶，我们建议穿刺活检，根据穿刺病理制定下一步全身治疗方案，保留的寡病灶可以用于动态观察治疗疗效，再选择合适的时机进行手术切除。

【问题 10】远处转移病灶局部处理有无意义？

鉴于目前循证医学证据发现 MBC 作为一种不可治愈的疾病应该选择全身治疗，手术切除很难带来生存获益，因此，大多数指南都不支持对转移灶进行手术治疗。但基于循证医学的医疗行为也许不会产生错误的选择，但相信也不会带来超前的进步。当一个患者进行一定治疗后，如果能够完成手术，可能不需要考虑该行为是否会改善总体生存，正如相当多的医疗行为都不是以改善总生存为目标，而如果手术切除一些较大的肿物，不仅可以改善患者的生活质量，还可以获得更多肿瘤的生物学信息，便于未来治疗方案的选择及液体活检技术的开展，这对于精准医疗的发展大有裨益。

【专家观点】

对于复发转移灶，全身治疗是首选，但也建议在适当情况下行手术治疗。对于病情稳定、预计生存期较长尤其是受体阳性内分泌治疗依赖的患者及转移病灶局限或影响生活质量的病灶可以行积极手术治疗。而一般情况较差或有严重并发症患者，必须慎重选择手术治疗。

随着精准化时代的开启，外科手术理念也会随之更新。循证医学的数据已经给外科治疗带来诸多进步，但仅基于数据的治疗缺乏个体化，同病异治的理念不仅适用于医疗下的靶向治疗，也应当适用于外科手术治疗。"早期不应急于提起刀，晚期不应过早放下刀""手无寸铁不行，乱刀飞舞不可"。未来的外科手术应继续基于多学科治疗模式，合理把握手术时机，选择合适的手术方式，真正帮助患者解决问题。

（解放军总医院第五医学中心　李健斌　江泽飞）

乳腺癌手术治疗百年历史回顾与启示

乳腺癌为实体瘤，至今手术仍为主要的治疗手段。在乳腺癌系统治疗快速发展的时代，如何正视乳腺癌的手术方式与治疗地位，成为乳腺外科医生关注的焦点。目前，恶性肿瘤的治疗目标以改善生存和生活质量为主。从 19 世纪末至 21 世纪初，经过百余年的发展，乳腺癌的外科治疗是否已达到此目的，如何看待乳腺癌手术的发展沿革，如何看待目前乳腺癌手术方式的存在及其价值，是值得乳腺外科医生深思的问题。

32. 乳腺癌手术百年历史沿革

乳腺癌的记载已有数千年历史，其中治疗方式相关记载大多为局部控制。进入 19 世纪后，解剖学的进展和麻醉术的发明使得手术成为乳腺癌核心治疗手段之一并延续至今。1894 年，Halsted 在《外科学年鉴》上发表了其团队首创的乳腺癌"治愈性"手术文章。该术式以严谨的解剖学基础和合理的操作程序将肿瘤完整切除，明显了改善患者的生存，局部复发率仅 6%。此后数十年中，该术式被视为乳腺癌惟一的治疗手段，也因而一直被称为"乳腺癌根治术"，百年不衰。直至 1948 年，英国 Middlesex 医院的 Patey 等发表文章提出腋窝淋巴结受累与否可能是影响乳腺癌预后的因素，保留胸大肌、切除胸小肌同样易于清扫腋窝淋巴结，将其所创术式称为"改良根治术"。而且，Patey 将该术式（46 例）与 Halsted 所创根治术（45 例）进行对比，结果显示两组在淋巴结是否有转移及总生存方面差异无统计学意义。同时，Patey 也提出其他 3 种治疗方式的尝试：①肿瘤局部切除＋腋窝淋巴结清扫；②乳房单纯切除＋腋窝放疗；③乳腺放疗＋腋窝淋巴结清扫，后因效果不佳而放弃。1951—1956 年，外科医生如 Handley、Patey、Hand Dahl-Iversen Lewis Wangensteen、Urban 等尝试行扩大化手术治疗乳腺癌，如连同乳房、腋窝、锁骨上下、乳内淋巴结、胸壁整块切除的扩大根治术，以期获得较 Halsted 所创的根治术更好的临床效果，但均未得到理想成效。1970 年，Auchincloss 进行了回顾性总结，提出保留胸大肌、胸小肌的改良根治术建议。此后，改良根治术逐渐占据了乳腺癌治疗的主流，并延续近 30 年（事实上，至今改良根治术在相当一部分地区仍占据主流）。自此，乳腺癌改良手术治疗在标准根治术的基础上成功地进行了首次"减法"。然而，此"减法"的结果并未提高患者的存活率。

20 世纪 70 年代，作为 NSABP（National Surgical Adjuvant Breast and Bowel Project）主席的 Bernard Fisher 带领其团队进行一系列研究的结果使乳腺癌治疗进入了一个新的时代，由其提出的乳腺癌为全身性疾病的理论从根本上转变了乳腺癌的治疗理念，从对局部有效控制的重要性推向全身治疗的有效性。2002 年，《新英格兰医学杂志》同时发表了分别由 Fisher 和意大利的 Umberto Veronesi 报告的关于临床早期乳腺癌（I、II 期）保留乳房的局部切除加放疗与乳房全切除的 20 年随访结果，使乳腺癌手术成功进行了"二次减法转型"。此后 10 余年间，对乳腺癌行保留乳房手术蓬勃发展。在西方国家，保留乳房的乳腺癌手术例数曾高居乳腺癌手术的榜首（占乳腺癌手术 50% 以上），进一步改善了患者的生活质量。至今，保留乳房的局部切除术仍被许多乳腺外科医生极力推广。

当乳腺局部处理范围似乎已经无法再缩小时，一些研究者又将目光转向腋窝淋巴结的处理。受泌尿外科阴茎癌前哨淋巴结理念的影响，乳腺前哨淋巴结相关研究备受关注。2010 年，NSABP 的 Krag 团队将 NSABP B-32 研究结果发表于《柳叶刀》杂志，结果显示：临床腋窝淋巴结阴性，前哨淋巴结阴性的乳腺癌患者可予豁免腋窝淋巴清扫。该方法既可获得良好的临床预后，亦保证了患者患肢功能状态，因此，迅速被业内大多数学者接受，并付之于临床工作中。

18 世纪英国著名外科学家与解剖学家 John Hunter (1728—1793 年) 对外科手术进行定义：外科手术就像"一个武装了的野蛮人试图通过武力去获取一个文明人想通过谋略得到的东西"。而麻省总医院的 Hughes 教授称："继 John Hunter 后乳腺癌外科至今未变的结果是若不为乳腺癌患者实施手术，则患者最终将死于该病，不论野蛮与否，对于可治愈性乳腺癌，外科手术仍然是最有效且绝对必要的治疗策略。"

从 19 世纪末至 21 世纪初，100 余年的历程，乳腺癌外科治疗的理念和手段发生了巨大变化，主要体现在对乳腺癌再认识的进步。乳腺癌早期诊断、综合治疗亦更加完善，即呈现从破坏到保护、从粗暴到文明的过程。但无论何时，乳腺癌治疗的核心均是将手术范围建立在肿瘤被完全切除（至少现有检测手段无法证明有瘤负荷存在）的基础上，即遵循 R0 切除原则。虽然外科手术未能达到提高乳腺癌患者存活率的目的，但其在最大程度上提高了患者的生活质量，也是对整体治疗目标的贡献。

33. 乳腺癌手术的现状

（1）保乳切缘的争议

从在保证乳房外形的基础上尽量多地切除乳腺组织，到保证 2cm 切缘、1cm 切缘的观点逐渐被接受，切缘状态已成为保留乳房的肿瘤局部切除手术的核心话题。2014年，美国外科肿瘤学会—美国放射肿瘤学会出版了《临床Ⅰ、Ⅱ期乳腺癌保乳手术，全乳放疗的切缘共识指南》。该指南根据大量回顾性研究数据指出：只要"切缘肿瘤无着色"（no ink on tumor）即可，依据为 NSABP B-13与 NSABP B-14 研究，在保乳手术后行内分泌治疗和化疗与否之间，系统治疗组的 10 年局部复发率明显优于观察组，使全身系统治疗降低保乳手术局部复发率的可能性得到验证。特别是在 2017 年 ASCO 会议上，Morrow 总结了该指南颁布以来区域内保乳手术的情况，结果显示局部再切除率降低 16%，保乳手术率上升 13%，并认为该结果受益于指南。但争议仍然存在，来自麻省总医院的资料显示：< 2 mm 切缘标本，再切除标本的 50% 有残存肿瘤；而切缘肿瘤无着色标本，再切除标本的 77% 有残存肿瘤。同样，来自于梅奥诊所的资料显示：在切缘宽度为1.0 ～ 1.9mm 时，再切除标本中有 37% 残存肿瘤。来自于美国新泽西州罗格斯大学的 Mu Yang、Wei Bao、Lianjing Zhang（流行病学与病理学）对 Morrow 的关于切缘指南产生影响的结论提出疑问：Morrow 所报道的结果趋势是先于指南（共识）发生还是指南（共识）影响所致？短时间（1.0 ～ 1.5 年）即出现影响是否真实？地域性区别的影响仍需证实。Morrow 对此表示愿以更长的随访时间及随后研究来证实切缘指南的影响是重要的。而以欧洲为代表的欧洲肿瘤内科学会对保乳手术的切缘宽度仍然强调在满足可接受的美容效果基础上广泛地切除组织；乳腺外科医生应接受肿瘤成形技术培训；用组织移位方法减少广泛切除对美容的影响；切缘无肿瘤（着色）是最基本的满足条件；原位癌切缘应 > 2mm；局部复发率 < 1%/ 年，长期复发 < 10%。因外科医生难以设计前瞻性的术中切缘宽度的临床研究与实践，故"切缘无肿瘤（着色）"的概念或许无法获取高级别证据，只能靠"真实世界"的结果来验证，因而在临床实践中，此概念仅为底线，而非追求目标，无

瘤切除原则仍不能动摇。

（2）腋窝（前哨）淋巴结的探索

临床阴性、前哨淋巴结活检阴性患者可避免腋窝淋巴结清扫的理论被临床医生证实后，2013 年，国际乳腺癌研究组（IBCSG）在《柳叶刀·肿瘤学》杂志上发表了由其组织实施的 IBCSG23-01 研究结果：前哨淋巴结微转移也可避免行腋窝淋巴结清扫，尽管腋窝淋巴结清扫组有 13% 患者发现有更多淋巴结受累，但 5 年随访结果显示无病存活率和总存活率的差异无统计学意义。至此，"无瘤切除"理论似乎受到质疑，"系统治疗和放疗可以弥补手术切除不足"的理论成为了主流。美国外科学院肿瘤组公布的 ACOSOG Z0011 试验结果显示临床腋窝淋巴结阴性，前哨淋巴结活检 1 ~ 2 枚阳性，拟行保乳手术，计划全乳放疗者，虽然有 27.3% 患者腋窝淋巴结仍存在阳性，但仍可避免腋窝淋巴清扫。尽管该研究存在未达到按计划完成入组、未进行严格的统计学处理及未达到随访时间要求等一系列问题，其结果仍被相当部分学者所接受，并被收录到前哨淋巴结活检指南中，在该研究随访 10 年结果发表后，则有更多临床实践者予以认可，并有"Z0011 时代"的称谓出现。2014 年发表在《柳叶刀·肿瘤学》上

的 AMAROS 试验试图证实针对临床早期乳腺癌（T1 ~ 2
N0）前哨淋巴结阳性者，以放疗替代腋窝淋巴清扫的可能
性。结果显示：腋窝淋巴清扫组与放疗组 5 年无局部复发
率相同，总存活率与无病存活率差异无统计学意义，而放
疗组显示出更低的上肢淋巴水肿发生率。故提出对于符合
该试验条件的患者，放疗可作为一项标准治疗措施替代腋
窝淋巴清扫。但由于该试验 > 80% 的入组患者治疗措施为
保乳手术，故与 IBCSG23-01 有相似的入组条件和结论。
由此放疗可以替代前哨淋巴结以外腋窝淋巴结阳性患者腋
窝淋巴清扫的趋势出现。随之产生的问题是：为何乳腺原
发肿瘤局部切除后有残留病灶无法用系统治疗及放疗改善
结局，而腋窝淋巴结存在阳性者却可以？原发灶与转移灶
的生物学特性是否具有差异？

目前，前哨淋巴结活检在乳腺癌新辅助治疗中的应用
又成为新的讨论焦点：①新辅助治疗前证实腋窝淋巴结阳
性（穿刺或前哨淋巴结活检），新辅助治疗结束后是行腋窝
淋巴结清扫还是重新获取"前哨"淋巴结来决定腋窝处理。
②新辅助治疗前临床检查腋窝淋巴结阴性，是治疗前获取
前哨淋巴结信息还是治疗后评价前哨淋巴结直到进一步处
理。当以假阴性率 < 10% 作为可行性评价标准时，著名的
SANTINA 试验和 ACOSOG Z1071 的研究结果提示：当以

治疗前证实前哨淋巴结阳性时，治疗后再取"前哨淋巴结"时，假阴性率高居 10% 以上，只有获取 3 枚以上所谓"前哨淋巴结"时才能达标，因此，另一个需要解释的外科问题是：如果前哨淋巴结是解剖学概念，已经被切取前哨淋巴结的情况下如何再生"前哨淋巴结"？此外，临床腋窝淋巴结阴性，新辅助治疗后行前哨淋巴结活检指导腋窝处理的可行性仍在探讨。现实的情况是：临床腋窝淋巴结检查阴性者，前哨淋巴结活检阳性率 > 20%，其中约 20% > 4 枚阳性淋巴结。资料显示系统治疗可使 30% 的阳性腋窝淋巴结达到完全缓解，仍有 70% 的转移淋巴结残留，放疗能否改善这部分患者的结局尚不得而知。若前哨淋巴结活检仅提供指导治疗信息，乳腺癌腋窝手术则成为了诊断手段而非治疗措施，手术的意义何在？

34. 乳腺癌手术治疗的发展方向

自 2017 年始，乳腺癌系统治疗出现了"加减法"讨论，内分泌治疗的强化与延长的"加法"、靶向治疗双药联合的"加法"、细胞毒药物的优化"减法"成为主题，为乳腺癌患者提供了一系列量体裁衣的治疗方法。而乳腺癌手术方法一直以"减法"前行，在提高患者生活质量方面具有无可替代的意义。尽管手术治疗仍被认为是乳腺癌治疗的核心，但几乎每例患者都在被施行手术的基础上给予各种系统治疗，在基于分子分型指导治疗的时代，乳腺癌的治疗正从群体化向个体化转换，并向精准化努力，手术治疗的方向仍不得而知。分子分型与手术方式之间是否具有相关性尚未获得证实。何种手术方式为最佳选择亦难以确定。保留乳房手术被推崇若干年后，乳房全切除的趋势又悄然上升，接踵而来的是预防性对侧切除、预防性双侧切除、乳房再造等手术报道的增加。其中乳房再造手术成为一种时尚，且为业内热门话题，甚至有研究单位存在招募志愿者，定时定量完成乳房再造术的行为。此外，整形技术的推广使更多的患者得到保留乳房的机会。2014年，Agarwal 等发表在《JAMA Surgery》上的保乳手术与乳房切除术生存的比较结果显示，肿瘤直径 < 4 cm，淋巴结 < 3 枚的 132 149 例患者中，保留乳房手术表现出明显的生存优势。此结果在其他机构也得到证实。笔者认为，各种术式的存在都是时势的产物，不应以个人嗜好决定其取舍。应遵循首选生存优势术式、优选创伤小的术式为原则。而且，未来乳房再造手术将以假体植入为主流，预防性乳房切除也将会有严苛的适应证以控制其滥用。

总之，现代外科对乳腺癌百余年的认识、探索与实践，虽然未达到改善生存的目标，但已经最大程度地改善了生活质量。因此，临床医生勿以系统治疗的逐步发展与完善而放弃肿瘤手术治疗的基本原则，让患者承受不必要的药物治疗。系统治疗是否适合每个患者需要仔细考虑，分子分型能否指导手术方式，以及哪些患者可以仅行手术治疗即能够生存获益等仍是目前需要解决的问题。

（北京大学第一医院　段学宁）

乳腺癌外科治疗热点问题

进入 21 世纪以来，随着综合诊治水平的不断提高，乳腺癌总体预后得到改善，追求最大获益和最小伤害的理念在临床获得广泛认同。在外科领域中，能量外科手术设备普遍被应用于临床实践，绝大多数的乳腺手术已告别了"冷兵刃"时代。腔镜技术也正在受到乳腺外科医生的高度关注。同时，近年来不同材质、具有良好组织相容性的修复材料被研发成功并进入临床，引发了乳腺肿瘤外科医生与整形科医生对乳腺癌患者乳房缺失后乳房重建（implant-based breast reconstruction，IBBR）方式的合理性与技术规范化的思考，促进和推动了多学科合作的进程。面对诸多全新的理念，乳腺外科医生应该避免盲从，科学理解乳腺癌诊治原则。在临床实践中坚持肿瘤安全性优先的外科基本理念。

35. 重申乳腺癌腋窝淋巴结分期的外科基本问题

Auchincloss 术式已在临床应用 50 余年，目前仍然为不适宜保乳手术且伴有淋巴结转移早期乳腺癌患者的主要术式。其中，乳腺癌腋窝淋巴结分期外科基本问题仍须进一步明确。

（1）腋窝解剖

①腋血管与神经　腋动脉源自锁骨下动脉，传统解剖学以胸小肌为标志将其分为 3 段：第 1 段从第 1 肋外缘处至胸小肌上缘；第 2 段被胸小肌覆盖；第 3 段从胸小肌缘至大圆肌下缘之间。腋静脉位于腋动脉的前内侧。腋动脉在第 1 段或第 2 段发出胸肩峰动脉，并分为胸肌支和肩峰支等分支，前者沿胸大肌、胸小肌之间下行，分布于胸大肌、胸小肌及乳腺，胸外侧神经与之伴行。腋动脉发出胸肩峰动脉后，依次发出胸外侧动脉及肩胛下动脉。并有 2 ~ 3 支无名动脉向乳腺提供血供。无名血管及胸外侧动脉为乳腺和胸壁提供血供，术中在起始部结扎切断便于淋巴结清扫。肩胛下动脉自腋动脉第 3 段发出后即发出回旋走行的旋肩胛动脉，主干向背阔肌延续称为胸背动脉，胸背神经与之伴行。肩胛下动脉还发出小分支为上臂提供血

供，应避免损伤。胸长神经贴近胸壁走行，支配前锯肌运动，应加以保护。肋间臂神经于胸壁前、外侧移行处附近由胸小肌下缘后内侧第2肋间隙穿出，横过腋窝，穿行于腋静脉下方的脂肪组织内，与臂内侧皮神经分支结合后穿出深筋膜，分布于上臂后内侧面的皮肤，该神经为感觉神经，在腋窝区域常有淋巴结与之伴行，在清扫淋巴结过程易造成损伤，并引起术后腋窝、上臂内侧及胸壁出现感觉异常，应注意仔细解剖予以保护。

②腋窝淋巴结　传统解剖学以收纳不同区域的淋巴回流为依据，将腋窝淋巴结分为外侧群、肩胛下群、胸肌群、中央群和尖群。1955年Berg在《Cancer》发表文章，客观报道了乳腺癌腋窝淋巴结转移情况。并依据解剖学腋动脉分段将腋窝淋巴结分为3个水平（Level）。其中，胸小肌下缘以外为第Ⅰ水平，胸小肌下缘和上缘之间为第Ⅱ水平，胸小肌上缘以内为第Ⅲ水平（锁骨下区域），并将乳腺癌患者应实施"不同水平"淋巴结清扫的定义延续至今。日本《乳癌处理规约》在Berg标准基础上，标记了腋动脉属支与胸小肌"投影"位置及不同水平淋巴结的关系。2018年，第18版《乳癌处理规约》仍然沿用此分段方法。其中，胸肩峰动脉起始部相当于胸小肌上缘"投影"位置。胸外侧动脉起始部大致对应于胸小肌下缘投影位置，其外

侧区域为第 I 水平，而胸肩峰动脉与胸外侧动脉起始部之间的区域相当于胸小肌上缘与下缘之间范围，属第 II 水平。

（2）乳腺癌腋窝淋巴结清扫范围

笔者认为，有关腋窝淋巴结区域划分的定义彼此互补。其中，传统解剖学以收纳淋巴液来源为依据解释了腋窝淋巴结分区的意义。但是，对于临床实施肿瘤淋巴结清扫手术的实用性不足。1955 年制定的 Berg 标准，以解剖学腋动脉分段定义为依据，以胸小肌"投影"界定区域淋巴结"水平"，为临床医生提供了比较直观的解释。但是，选择运动系统骨骼肌边界定义脉管系统淋巴结范围不符合肿瘤学的理念。在此基础上，日本乳癌研究会通过描述腋动脉属支与胸小肌的关系，使 Berg 不同"水平"淋巴结的范围具备了以动脉为标志的肿瘤学依据。其中，胸肩峰动脉起始部相当于胸小肌上缘投影位置，该动脉内侧为锁骨下区域与 Berg 第 III 水平定义并无矛盾。自腋动脉发出的胸外侧动脉起始部大致相当于胸小肌下缘"投影"水平，根部结扎切断该血管并清扫其周围淋巴结是第 I 水平及第 II 水平手术操作的关键。而发出胸背动脉后腋动脉的属支动脉均以供应上肢为主，因此，理论上胸背动脉起始部及其主干应成为第 I 水平淋巴结的外侧界线。清扫胸背动脉起始部（包括动脉干周围）至胸肩峰动脉起始部之间的淋巴结即完成第Ⅱ水平清扫。应该认识到，以动脉起点为标志确定肿瘤学淋巴结范围是更为科学的定义方式，并为规范乳腺癌合理的淋巴结清扫手术原则提供了更加严谨的证据。

36. 超声引导下真空辅助乳腺活检共识

随着微创外科理念和技术的进步，乳腺外科手术逐渐向减少损伤和微创方向发展。其中，在空芯针活检基础上，真空辅助乳腺活检（vacuum-assisted breast biopsy，VABB）系统已被广泛用于临床。目前，不断进步的 VABB 系统已经可以在超声、X 线及 MRI 引导下对临床乳腺可疑病灶进行活检，并对良性病灶进行切除。但是，由于操作者对手术适应证、操作要点等方面的理解和掌握不尽相同，VABB 技术在国内的临床应用尚存问题并可能影响其规范化进程。2017 年，中华医学会外科学分会乳腺外科学组制定了《超声引导下真空辅助乳腺活检手术专家共识及操作指南（2017 版）》。该共识重点介绍了 VABB 系统的基本技术原理，重申超声引导下 VABB 技术的适应证包括：超声可见的乳腺可疑病灶活检；有手术指征的乳房良性病灶（病变最大径 ≤ 3 cm）切除及新辅助治疗后的疗效判定。

禁忌证包括：出血倾向、凝血机制障碍；严重的伴随疾病难以耐受手术和加压包扎困难。同时，操作指南部分也针对手术操作细则、局部麻醉技术细则；置入旋切刀注意事项；切除标本的病理学检查规范及合并症的防范与处理提出具体建议。

37. 乳腺癌植入式静脉输液港技术规范

中心静脉作为一种安全的输液途径已获共识。1982 年，Niederhuber 等首次报道将植入式静脉输液港（implantable venous access port，IVAP，简称 PORT）用于临床。由于具有血管合并症少、局部感染和导管移位发生率低且不需要换药等优点，PORT 具备了广泛的临床应用前景。但是，国内医生在肿瘤治疗期间选择不适宜的输液通道实施静脉化疗仍占很大比例，所引发的合并症令人堪忧。2017 年12 月，中华医学会外科学分会乳腺外科学组制定推出《乳腺癌植入式静脉输液港临床应用专家共识及技术操作指南（2017 版）》，为规范 PORT 临床应用提供借鉴与参考。该指南明确 PORT 适应证包括：①输入化疗药物。②长期输入高渗透性或黏稠度较高的药物。③须使用加压泵快速输液。④须长期输液和保留静脉通路。⑤每日须多次静脉采血检查。同时，提出实施 PORT 植入的手术医师应有资质要求和经过培训。优先推荐选择经皮颈内静脉及锁骨下静脉途径穿刺置管，而贵要静脉、股静脉途径也可以作为安全途径推荐选择。并针对禁忌证、合并症的防范与处理、植入技术细则、常见 PORT 装置类型与选择标准及日常使用与维护作出详细的规定。

38. 规范我国早期乳腺癌染料法前哨淋巴结活检技术

腋窝淋巴结评价是乳腺癌临床病理学分期的重要指标之一。研究证实，前哨淋巴结活检与传统腋窝淋巴结清扫相比具有并发症少和创伤小的优势。2018 年，NCCN 指南坚持以 I 类证据推荐临床腋窝淋巴结阴性的早期乳腺癌患者优先选择 SLNB 作为腋窝淋巴结分期的标准方式。但是，国内 SLNB 临床尚未达到普及，有关乳腺癌染料法 SLNB 的具体技术操作也尚须规范。2018 年 8 月，中华医学会外科学分会乳腺外科学组制定《早期乳腺癌染料法前哨淋巴结活检专家共识及技术操作指南（2018 版）》，进一步明确了 SLNB 适应证与禁忌证；推荐 SLNB 作为临床腋窝淋巴结阴性早期乳腺癌患者腋窝淋巴结评估的优选术式；提出外科医师独立完成染料法 SLNB 前应接受培训以提高成功率和降低假阴性率；提出亚甲蓝及纳米炭两种染料作为 SLNB 示踪剂应用的理论依据和使用注意事项；并详细介绍了药物注射剂量、注射部位与方法；SLNB 的切口选择及 SLNB 手术并发症的防范与处理等技术要点。期待可以为国内乳腺外科医师临床工作提供参考借鉴。

39. 再论转移性乳腺癌的外科治疗问题

转移性乳腺癌包括首诊Ⅳ期和复发性乳腺癌。文献报道，我国首诊Ⅳ期乳腺癌约占总体乳腺癌的 2.4% ～ 3.2%。但 5 年总存活率仅 24%，应引起重视。长期以来 MBC 的外科治疗地位备受关注。2008 年，Gnerlich 等基于 SEER（surveillance，epidemiology and end result）数据的研究结论显示，首诊Ⅳ期乳腺癌接受原发病灶切除具有更长生存期和更低的死亡风险。但是，2013 年公布的两项针对首诊Ⅳ期乳腺癌外科干预的随机对照试验却显示局部治疗，OS 没有显著获益。2018 年，NCCN 指南专家组针对 MBC 外科治疗提出明确推荐意见：MBC 患者初始应选择系统治疗；初始治疗后，外科治疗适应证包括伴有溃疡、出血、疼痛等合并症；同时，应以获得局部病灶安全切除，且不存在其他立即威胁生命病灶为前提的情况下选择手术。提倡乳腺外科医生与整形科医生合作，以达到最佳癌症控制和伤口愈合效果。

笔者认为，MBC 在治疗期间应接受多学科综合治疗协作组（MDT）团队完善的疗效评价和全程化管理。其中，需要更加科学和客观地认识外科治疗的地位。制定治疗决策应综合考虑肿瘤分子生物学本质及肿瘤侵袭性。客观回顾以往的研究可以发现，支持外科手术可以获益的研究中往往仅纳入病情较轻的 MBC 病例接受手术，导致了入组病例偏倚；在持反对意见的研究中，接受规范治疗方案同样也存在不合理之处。因此，在真实的临床实践中，对于即将发生病理性骨折、脊髓压迫、局限性或有疼痛的骨转移或软组织病灶应酌情优先实施有针对性的手术。仅表现软组织或骨转移、预计生存期长的病例，其生物学特性往往较为温和，为了提高生活质量和全身治疗依从性，在全身治疗稳定的前提下针对局部感染病灶或者潜在破溃病灶实施清扫术是可行的。其中，局部出血、感染等合并症严重又必须手术的患者往往不能获得局部 R0 切除。因此，临床医生更应明确手术目的仅为针对合并症。针对不伴感染及病灶不可能破溃者的原发病灶选择手术，必须充分强调 R0 切除的必要性，所带来生存获益的价值也有待商榷。

针对 MBC 或局部 T4 期患者实施乳房重建手术应非常慎重或视为临床相对禁忌证。手术切缘阳性和重建术后短期局部复发的教训应引以为戒。对于伴有内脏危象的病例无疑应以全身治疗为主，外科手术应慎重或禁忌。

40. 乳腺癌乳房切除术后重建的冷静思考

乳腺癌预后总体得到改善，提高生活质量的需求已受到医患双方的重视。同时，医学修复材料学的进步，也推动了乳房重建技术发展的进程。乳腺肿瘤外科和整形外科医生依据专业特点提出的技术推荐意见，为临床医生提供了有益的参考。面对全新的医疗模式，临床医生不仅需要对宏观理念进行关注与学习，更需要在具体实践中坚持科学严谨的态度和客观冷静的思考。

（1）客观认识国内乳腺癌术后乳房重建现状

目前，国内学者常以国外高比例乳房重建文献为依据提出对国内临床发展的期望。笔者认为国内医生应有符合国情的思考。笔者中心 10 年数据显示，新发乳腺癌接受各种方式乳房重建比例约占全部患者的 5%。事实上，国内多数具有乳腺癌专科的三甲医院术后乳房重建比例也大致在此水平。笔者中心数据还显示，全部新发乳腺癌中年

龄 > 65 岁者占 20% 以上，客观而言，以国内人群乳房体积及形态评价，这些老年患者绝大多数在对侧乳腺不加以整形的情况下，并不适合接受乳房重建手术。再加上约占 30% 的保乳手术比例和 4% 的首诊Ⅳ期患者，全部新发乳腺癌群体中很大比例的患者不宜选择乳房重建。同时，由于我国乳腺癌早诊体系尚未完善，局部晚期和肿瘤学高危病例仍占较大比例；而自体组织重建和乳腺整形技术专业性强，需要严格的培训和较长的学习曲线，以及假体重建修复材料价格昂贵等多方面因素共同成为国内乳房重建比例不高的客观因素。

（2）乳腺癌术后乳房重建，肿瘤学安全优先

百余年来，早期乳腺癌的手术方式始终坚持以 R0 切除为基本原则。乳腺癌全乳切除术后乳房重建的理念完全有别于非肿瘤性的乳腺整复。其肿瘤学安全性必须置于首位。整形外科与乳腺肿瘤外科医生应加强合作，共同推动外形美观与肿瘤安全的优势互补。任何忽视肿瘤学安全的乳房重建都是错误的。再次强调，对于首诊Ⅳ期、T4 及存在临床明显高复发风险的乳腺癌首先应考虑其生存获益，选择重建手术应慎之又慎。任何切缘阳性导致术后短期局部复发甚至自体腹直肌瓣乳房重建后生存期不足 3 个月的

案例都严重违背了最基本的肿瘤治疗学原则，应视为教训和禁忌证。而中央区乳腺癌乳腺腺体皮下切除术后乳头乳晕复合体（nipple-areolar complex，NAC）的安全性，为提高术后触觉满意度而分离厚皮瓣，甚至仅切除乳腺腺体保留全部皮下脂肪组织的安全性等问题也需要谨慎处理。

（3）乳房重建，重在推广技术规范

2018 年 7 月 12 日，《肿瘤外科学年鉴》在线发表的研究结果显示，90% 以上的美国外科医师关注肿瘤整形外科，但是乳腺外科临床实践尚存障碍。目前，临床乳房切除术后乳房重建主要包括假体植入和自体组织重建两种方式。其中，自体组织重建手术范围广，操作技术复杂，并发症可涉及重建乳房区和供区。术者必须具有良好的整形外科手术经验。随着医学材料学的发展，硅胶假体作为安全的隆乳材料已经得到认证。同时，生物材料与合成材料补片的研发成功为植入物提供了足够的覆盖，优化了重建过程。学习曲线短、并发症少和康复快的特点推动植入物重建成为最主要术式。尤其近年来，不同专业医生有关植入物重建相关的临床研究与实践经验成为文献报道和学术讨论的热点。笔者认为规范乳房重建技术操作标准是重点。而重建方式应根据患者条件与医生本人的经验个体化

评价、合理选择。中等以下乳腺体积、完整胸大肌及较好软组织覆盖的患者，实施植入重建，优选补片覆盖假体的手术。乳房体积大，尤其是健侧乳房需要缩乳手术的患者，更需要由专业整形科医生承担。同时，无论何种重建方式，术前行准确地肿瘤安全性评价甚至包括必须使用合成材料缝线等严格的围手术期管理措施和细则是手术成功的基础和保证。

41. 腔镜技术在乳腺外科应用的前景

20 世纪 90 年代腔镜手术正式进入外科临床实践，历经近 20 年发展，其应用范围已经覆盖了几乎全部外科领域。并从腹腔、胸腔等人体自然体腔扩展到后腹膜、甲状腺等封闭间隙。伴随 3D 技术及人工智能研发革命，腔镜技术在乳腺外科的发展前景也再次受到关注。近年来，国内有关腔镜技术应用于乳腺外科临床实践的文献报道并不鲜见。这些非随机、单中心的研究论证了腔镜技术在男性乳房切除术、保乳手术、皮下乳房切除术及腋窝淋巴结清扫和假体重建等领域应用的可行性、近期疗效与并发症分析。但是，由于缺乏大宗病例的前瞻性研究结论，腔镜技术在乳腺癌临床的推广应用受到影响。

笔者认为，伴随乳腺癌规范治疗的进步，乳腺癌总体预后获得提高，降低创伤的手术方式必然受到青睐。临床医生应以积极的态度，科学面对腔镜技术在乳腺外科临床的地位。倡导在专业团队带领下，开展多中心随机对照研究，重点论证腔镜乳腺癌手术的肿瘤学安全性，并制定出严谨的乳腺癌腔镜手术适应证和不同手术路径和技术细节规范。相信随着临床研究和临床实践的不断深入，以及更加适宜乳腺腔镜手术应用器械的研发成功，腔镜技术在乳腺外科一定会展现美好的前景。

（北京大学第一医院　辛　灵　向泓雨　刘荫华）

乳腺肿瘤术中即刻修复的实践与相关问题

随着乳腺癌诊断技术的不断提高，早期乳腺癌的诊断率也在提升，在肿瘤根治的同时，乳房重建已成为乳腺癌综合治疗的一部分。乳房重建可恢复女性完整的形体美，同时亦缓解因丧失乳房而带来的心理压力和障碍，恢复其自信及社会参与意识。因此，乳腺癌术后的乳房缺损问题越来越引起重视，为达到术后美观的效果，要求乳房重建的患者数量不断增多，也引发了盲目重建和为了重建而重建等诸多问题。

关于乳腺癌术后重建，下面列出几点需要关注的问题。

42. 乳腺癌术后即刻重建与保乳手术的关系

乳腺癌术后乳房重建与保乳治疗均是在保证乳腺癌肿瘤彻底切除、不影响患者肿瘤局部复发率和总体生存率的前提下，进一步恢复、改善患者的乳房外观，从而提高患者的自信心和生活质量。

两种术式相较而言，乳腺癌根治术后即刻重建的手术技术操作更加复杂，对机体的损伤更大，可能出现的风险和并发症更多，在自体皮肤感觉等方面仍存在极大的差异。而乳腺癌保乳手术可保留患者乳房的大部分自体组织，尤其是保留了自身的乳头乳晕复合体，但该术式存在禁忌证。2010 年第 1 版乳腺癌 NCCN 指南中列出保乳手术的绝对禁忌证：①乳腺或胸壁接受过中等或高剂量放疗的患者；②妊娠且需在妊娠期放疗的患者；③乳腺 X 线片显示弥漫可疑恶性征象的微小钙化；④多中心病灶不能通过单一切口进行局部切除以达到满意外观效果者；⑤切缘阳性患者。相对禁忌证：①累及皮肤的活动性结缔组织疾病（特别是硬皮病和狼疮）；②大于 5cm 的肿瘤；③局灶阳性病理切缘；④已知存在 *BRCA1/2* 突变的绝经前妇女；⑤年龄小于或等于 35 岁的妇女。

临床上多首选乳腺癌保乳治疗，对于不具备保乳条件或不愿意接受保乳治疗的患者，才考虑选择乳腺癌改良根治术加乳房重建术的治疗方法。

43. 乳腺癌术后即刻重建与延期重建的选择

乳腺癌术后即刻重建指乳房切除术后的乳房重建术与乳房切除术同时进行。延迟重建指乳房切除后的乳房重建术在肿瘤治疗结束后的某个时间进行。即刻乳房重建的优点：切除与再造一次完成，减少住院时间与费用；避免患者经历失去乳房的心理痛苦；再造乳房的形态更为美观。延期乳房重建的优点：避免乳房再造与乳腺癌辅助治疗相互干扰。术前如果能够确定患者需要行术后放疗，延期重建通常是最好的选择，患者如无需术后放疗，即刻重建是首选，因为这样能够形成更加美好的外观。因此，确定患者是否需要术后放疗是选择乳房重建时机的关键。确切的淋巴结转移数目和肿瘤在乳房内的侵袭范围有赖于术后最终病理结果，在此之前我们无法得知是否需要术后放疗。有两种可行的解决方案，一是根据前哨淋巴结活检结果制定手术方案；二是两阶段即刻乳房再造术（delayed-immediate breast reconstruction）——可调试双囊假体再造乳房。

前哨淋巴结活检术，前哨淋巴结是乳腺癌淋巴引流和转移路径上的第一枚或第一组淋巴结，可以反映乳腺癌早期转移。乳腺癌术前行前哨淋巴结活检术并送病理检查，若阳性淋巴结数目 ≥ 4 枚，则患者需要术后放疗，仅行乳腺癌单纯切除术，待放疗结束后行延期重建。若阳性淋巴结数目 ≤ 3 枚，患者不需要放疗，则可在乳腺癌手术的同时行即刻乳房重建术。

两阶段即刻乳房再造术由美国 MD Anderson 肿瘤中心提出，于 2002 年起对临床 Ⅱ 期的乳腺癌患者行乳房重建。第一阶段：保留皮肤的乳房切除术 + 胸大肌下扩张器埋植术（植入一枚充满盐水的毛面扩张器）；第二阶段：如病理结果示无需放疗，则行即刻乳房再造术；如病理结果示需术后放疗，则待放疗结束后行延期乳房再造术。可调试双囊假体再造乳房可以将上述两个步骤合并，用一次手术解决，运用该假体的特性，进行二次扩张即完成乳房重建。

44. 乳腺癌术后假体重建与自体重建的利弊

假体重建简单易行，不需另外开口，不增加患者额外创伤，即时效果满意，基本可满足日常生活需要。缺点是少数可能出现假体破裂、渗漏、感染、包膜挛缩、假体移位等现象。

我们曾将乳腺癌改良根治术组和乳腺癌术后即刻假体再造组做了单中心 530 例回顾性分析。两组手术方式对于术后生存率、复发率、转移率的影响具有可比性，两组患者的肿瘤复发、转移、病死率的差异、并发症发生率的差异无统计学意义（$P > 0.05$）。因此，乳腺癌保留皮肤的改良根治术后即刻乳房假体再造术并不会增加手术并发症。

对于要求行自体组织移植再造乳房的患者，目前应用较多为带蒂 TRAM 移植和背阔肌肌皮瓣移植。对腹壁上动脉或脐旁穿支血管破坏、存在慢性阻塞性肺部疾病或腹部皮瓣供区内瘢痕等情况、无法应用 TRAM 的病例，可选用背阔肌肌皮瓣移植。腹直肌肌皮瓣移植及扩大背阔肌肌皮瓣移植乳房再造适用于组织缺损较多无法应用假体植入法再造和不愿接受乳房假体植入的患者。

自体重建没有假体植入的并发症，由皮肤及脂肪组织、肌肉组成，与正常乳房相似，形态自然，不会导致异物反应和包膜挛缩，可以耐受放射治疗。缺点是手术创伤较大，时间长，术式比较复杂。有技术条件的医院应首选自体组织移植。

45. 乳腺癌术后重建、术后放疗的原则

目前几乎所有权威机构的乳腺癌术后放疗指南（如 ASCO 等）都建议 T1 或 T2 伴 4 枚或以上腋窝淋巴结转移、肿瘤直径≥ 5cm 的患者应行术后放疗。乳房再造术后行术后放疗组与未行术后放疗组所做的对比研究显示：术后放疗组并发症发生率显著高于未行术后放疗组。其中涉及包括假体植入、TRAM 皮瓣、DIEP 皮瓣等各种乳房再造术式，并发症包括包膜挛缩、假体外露、感染、脂肪坏死、皮肤皱缩和皮瓣挛缩等。

因此，NCCN 指南中倡导的原则为：需行乳房切除术后放疗，若采用自体组织重建乳房，首选在放疗结束后进行延迟重建术，因为放疗会导致重建乳房美容效果受损；使用假体重建乳房，首选即刻重建而非延迟重建，以避免受照射皮瓣的组织膨胀；进行即刻乳房假体重建术的患者若接受放疗，将组织扩张器更换为永久性植入体的手术可在放疗前进行，也可在放疗结束后进行。

46. 保留皮肤的乳腺癌根治术的安全性

保留皮肤的乳房切除术（skin-sparing mastectomy，SSM）最初报告于 1991 年，要点是在切除乳头乳晕和活

检局部的同时尽可能多地保留乳房皮肤，从而更有利于塑造再造乳房的外形。SSM 可行前哨淋巴结活检和腋窝淋巴结清扫，没有术后辅助化疗和放疗禁忌。远期随访资料表明，SSM 不会增加局部复发率，也不会影响对局部复发的检测。T1/T2、多中心肿瘤、导管原位癌和预防性乳房切除患者特别适合这一术式，而其在 T3 患者中的肿瘤学安全性尚待证实。禁忌证：炎性乳腺癌，广泛皮肤受累。因而该术式虽然安全可靠，但应严控适应证和手术切缘。

47. 保留乳头、乳晕的原则及注意事项

保留皮肤的乳房切除术如能保留乳头乳晕复合体则能获得更好的美容效果；通常根据 NAC 基底部组织术中冰冻切片结果决定是否保留；保留 NAC 是否需要对该部位放疗尚有争议，多数学者认为只要乳头基底部未受累，无须术后放疗；通过严格掌握保留 NAC 的适应证，并不会增加术后复发率；肿瘤较大时乳头累及率增加，T2 肿瘤的乳头累及率平均为 33%，T3 超过 50%；保留 NAC 乳房切除手术可能会导致难以接受的高局部复发危险，不应提倡。因此，术中对乳头乳晕区切缘的掌控是关键。

48. 术中冰冻对乳腺癌术后乳房重建的重要性

术中冰冻病理切缘状况的判断对乳腺癌术后乳房重建的成败至关重要；乳腺癌术后乳房重建一定要在乳腺癌根治的基础上进行；乳腺癌根治术后准备乳房重建的患者，术中冰冻应包括乳晕区、乳房皮肤与肿瘤之间及腋窝淋巴结的冰冻病理检查；切缘阳性者一般都需要进一步手术治疗，再次进行切除以达到阴性切缘或放弃乳房重建。在根治的基础上兼顾美容，二者不可颠倒。

2010 年第 1 版乳腺癌 NCCN 指南指出手术标本切缘评估应包括：手术标本来源定位；对切缘状况的肉眼和显微镜下描述；报告肿瘤距最近切缘的距离、方位及肿瘤类型（浸润性或导管原位癌）。切缘距肿瘤大于 10mm 是足够的，而小于 1mm 则不充分，介于两个值之间的切缘状态尚没有统一共识，须根据患者的综合因素来决定。

49. 术后重建患者在术后化疗、内分泌治疗、靶向治疗等辅助治疗中的处理原则

重建乳房不影响术后的辅助性治疗；术前化疗也并不增加即刻乳房重建的并发症，化疗对重建乳房无不良影响。

50. 乳腺癌术后乳房重建的二次修复问题

完整的乳房再造包括：乳腺癌切除＋乳房再造一次手术；再造乳房的进一步修整；健侧乳房的相应调整；肌皮瓣供区的处理。

再造乳房通常术后 3 个月即趋于稳定，某些肌皮瓣中的肌肉蒂会发生脂肪变性，TRAM 皮瓣移植乳房再造术后常会出现脂肪硬结，需要进一步抽吸或切除。另外，一次手术很难塑造出良好的乳房腋尾部。术后 3 个月之后可以重新设计皮瓣或是加用适当的填充物假体，重塑乳房腋尾部等。

一般情况下，乳房再造术中尽量减少对健侧乳房的操作，术前健侧乳房存在明显的过大、过小或是下垂，可以酌情在乳房再造术后进行健侧乳房的缩小（breast reduction）、增大（breast augmentation）或是悬吊固定术（mastopexy）。

对于供区出现的瘢痕增生，可通过外用激素、放疗、打磨、手术切除或是瘢痕的 "Z" 字形改良等方法予以处理。

以上是乳腺肿瘤术中即刻修复的实践与相关问题。事实证明，重建和整形将成为乳腺肿瘤外科的重要组成部分，人们开始对乳房整形和重建的各项技术、材料进行重新评价，对该类技术的利弊有了进一步的认识，这些问题的提出为乳房重建和整形进一步发展提供了方向。

时代在发展，思想在变革，患者就医不再仅仅满足于疾病的治愈，还要求在形体、功能及心理上得到康复。这就要求乳腺外科医生不仅要把关注点放在乳腺癌的诊疗上，而且要关注最大程度的保留器官的功能、身心的康复，乳腺癌患者的乳房美容事业亦是任重而道远。

（北京朝阳医院　李妍霜　蒋宏传）

更专更博，再接再厉：乳腺外科的学科发展和临床研究

【问题 1】在学科建设方面，多学科协作和乳腺中心专科化建设是近年来提倡的重要理念，您认为在推动我国乳腺外科规范化建设中需要解决哪些主要问题？

这个问题可以从两方面来回答。一方面还是从我们的专科医生培养和整个乳腺中心专科建设角度来说。我们需要一个专业素质高的队伍，这支队伍整体上涉及的学科越来越全面，也越来越专业化。从外科、内科、放疗科到其他的病理科、影像科、核医学科等医技科室的医生都可以加入进来。当然这样的多学科团队也是很难建立的，很多基层医院并不能达到足够的亚专业发展水平，患者高度集中的肿瘤中心比较容易做到。一些大型综合医院的普外科

也开始向亚专科方向发展，但仍任重而道远。多学科互相协作的工作模式应该替代过去外科大包大揽的情况，更强调跨学科的合作。

另一方面则是医院的学科发展也要以患者为中心。对于乳腺癌患者来说，越早诊断和治疗，预后越好。现在的癌症综合治疗方法丰富多彩，明显延长了患者的生存期。我们尤其需要强调以患者为中心，关注患者诊治的全程管理。在学科建设过程中需要建立一套适合患者全程管理的流程。这个过程需要临床医生、护理、康复乃至心理干预等专业人员的共同参与，真正做到以患者为中心，从而提高乳腺癌患者的规范化诊疗水平和效果，让患者得到满意的全程照护。

【问题 2】请您谈谈乳腺外科医生专科培训的意义，并分享一下您积累的经验？

这个问题确实非常重要。正如之前所述，乳腺外科的发展越来越专科化。笔者中心的乳腺专科医生除了手术以外，还要掌握（新）辅助治疗，乃至一些复发转移患者的药物系统治疗。当然在一个团队中，大家还是要平衡好"博采众长"和"各司其职"两方面，才能共同参与患者的临床决策讨论。对于青年医生，在接受住院医师规范化培训，再到成为外科或乳腺外科医生后，也可以进一步在专科领域中有一技之长。乳腺外科医生通过去外面学习交流和自我培训，正逐渐在乳房重建领域取得了一定的成绩，逐渐产生了一批同时能够做乳房肿瘤整形和乳房重建的专家。当然这个模式也是比较特别的，在我们国家其他的一些肿瘤中心或综合医院也会采取其他的模式，比如说引进有整形外科资质的整形外科医生来合作完成乳房重建的工作。笔者中心就是这样一种培训模式，从整体来说也有好处，原因在于我们对肿瘤的安全切除方面把控更好，同时又考虑到后续的乳房整形或重建；保留乳房本身的一些皮肤、乳头乳晕等关键的解剖结构，同时又要完整地保留好其血运，注意设计好手术切口等。我们希望通过专科医生提供一站式的医疗服务以方便患者。这也要求我们有更深入的专科培训和更长的学习曲线。

【问题 3】在临床研究方面，很多乳腺外科或乳房重建问题难以进行前瞻随机试验，而真实世界研究可以很好补充，您如何看待此问题？

从整形外科角度来说，确实不管是乳腺癌还是其他病种的整形外科领域都是比较缺乏循证级别比较高的前瞻性随机对照研究的。但是也不可否认，现在随着越来越多的学科交叉和融合，乳腺外科、整形外科合作发起的前瞻性研究也是越来越多的。比如笔者中心就发起了一个全国多中心的以假体重建为主的一步法和两步法的一个随机对照的研究，目前入组是非常顺利的，已经完成接近1/4的入组病例数。国内像重庆医科大学附属第一医院的任国胜教授、天津医科大学肿瘤医院乳房整形科的尹健教授也都在牵头组织国内的多中心随机对照的、乳房重建方面的临床试验，非常期待我国学者在这方面以后能够有更好的贡献。

当然，在乳房重建的领域，患者的个体化需求导致了并不是每一个乳腺癌患者都适合入组这些临床实验，因此，我们认为来自于真实世界的前瞻性数据登记是一个非常重要的方向。在国外，包括英国、美国都有这样一个全国性的登记和随访系统，有些是覆盖全国的数据库；有些是覆盖一些有代表性的肿瘤中心的乳房重建数据库。因此，在国内我也希望借助于我们行业协会的力量，组织这样一个涉及到国内多个中心（特别是目前乳房重建手术量比较大的中心）的前瞻性随访登记系统。

这个随访计划主要涉及两方面。一方面是从我们医生角度去把患者的一些人口学数据，包括乳房基本的径线测量、手术方式、术后并发症、相关的系统治疗和病理诊断等信息比较完整地记录下来，预计涉及到的字段数量大概有 200 条；另一方面我们也要考虑到一些患者的个体因素。因为乳房重建不单单是一个医生来完成的工作，患者最后对这个工作的评价也是非常重要的，所以患者报告结局（patient reported outcome，PRO）也是在将来真实世界研究中非常重要的组成部分。我们将采用 BREAST-Q 量表作为 PRO 的主要测评工具，同时也会引入一些生活质量量表（如疼痛量表等）。这些量表或者评价工具可以通过患者手机端 APP 进行自我填报。我们希望这个项目能顺利启动。

（复旦大学附属肿瘤医院　吴　炅接受《肿瘤瞭望》采访）

乳腺癌风险预测模型研究进展

　　乳腺癌已成为全球女性发病和死亡均居首位的恶性肿瘤，严重危害女性健康。在乳腺癌危险因素的基础上，建立风险评估模型，合理准确筛选高危人群，并实施有效干预及监测，是一条合理有效的预防乳腺癌的途径。准确可靠的风险预测模型可以为乳腺癌的发病风险提供信息，对高危患者进行干预性治疗，通过改变部分危险因素以达到降低乳腺癌发病率的目的。

　　迄今国外已经开展了一系列关于乳腺癌危险度测评的研究，不同国家针对不同人群建立了多种乳腺癌风险预测模型。自 1989 年 Gail 报告第一个乳腺癌危险预测模型以来，国内外针对不同人群已经建立了 30 余个乳腺癌风险评估模型。Gail 模型主要纳入了年龄、初潮年龄、初次生产年龄、既往乳腺活检次数、非典型增生病史和乳腺癌家族史等流行病学因素。后来的模型多以此为基础，大致可以分三类：①以 Gail 模型为代表，在最初的模型参数基础上改变一项或多项参数，或增添一项或多项流行病学危险因素，如体重指数、哺乳史、乳腺良性疾病史、外源性激素应用史等；②以预测遗传性乳腺癌为主的模型，如 Tyrer-Cuzick、Claus 模型、BRCAPRO、BOADICEA 模型等，是将乳腺癌易感基因（BRCA）加入了模型中；③在原有模型的基础引入乳腺密度、病理因素及高风险基因的单核苷酸多态性（single nucleotide polymorphism，SNP）等参数。

Gail 模型是各类模型中应用最广泛的预测模型，被作为美国国立癌症研究所、美国乳腺与肠道外科辅助治疗研究组生物统计学中心的乳腺癌风险评估工具，为美国国立综合癌症网络（national comprehensive cancer network，NCCN）乳腺癌防治策略所采用。其在欧美人群中已被广泛应用，在高加索人群中预测乳腺癌的敏感性高达 94%，但由于地域、种族和纳入参数的局限，Gail 模型的外推应用存在一定的缺陷或地域限制。捷克学者 Novotny 等 2000—2004 年在捷克进行了 Gail 模型的验证，共纳入了 14 566 例病例与对照，结果表明 Gail 模型并不能正确地区分出病例和对照，并且该研究还评估了病例组和对照组的 5 年和终生乳腺癌风险，结果显示 Gail 模型同样不能正确的进行评估。Matsuno 等设计了一种预测亚裔美国人乳腺癌绝对风险的模型（AABCS 模型），并与 Gail-2 模型进行了比较，结果显示：Gail-2 模型明显高估了该地区乳腺癌的发病风险，E/O 值 5 年风险高达 2.51（95% *CI*：2.14 ~ 2.96），10 年风险达 1.85（95% *CI*：1.68 ~ 2.04）。

Tyrer-Cuzick 模型是除 Gail 模型以外在欧洲应用较为广泛的模型，以国际乳腺癌干预研究的数据为基础建立，纳入 *BRCA* 基因、体重指数、绝经年龄、乳房良性疾病、小叶原位癌、亲属卵巢癌和双侧乳腺癌患者数等危险因素。Claus 模型来源于 CDC 的一项多中心、人群为基础的病例对照研究——癌症和甾体激素研究。参数包括年龄，患乳腺癌的一级、二级亲属数量，发病年龄等，侧重于评估有乳腺癌家族史的女性，主要是用来评估遗传性乳腺癌的风险。BRCAPRO 模型是一种基因模型，评估携带 *BRAC1/2* 突变的女性一生中在各个年龄段罹患乳腺癌的风险。BOADICEA 模型也用于 *BRCA* 基因突变携带者的筛查和患癌危险预测，在 *BRAC1/2* 分析基础上增加了一个影响基因连接效果的多基因复合物分析。Gail 等将 Tyrer-Cuzick 及 BRCAPRO 模型进行了比较，结果显示，BRCAPRO 模型的预测性优于 Tyrer-Cuzick，其预期突变数与实际观察到的突变数相差无几。Pauw 等将 Claus 模型、BOADICEA

模型、BRCAPRO 模型及 Tyrer-Cuzick 模型运用到 4 种临床模式中研究其危险评估的一致性，结果显示 BOADICEA 模型、BRCAPRO 模型及 Tyrer-Cuzick 模型的乳腺癌危险评估结果相近。在乳腺癌及卵巢癌家族史综合分析的临床实践中，这些模型将发挥重要作用。

国内类似研究刚起步，对乳腺癌风险评价工具的研究报道较少，目前国内大部分风险评估模型的研究是建立在 Gail 模型的基础上，多项研究结果均表明 Gail 模型对于我国乳腺癌发病高风险女性的筛检统计学意义较低。一项针对深圳市妇女的乳腺癌风险评估模型将深圳人群危险因素纳入风险评估模型，其与 Gail 模型比较，曲线下面积（AUC）分别为 0.721（95% CI：0.706 ~ 0.736）和 0.668（95% CI：0.677 ~ 0.709），证明在深圳人群中该模型优于 Gail 模型。将香港绝经前与绝经后妇女的乳腺癌危险因素分别纳入风险评估模型，研究结果显示绝经前与绝经后妇女的 AUC 分别为 0.640（95% CI：0.598 ~ 0.681）和 0.655（95% CI：0.621 ~ 0.653）。Gail 模型是否适用于我国妇女需要进一步验证。上海建立的乳腺癌风险评估模型和南京医科大学的改良 Gail 模型虽然纳入 SNP 后，筛选功效有所提高，但其地域特征和基因检测技术限制了这些模型在基层医疗机构的推广应用且成本高，不符合卫生经济学要求。面对国内尚无成熟风险评估模型的现状，根据我国女性的发病特征及社会经济情况，制定出适合我国国情、简便易行、符合卫生经济学特点的我国女性乳腺癌发病特点的风险评估工具任重道远。

国内外已有的乳腺癌风险评估模型是在概率学角度估算患乳腺癌风险，其未来的发展方向为如何让模型尽可能预测精确，现有的研究通过加入各种发病相关因子来提高其准确度，希望最终能够更准确预测个体的患病风险。

乳腺密度反映了乳房组织中的变化和组织中不同 X 射线衰减特性。增加了乳腺密度的评估指标，称为改进风险评估，关于乳腺密度与患癌风险的研究众多，2015 年国际癌症研究会证实，对于年龄在 50 ～ 69 岁的女性，钼靶筛查可使其死亡率明显降低，Mc Cormack 等的研究显示，乳腺密度＞ 70%者的患癌风险是乳腺密度 5%以下者的 4.64 倍。因此，一些研究已经将乳腺密度加入到现有的风险评估模型中，以增加模型的敏感度和特异度。TICE 等在 Gail 模型的基础上增加了 BI-RADS 的评估密度，81 777 名每年接受乳腺 X 线检查的妇女，随访 5.1 年后，结果 955 人患浸润性乳腺癌，Gail 模型预测准确度为 0.67 （95% CI：0.65 ～ 0.68），而增加了乳腺密度的模型预测的准确度为 0.68 （95% CI：0.66 ～ 0.70），两者差异有统计学意义（P

< 0.01）。2018 年 Elke M. van Veen 等将乳腺密度和 18 个 SNP 加入 Tyrer-Cuzick 风险评估模型，结果表明加入后实际发生乳腺癌例数与预估数之比（O/E 值）为 0.98（95% *CI*：0.69 ~ 1.28），证明将 SNP 及乳腺密度纳入风险评估模型是有意义的。这些研究证实了乳腺密度在风险评估模型中的重要性。但是，也有学者认为乳腺密度本身作为单一的因素能达到和那些模型等效的预测效能甚至超过将乳腺密度加入模型带来的提升效能。

SNP 的研究结果加入后显著提高了原有模型的预测效能，Brentnall 等在 Tyrer-Cuzick 风险模型中加入 67 个 SNP，结果显示风险值介于 0.8 ~ 1.2 倍的人群显著减少，而明确处于高风险（> 3.1 倍）或者低风险（< 0.4 倍）的人群数显著增加，也就是预测更有价值。Claire Hian Tzer Chan 等以新加坡华人群体为研究对象，研究了通过 GWAS 数据库中 51 个相关 SNP、多基因风险分数（PRS）结果分析显示，PRS 与乳腺癌风险之间有直接关联性，表明在特定人群中，有必要调整纳入风险评估中的 SNP 选择。Wei Zheng 等研究发现 8 个 SNP 位点与我国人群乳腺癌发病风险相关，提示包含遗传标记和临床预测因子的风险评估模型可能有助于将亚洲女性发病风险的群体归类，以提高筛查成本效益。Martin Widschwendter 等认为，理想

的风险预测模型应该整合遗传和非遗传因素的影响。表观基因组学，特别是 DNA 甲基化对癌症风险有更强、更直接的影响，通过以表观基因组学为基础的方法来实现个体化癌症预防及筛查和（或）早期检测是有希望的，但需要涵盖组学、生物信息学、流行病学等方面的专业知识。

目前的风险预测模型多是基于传统风险因素的组合，大多是基于传统的统计学方法建立的数学模型，具有良好的总体预测能力，但在预测哪些特定女性会患上乳腺癌方面仍然较弱。近年来，随着人类基因组学、蛋白组学、代谢组学、转录组学、表观遗传学的蓬勃发展，为提高女性个体的乳腺癌发病风险的预测提供了广阔的前景。新的风险预测指标可能来自一系列乳腺癌发病相关的多组学（SNPs、高风险基因组、蛋白质和代谢产物等）检测，将传统流行病学因素、病理因素、乳腺密度及生物标志物检测相结合的预测模型，可能是未来风险评估模型的研究发展方向。

当面对社会、环境、生理、病理、影像等，以及贯穿纵向时间轴动态的海量高维数据时，单纯使用传统的数学模型方法很难实现对海量多模态数据的高效处理分析，无法真实、直观反映乳腺癌发病的规律，迫切需要突破原有数学和统计方法的束缚，找到新的优化方法。计算机和人工智能的兴起为模型的研究提供了飞速发展的契机，机器学习已体现出传统数学建模方法无以比拟的巨大优势。计算机的预测和优化对于基因和蛋白的交互网络、基因调控网络和代谢网络数据的整合提供了有力的帮助，计算机建模或成为乳腺癌风险预测研究的一大趋势。

（山东大学第二医院　余之刚）

TAILORx 研究引发的对 21 基因检测的思考

 2018 年 ASCO 大会发布的临床试验结果中，TAILORx研究被认为是最有可能影响临床实践的研究之一，更是被炒得甚嚣尘上。本文针对 TAILORx 研究中所用的检测方法——21 基因检测进行文献复习，并结合笔者中心的数据对 TAILORx 研究结果进行解读。

 2004 年，一篇发表在《新英格兰医学杂志》上的文章"多基因检测预测他莫昔芬治疗的淋巴结阴性早期乳腺癌复发"将 21 基因检测带到世人面前。在这篇论文中，作者描述了 21 基因的筛选过程及复发评分（RS）风险分组界值的确定方法。将从文献复习得到的 250 个乳腺癌相关基因作为候选基因，通过 RT-PCR 技术，在包括 NSABP B-20在内的独立的 3 个临床研究共 447 个患者标本中进行定量验证，分析基因表达与复发风险的相关性，筛选出在 3 个临床试验标本中表达强度高且引物探针稳定的 21 个基因，建立复发风险评分计算公式的模型。21 基因包含基因为 6 组（图 1），分别是增殖组、侵袭组、*HER-2* 组、雌激素组和其他组共 16 个乳腺癌相关基因，以及参照基因组的 5 个内参基因。从乳腺癌石蜡标本中提取 RNA 进行 RT-PCR 实时荧光定量检测，得到待测样本 21 个基因的 ct 值，通过不同的权重系数转换后相加得到 RS（0 ～ 100 分）。根据 NSABP B-20 中仅用他莫昔芬治疗组患者的复发转移与 RS 之间的相关性，将 RS 分为三组：低危＜ 18 分，中危 18 ～ 30 分，高危≥ 31 分。2004 年《新英格兰医学杂志》上的 1 篇文章对 NSABP B-14 研究（该研究入组的是 ER 阳性、淋巴结阴性的患者，在术后分为他莫昔芬治疗组和无他莫昔芬治疗组）中采用单纯他莫昔芬治疗并留有标本的 668 例患者进行了 21 基因检测，结果表明：不同复发风险组的 10 年远处复发风险分别为低危组 6.8%（95% *CI*：4.0% ～ 9.6%）、中危组 14.3%（95% *CI*：8.3% ～ 20.3%）、高危组 30.5%（95% *CI*：23.6% ～ 37.4%），具有显著的统计学差异，通过多因素 Cox 回归分析发现 21 基因的复发风险评分是年龄和肿瘤大小以外的独立预后因子，而且对 OS 也有预测价值。

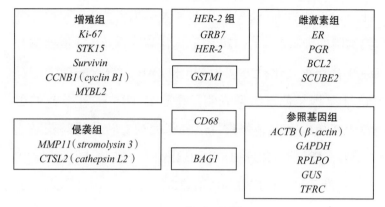

图 1　21 基因包含基因

　　之后，21 基因检测在多个临床研究中进行了验证。除了在 NSABP B-14 的无他莫昔芬治疗组进行了验证，还在 Kaiser 等人进行的一项 ER 阳性、淋巴结阴性、用和不用他莫昔芬的病例对照研究的样本中进行了外部验证，证实 21 基因的 RS 评分能够预测 ER 阳性、淋巴结阴性患者无治疗和应用他莫昔芬治疗的预后。2010 年发表在美国《临床肿瘤学杂志》（JCO）上的 TransATAC 的验证结果在更大人群中验证了 21 基因 RS 评分在 HR 阳性绝经后应用他莫昔芬治疗及阿那曲唑治疗的人群 [包括 LN（−）和 LN（+）] 中的预后预测价值。

　　除了验证 21 基因 RS 评分对内分泌治疗疗效的预测，还开展了一系列的研究对其在化疗中的预测价值进行验证。2006年针对NSABP B-20（入组患者为ER阳性，淋巴结阴性乳腺癌）中227例他莫昔芬治疗及424例他莫昔芬联合化疗（化疗方案为MF和CMF）治疗的标本进行了21基因检测，结果表明，高危组（RS ≥ 31分）的患者能够从化疗中显著获益，10年无远处转移绝对获益达27.5%，低危组（RS < 18分）从化疗中无获益，中危组（RS 18 ~ 30分）从化疗中获益不确定。

在对E2197临床研究（入组患者为淋巴结≤3个转移，对比AC或AT×4周期化疗疗效）中有样本保留的776例患者进行21基因检测验证时发现，在311例的HR阴性（定义为ER及PR均阴性）的患者中，RS ≥ 31分者占98%。而在另外的465例HR阳性的患者中，不论是LN（−）还是LN（+），RS都能够很好的预测预后，得出结论：21基因检测只适用于HR阳性的患者。

以上均是在既往临床试验留存标本中的回顾性验证，为了推动21基因检测大规模的临床应用，2006年启动了一项大型多中心前瞻性随机Ⅲ期临床TAILORx研究，由美国国家癌症研究院（National Cancer Institute，NCI）支持。入组的是年龄18 ~ 75岁、HR阳性、HER-2阴性、LN阴性的浸润性乳腺癌并行手术治疗的患者。根据21基因检测的结果，低RS（0 ~ 10分）的患者接受单纯内分泌治疗

（Arm A）；高 RS（26 ~ 100 分）的患者接受内分泌＋化疗（Arm D）；中 RS（11 ~ 25 分）的患者随机分为两组（Arm B 和 C），分别接受单纯的内分泌治疗或内分泌治疗联合化疗。主要研究目的是验证 RS 为 11 ~ 25 分的患者单独使用内分泌治疗不劣于内分泌联合化疗，并建立样本库。主要研究终点是 iDFS（包括对侧乳腺癌、局部复发、区域复发、远处复发、对侧第二原发乳腺癌、非乳腺非黑色素瘤第二原发癌等），次要研究终点为 DRFI、无复发间期（RFI）和总生存期。

该研究自 2006 年 4 月 7 日至 2010 年 10 月 6 日共入组了 10 253 例患者，所有患者均进行 21 基因检测。2015 年针对 1626 名（16%）RS 为 0 ~ 10 分、仅进行内分泌治疗的患者的结果发表在《新英格兰医学杂志》上，这部分患者 5 年 iDFS 为 93.8%，OS 可达 98.0%。经过 90 个月的随访，2018 年 ASCO 大会公布了 6711 例（65%）RS 11 ~ 25 分的患者单纯内分泌治疗对比内分泌治疗联合化疗的结果。通过对 ITT 人群的生存分析发现，在主要研究终点 iDFS 方面，单独内分泌治疗非劣效于内分泌联合化疗（HR=1.08，95% CI：0.94 ~ 1.24；P= 0.26）。在次要研究终点 DRFI、RFI 和 OS 方面，单纯内分泌治疗组也不劣于内分泌联合化疗组（DRFI：HR=1.03，P=0.80；RFI：

HR=1.12，*P*=0.28；OS：*HR*=0.97，*P*=0.80）。内分泌和内分泌联合化疗组在研究主要和次要终点事件发生率差距均小于 1%：9 年 iDFS：83.3% *vs.* 84.3%；9 年 DRFI：94.5% *vs.* 95.0%；9 年 RFI：92.2% *vs.* 92.9%；9 年 OS：93.9% *vs.* 93.8%。而 RS 为 26 ～ 100 分的患者，即使联合应用了化疗，也有较高的复发风险（9 年远处复发率 13%）。亚组分析发现，不同年龄阶段（≤ 50 岁，51 ～ 65 岁，≥ 65 岁）的 iDFS 和 RFI 存在显著差异（iDFS：*P*=0.03；RFI：*P*=0.02）。年龄 –RS– 化疗交互分析表明，50 岁以下 RS 为 15 ～ 25 分的患者可以化疗中获益。因此，结合 2015 年发表的 Arm A（RS 0 ～ 10 分）的结果，研究者认为，通过 21 基因检测的筛查，可使近 70% 的早期乳腺癌患者免除化疗，包括符合 TAILORx 入组条件的三类人群：①年龄 > 50 岁且 RS 11 ～ 25 分（45%）；②任何年龄 RS 0 ～ 10 分（16%）；③年龄≤ 50 岁且 RS 11 ～ 15 分（8%）。研究结果同期发表在《新英格兰医学杂志》上。

研究结果一出，各大媒体纷纷发布解读，其中不乏有标题党给出"70% 的早期乳腺癌患者可免除化疗"这样吸人眼球的题目，似乎一夜之间化疗在乳腺癌治疗中的地位就岌岌可危了。冷静思考之后，不禁反问，我国乳腺癌患者是否真有这么多人能符合 TAILORx 免除化疗的标准？

CSCO BC 指南中提到，对于腋窝淋巴结阳性、三阴型、HER-2 阳性型（T1b 以上）、肿瘤大小＞2cm、组织学分级为 3 级的乳腺癌患者，都推荐进行辅助化疗，而对于部分年轻、增殖指数（Ki-67）高的患者也应考虑化疗。对于这个问题，解放军总医院第五医学中心的江泽飞教授及时给予回应："据估计在我国，临床实践中以上中高危患者占比应在 50%～70%，某些地区可能更高，因此，符合国际研究 TAILORx 可免除化疗的早期乳腺癌患者，在我国应该不到 30%。"

笔者对于北京大学第一医院乳腺疾病中心自 2008 年 1 月 1 日—2015 年 12 月 31 日收治的 2609 例首诊为浸润性乳腺癌患者的病例资料进行了统计和分析。其中基本符合 TAILORx 研究入组标准的患者，即 18～75 岁、HR（+）、HER-2（-）、腋窝淋巴结阴性、肿瘤大小 0.5～5.0cm，共 947 例，排除临床病理资料不完整、非本中心手术、接受术前治疗、未行标准内分泌治疗的患者，共有 762 例患者入组，占总体乳腺癌患者 29.2%。其中 455 例仅接受内分泌治疗，307 例接受内分泌＋化疗。中位随访时间为 54 个月。分析两组患者的年龄、月经情况、肿瘤大小、组织学分级和 Ki-67 发现，进行单纯内分泌治疗的患者较选择内分泌＋化疗组年龄偏大（中位年龄 55 岁 *vs.* 43 岁）、绝经比例更高（57.8% *vs.* 49.2%，*P*=0.019）、肿瘤偏小（T1:77.8% *vs.* 60.9%，*P* < 0.001）、组织学分级（G1:45.7% *vs.* 20.5%，*P* < 0.001）和 Ki-67 指数更低（Ki-67 < 30%：85.5% *vs.* 58.3%，*P* < 0.001）。两组患者的 5 年 DFS 和 5 年 OS 均未见明显统计学差异（DFS：94.7% *vs.* 93.8%，*P*=0.452；OS：95.2% *vs.* 97.5%，*P*=0.140）。

从该中心的数据可以看出，符合 TAILORx 研究入组标准的早期乳腺癌患者确如江泽飞教授所说，在我国不足 30%。辅助化疗仍旧在乳腺癌治疗中占有不可或缺的地位，不应过度乐观的解读 TAILORx 研究结果。对于所有上述乳腺癌患者，确有一部分患者可以豁免化疗，仅接受内分泌治疗就可以获得长期生存。

TAILORx 研究入组的仅是淋巴结阴性的患者，其结论不能在淋巴结阳性、HR 阳性的患者中类推，在淋巴结阳性、HR 阳性患者中 21 基因检测的价值尚需另外一个前瞻性研究 RxPONDER 的结果进行验证。另外值得注意的是，在 TAILORx 研究中，为了避免入组患者可能的治疗不足，研究采用的 RS 风险分层与以往的低中高危有所不同（主要根据 NSABP B-20 验证研究中复发风险评分的连续性及线性分析得出的新界值）：低 RS 从 < 18 分降低到 < 11 分，中 RS 从 18 ～ 30 分降低到 11 ～ 25 分，高 RS 从 ≥ 31 分

降低到≥ 26 分。在临床应用 21 基因检测进行临床治疗决策指导时要注意这点，以免出现治疗不足的情况。另外，在 TAILORx 研究的亚组分析中已经看到，50 岁以下的患者从化疗中获益更大，对于像我国这样年轻乳腺癌比例高于欧美发达国家的患者群来讲，在应用 21 基因检测进行化疗豁免的决策中也要慎重。

因此，我们呼吁尽快建立符合我国人群基因特征的多基因检测，来帮助临床医生甄别出可以免除化疗的患者。多基因检测在精准医学的时代背景下拥有广阔的应用前景，建立我国自己的基因检测势在必行。

（北京大学第一医院　向泓雨　徐　玲　刘荫华）

基于基因检测的乳腺癌分类治疗研究进展

　　肿瘤是一个基因病，而乳腺癌是一组高度异质性的疾病，要做到对乳腺肿瘤的精准医疗，需要对乳腺癌的基因特征有更深入的理解。近年来，随着对人类基因组基因的了解逐渐深入，对于乳腺癌的突变图谱及不同分子分型的乳腺癌之间基因表达差异的研究越来越充分，基于人类基因组大数据的多基因检测技术日益成熟并走进 NCCN 指南，成为辅助临床医师对患者的预后监测和治疗选择的重要部分。

　　最早的乳腺癌基因检测是针对遗传性乳腺癌的 *BRCA1/2* 基因，目前随着技术的进展，*BRCA1/2* 基因检测已经非常成熟，国内外已有上市的检测方案能检测 *BRCA1/2* 的全基因。而对于 *BRCA1/2* 突变阳性的患者，最新的 NCCN 指南把 PARP 抑制剂——奥拉帕利列为首选推荐的治疗药物。

芯片技术、高通量测序技术的进展使得同时检测多个基因的表达和变异成为可能，也催生了多种针对非遗传性乳腺癌的多基因检测方案，目前能够指导治疗方案的选择主要为 21 基因检测和 70 基因的 MammaPrint。

51. 21 基因（Oncotype DX）检测

21 基因检测是基因健康公司（Genomic Health，Inc.）于 2005 年在美国推出的精准医疗检测产品，用于判断激素受体阳性、HER-2 阴性乳腺癌患者的复发风险，并指导临床治疗。该检测已得到 NCCN 指南的推荐，并在美国市场上被广泛使用。21 基因评分是通过检测 16 个肿瘤基因和 5 个参考基因的表达水平得出，其中包含增殖相关基因、侵袭相关基因、HER-2 相关基因、雌激素相关基因和其他基因。21 基因评分既有预后价值也有预测价值，可量化预测乳腺癌患者 10 年远处复发风险，预测 ER（+）、N（−）/N（+）乳腺癌患者辅助化疗的获益程度，即复发分数越高，患者复发风险越高，而化疗获益程度也越高。

最开始 21 基因的复发风险包括高、中、低三组，从

NSABP B-14 和 NSABP B-20 等临床试验的回顾性分析发现，只有低风险的患者能免于化疗。高风险的患者能够从化疗中获益，降低乳腺癌复发的风险。而中风险的患者从化疗的获益程度尚未完全明确。2018 年发表于《新英格兰医学杂志》的前瞻性临床试验 TAILORx 进一步回答了此问题，ER 阳性 /HER-2 阴性、淋巴结阴性且 RS 11 ~ 25 分的早期乳腺癌患者，术后辅助内分泌基础上增加化疗并没有获益。21 基因检测既有预后作用也有预测作用，目前在所有类似的基因检测工具中具有最强的循证医学证据，在 NCCN 指南中其预后和预测的价值均得到了推荐。

通过 21 基因检测优化治疗方案，可使相当一部分 ER 阳性乳腺癌患者免除化疗，从而减少由于过度治疗带来的身心伤害及其经济损失。对于东亚患者更重要的一点是，21 基因的风险评估在日本乳腺癌患者中得到验证，显示其预后价值也适用于亚洲人群。

52. 70 基因的 MammaPrint

MammaPrint 是基于全基因组测序开发的基因检测方法，包含了 70 个基因，主要与癌症的 6 个经典特征相关，即持续增殖信号、逃避生长抑制因子、激活侵袭和迁移、永久复制、血管生成和抗细胞死亡。MammaPrint 适用于 ER 阳性 /HER-2 阴性，淋巴结阴性或者 1 ~ 3 个淋巴结转移的的患者。

尽管 MammaPrint 最初设计用于筛选早期乳腺癌发生转移风险低的患者，但是通过 MINDACT 临床试验证实，在一部分临床评估高风险（Adjuvant Online）患者中，MammaPrint 评分为低风险，这部分患者接收化疗并无显著获益，从而 MammaPrint 检测能让一部分临床评估为高风险的患者免于化疗。

目前 MammaPrint 作为预后工具受到了 NCCN 指南、ASCO 指南和 St. Gallen 共识的推荐。与 21 基因检测相对比，MammaPrint 作为最新的多基因检测方案，受益于技术的进展，纳入的基因更多、更全面。但是 21 基因检测的临床验证人群更多，是唯一一个明确既具有预测预后也具有预测治疗后不同人群的反应的多基因测试，且在亚洲人群中的研究发现其预后价值同样适用。MammaPrint 需要更多的临床研究，更广泛的研究人群和更长的随访时间证实其效能。

除了 21 基因和 MammaPrint 外，50 基因组（PAM50）/ 12 基因小组（EndoPredict）/ 乳腺癌指数（BCI）等多基因检测方案也同样具有预后价值，但是其循证医学证据等级不如前两者。

53. 新型分子标志物 CTC 与 ctDNA

上述两种多基因检测方法均需在手术获得的肿瘤组织中进行，虽然乳腺肿瘤组织能为我们了解乳腺癌的突变特征提供宝贵信息，但是临床上往往存在不能获得肿瘤组织的情况。近年来兴起的"液体活检"可以作为肿瘤穿刺活检的替代，反映患者体内肿瘤的负荷量和突变特征。液体活检（liquid biopsy）是指利用体液标本进行肿瘤诊断分析的检测方法，主要包括循环肿瘤细胞（circulating tumor cell，CTC）和 ctDNA。

CTC 为源自原发肿瘤或转移灶的进入体循环系统的完整肿瘤细胞，绝大多数 CTC 在短时间内死亡，极少数在一定条件下能够发展为转移灶。通过检测 CTC 能够更深入地反映肿瘤负荷并在转移性乳腺癌中预测预后。在转移性乳腺癌中，血液中 CTC > 5 个 /7.5mL 的患者的预后明显更差。CellSearch 系统利用 CTC 表面特有的标志物富集和分离 CTC，是目前唯一通过 FDA 认证的 CTC 检测系统。

ctDNA 是从肿瘤细胞释放出来、携带有肿瘤突变的 DNA 片段，是高度特异的肿瘤标志物。目前报道 ctDNA

可以反映肿瘤对化疗的反应和预测肿瘤的预后，2013年《新英格兰医学杂志》报道在乳腺癌中，ctDNA 比 CTC 能更好地反映转移性乳腺癌对治疗的反应。然而，ctDNA 检测目前还处在研究的阶段，为尚没有经过 FDA 批准的标准检测方法。

目前乳腺癌肿瘤组织的多基因检测目前主要针对用于 HR 阳性、HER-2 阴性、淋巴结阴性或有限的淋巴结阳性（1 ~ 3 枚淋巴结转移）患者，且具有临床高风险的乳腺癌患者制定辅助化疗决策，对于其他类型的乳腺癌，能指导治疗的检测手段尚缺。而新型基因检测手段如 CTC、ctDNA 虽然非常具有潜在的应用价值，但是目前尚在研究阶段，缺乏大规模前瞻性 RCT 的证实。

随着多基因检测技术的进展，21 基因、MammaPrint 等检测方案能够辅助临床医生选择针对一部分 ER 阳性的患者的个体化治疗方案，以求在降低复发风险和避免化疗带来的不良反应中取得平衡，使患者得到更大的获益。希冀未来的多基因检测方案能进一步发展，为其他亚型乳腺癌的治疗提供更多的信息。

（中山大学孙逸仙纪念医院　李舜颖　刘　强）

妥妥之路：HER-2 阳性早期乳腺癌治愈的精准升阶

最新全球癌症发病图谱显示，乳腺癌发病率居女性恶性肿瘤第一位，远远超过第二、第三位的结直肠癌和肺癌。2018 年《柳叶刀》报道乳腺癌 5 年生存率虽然高达 70%～90%，但因乳腺癌发病基数大，5 年后复发转移患者数仍多，致使乳腺癌成为女性死亡的头号肿瘤。虽然目前在以曲妥珠单抗为靶向的最强治疗下，HER-2 阳性早期乳腺癌患者治愈率高达 75%，但患者仅有一次治愈的机会，一旦出现复发转移则基本上无法治愈，给患者和家庭带来极大的心理压力、经济压力和社会压力，因此，要尽可能去治愈每一位早期患者，把她们的复发风险降到最低。

众所周知，HERA、BCIRG-006、NCCTG N9831、NSABP B-31 四大随机对照研究 10 年随访中，曲妥珠单抗

相较单纯化疗的 DFS 和 OS 明显提高，确立了曲妥珠单抗联合化疗在 HER-2 阳性早期乳腺癌的标准治疗地位。在曲妥珠单抗前时代，HER-2 阳性乳腺癌恶性程度极高。曲妥珠单抗上市前，欧洲 8801 例早期乳腺癌患者，10 年随访数据发现 HER-2 阳性乳腺癌的复发概率为各亚型乳腺癌最高甚至显著高于三阴型乳腺癌。BCIRG-006 研究显示 TCH、AC 序贯 TH 的标准辅助治疗方案能够将 10 年 DFS 提高 6% ～ 7%，说明曲妥珠单抗可将 HER-2 阳性早期乳腺癌原本最高的复发风险降低到普通乳腺癌的水平，从此不再谈 HER-2 而色变。但是从另一方面看，即使治愈率最高的 AC 序贯 TH 方案，仍然有 25% 的患者会在 10 年之内复发转移，因此，离理想的治愈效果仍有相当距离，革命尚未成功，同志仍需努力。

54. 是否还可以进一步提高 HER-2 阳性早期乳腺癌的治愈率？

2017 年 ASCO 报道的一项对 2008—2014 年 16 000 多例晚期乳腺癌患者的分析发现，三阴型乳腺癌或激素受体阳性 HER-2 阴性乳腺癌的生存期没有改善，但 HER-2 阳性乳腺癌中位生存期从原来的 38.7 个月显著提高到 51.1 个月，居各亚型之首。既然 HER-2 阳性晚期乳腺癌的治疗效果可以超越其他亚型，HER-2 阳性早期乳腺的治愈率也应该还有进一步提高的空间。

为此要精准筛选高危患者，首先考虑的是淋巴结阳性和激素受体阴性患者。BCIRG-006 研究 10 年随访显示淋巴结阳性患者 10 年 DFS 为 69.6%，远远低于淋巴结阴性患者的 85%，30% 的淋巴结阳性患者 10 年内复发。HERA 研究的 10 年随访结果表明激素受体阴性者 DFS 更低，有 33% 的激素受体阴性患者复发。另外，需要考虑的是随着淋巴结转移的增多，复发和死亡的风险逐步增加。2007 年 St.Gallen 共识和 2017 年《中国抗癌协会乳腺癌诊治指南与规范（2017 年版）》均对乳腺癌复发风险进行分层：4 个以上淋巴结阳性为高危；1 ～ 3 个淋巴结阳性，伴有 HER-2 扩增或 ER/PR 缺失为高危。

其次，激素受体阴性患者的肿瘤细胞病理学分级更高、TNM 分期更高、复发风险也更高。2000—2007 年，美国 NCCN 各大中心 3394 例 HER-2 阳性乳腺癌患者中，激素受体阴性患者术后 5 年内的死亡风险是激素受体阳性患者的 5 倍之多。中山大学孙逸仙纪念医院乳腺肿瘤中心的一项研究显示，激素受体阴性患者的外周血 ctDNA 阳性率明显更高，而 ctDNA 阳性患者的 DFS 和 OS 均显著更差。HERA 研究 10 年随访显示，激素受体阴性的患者，若不接受靶向治疗总体复发概率更高；即使接受了靶向治疗，其相对于激素受体阳性患者复发也较快、复发率较高，主要原因可能是激素受体阴性患者缺乏后续有效的治疗药物。

随着近两年我国《国家基本医疗保险、工伤保险和生育保险药品目录》和《国家基本药物目录》陆续纳入曲妥珠单抗，我国 HER-2 阳性乳腺癌患者接受抗 HER-2 治疗的比例大幅提高，因此，可能今后更多复发的患者将是已接受过曲妥珠单抗治疗的患者。这就要求我们对患者进行更精准地预后因素判断，具体考虑临床病理因素如淋巴结状态、受体状态、有无脉管癌栓及组织性分级等，结合新辅助后是否 pCR、肿瘤预后标志物如肿瘤浸润淋巴细胞、ctDNA 等来综合判断患者复发风险。对低危患者可采用降阶治疗，如紫杉醇周疗联合曲妥珠单抗；中危患者可采用以曲妥珠单抗为基础的蒽环序贯紫杉的标准治疗方案；高危患者可考虑妥妥双靶方案，未达到 pCR 的患者使用 T-DM1 进行升阶治疗，从而达到根据患者的不同复发风险进行精准分级治疗的目的。

HER-2 阳性早期乳腺癌治愈时代的精准升阶一方面要考虑患者高危因素。APHINITY 研究是妥妥双靶联合化疗对比曲妥珠单抗联合化疗的随机Ⅲ期临床研究，共入组4805例患者，2017年，其3年随访数据初步达到主要终点并发表于《新英格兰医学杂志》，预计2022年及2026年会进行更长时间的随访分析。初步结果显示曲妥珠单抗联合化疗的基础上增加帕妥珠单抗的辅助治疗能够显著降低患者19%的相对复发风险。本研究入组的中低危人群较多，而且仅随访3年，反观N9831和NSABP B-31的3年结果提高幅度也不过2.4%，因此，在研究早期能够看到具有统计学意义差异实属不易，而且差异预计将会随着随访时间的延长而进一步提高。

从亚组分析来看，高复发风险患者获益较多，淋巴结阳性患者iDFS提高3.2%，激素受体阴性患者iDFS提高2.3%，均显著高于总体人群。另外，无论淋巴结累及多少，妥妥双靶联合化疗方案均显著优于单靶方案。因本研究早期入组患者复发风险低，第二阶段入组了更多相对高风险患者，该阶段我国共372例患者入组，淋巴结阳性占82%，激素阴性占48%，结果显示我国亚组妥妥双靶联合化疗相对于单靶联合化疗3年iDFS相对降低37%，其中淋巴结阳性亚组iDFS降低45%，激素受体阴性亚组iDFS降低50%，因我国亚组富集了更多高风险患者，故所有指标降幅均优于全球整体人群。

APHINITY 研究也证实了帕妥珠单抗良好的安全性，双靶与单靶在备受关注的心脏不良事件中表现几乎完全一样，说明帕妥珠单抗没有带来任何新的心脏风险。化疗期间双靶组腹泻有稍微的增加，化疗停止之后则无差别。基于该方案的疗效和安全性，各大指南及权威机构均将妥妥双靶联合化疗作为高复发风险的 HER-2 阳性早期乳腺癌辅助治疗的优选推荐方案。在 2019 年 St. Gallen 会议上，90% 专家认同妥妥双靶方案作为 II 期伴淋巴结阳性或III期 HER-2 阳性乳腺癌的首选辅助 / 新辅助方案。

HER-2 阳性早期乳腺癌治愈时代的精准升阶另一方面要考虑新辅助的疗效。新辅助治疗除了缩瘤降期外，还能帮助预测患者预后及指导后续辅助治疗方案的制定。然而新辅助治疗后达到 pCR 并不代表绝对治愈，NOAH 研究显示III期乳腺癌达到 pCR 的患者，仅用曲妥珠单抗辅助治疗，5 年内复发率高达 42%；2018 年 SABCS 一项研究显示达到 pCR 的患者中，HER-2 阳性患者 5 年 DFS 较阴性患者低 7.4%。

2018 年公布的 KATHERINE 研究对精准升阶极具指导意义，该研究探索了新辅助治疗未达到 pCR 的患者辅助治疗从曲妥珠单抗改为 T-DM1 后是否能够改善患者的总生存。入组患者中，新辅助治疗曲妥珠单抗单靶占 80%，妥妥双靶占 18%。3 年随访结果显示曲妥珠单抗组 iDFS 为 77.0%，T-DM1 组为 88.3%，结果非常理想。ITT 人群数据结论显示各个亚组均有显著获益，包括前期使用妥妥双靶治疗的患者、激素受体阳性患者、淋巴结阴性患者等。尤其值得指出的是残留病灶小于 1cm 淋巴结阴性患者仍然能够从 T-DM1 的强化治疗中获益。

因此，NCCN 指南 2019 年第一版将 T-DM1 作为新辅助治疗后仍有病灶残留的 HER-2 阳性乳腺癌升阶治疗的 I 类推荐，也指出存在残留病灶的患者不能耐受 T-DM1 时，可考虑曲妥珠单抗 ± 帕妥珠单抗 1 年方案。而在 2019 年 St. Gallen 会议中，对此类患者，约 92% 的专家支持 T-DM1 作为升阶治疗的选择。

通过新辅助个体化治疗，提高残存病灶患者的预后，将有望提高整体患者人群的预后，是双靶时代传递的强力信息。比如，在新辅助治疗阶段采用双靶带来的整体疗效要优于单靶。KATHERINE 研究中在新辅助阶段使用双靶和单靶的患者，术后仅使用曲妥珠单抗的 iDFS 值分别是 80.9% 和 75.9%；而使用 T-DM1 升阶的患者的 iDFS 值分别为 91.4% 和 87.7%，可见新辅助治疗阶段使用双靶，无论辅助治疗方案如何均可提高预后。

55. 双靶时代哪些患者可通过新辅助获得更好的预后？

APHINITY 研究显示激素受体阴性和淋巴结阳性患者新辅助获益更多；从肿瘤分期来看，T3 和 N2 患者在临床中采用新辅助治疗没有任何的争议，因此，对于高危的患者，可以选择新辅助治疗并根据其结果考虑辅助治疗是否需要升阶。

而当下的诊疗策略，则需要分层考量。若以治愈为目标，Ⅰ期患者可直接进行手术，不一定需要新辅助治疗。若患者无淋巴结转移，可以考虑降阶治疗；若有淋巴结转移，可以进行标准的辅助化疗联合妥妥双靶治疗。若是Ⅱ期、Ⅲ期的患者，也可以考虑直接手术，因国内病理结果较慢往往导致新辅助比例不高，患者术后确认是Ⅱ期或Ⅲ期后，可在辅助阶段推荐妥妥双靶方案。不过若有条件则应开展新辅助治疗，优先推荐妥妥双靶方案以取得更高 pCR 率，提高保乳率。若新辅助治疗之后手术仍有肿瘤残留的，可行强化的 T-DM1 升阶治疗；若无肿瘤残留，直接常规辅助治疗即可。以上就是以治愈为目标的 HER-2 阳性早期乳腺癌系统治疗的最强策略。

未来关于升阶治疗还有更多研究值得期待。如邵志敏教授牵头的 PEONY 研究，是全球唯一从新辅助到辅助全程双靶强化的Ⅲ期临床研究，该临床研究结果将为临床带来进一步指导。KAITLIN 研究同样针对高危患者在辅助阶段双靶基础上再升阶，探讨 1 年辅助 T-DM1 联合帕妥珠单抗同 1 年妥妥双靶加 3 ~ 4 个周期多西他赛进行疗效对比，以期获得更好的临床疗效。

　　HER-2 阳性早期乳腺癌的治愈是最高的治疗目的，我们要在可承受的付出下尽可能治愈每一位患者。抗 HER-2 靶向的变革推动了 HER-2 阳性早期乳腺癌治愈率的提高，尽管曲妥珠单抗的出现改变了 HER-2 阳性乳腺癌的早期病程，但是单靶治疗距离治愈还有相当大的距离，因此，在当下的双靶时代，我们如何精准地选择治疗方案来提高整体患者治愈率是关键所在。在辅助治疗中，对淋巴结阳性或激素受体阴性的高危患者而言，妥妥双靶是当下最优的辅助治疗方案。而在新辅助治疗中，中高危的患者应优选妥妥双靶方案，其能否带来 pCR 可指导进一步的辅助治疗，达到 pCR 的患者双靶新辅助在保乳预后上要远胜单靶；未达到 pCR 的患者，T-DM1 将会是更好的选择。

　　愿双靶时代，我们能用好手中的武器，给尽可能多的患者带来治愈。

（中山大学孙逸仙纪念医院　刘　强）

早期乳腺癌卵巢功能抑制的三大临床热点问题

　　根据 2017 年全国肿瘤登记中心收集的全国恶性肿瘤登记资料分析显示，乳腺癌已成为威胁中国女性健康的第一大恶性肿瘤，其发病率居常见恶性肿瘤的第一位，死亡率居第五位。且相较于美国乳腺癌患者的中位诊断年龄为 64 岁，我国乳腺癌患者的中位诊断年龄为 48 ～ 50 岁，更为年轻，约有 60% 的患者在诊断时为绝经前状态。但绝经前早期乳腺癌患者治疗的研究不计其数，研究结果不统一，因此，OFS 成为绝经前早期乳腺癌患者临床治疗的重点关注问题。

56. 在临床中 OFS 的获益人群是哪些?

(1)解析临床获益

2018 年《新英格兰医学杂志》发表的 SOFT 8 年随访结果显示了整体人群获益,OFS+TAM 较 TAM 单药显著提高 DFS(83.2% *vs.*78.9%,*HR*=0.76,95% *CI*:0.62 ~ 0.93,*P*=0.009)及 OS(93.3% *vs.*91.5%,*HR*=0.67,95% *CI*:0.48 ~ 0.92)。OFS+AI 相较于 TAM 单药在整体人群中显著提高 DFS(85.9% *vs.*78.9%,*HR*=0.65,95% *CI*:0.53 ~ 0.81)。未化疗亚组和化疗亚组患者的无疾病生存率趋势未见异质性。化疗亚组 OFS+TAM 相较于 TAM 单药随访 8 年的 DFS 分别为 76.7% 和 71.4%,绝对获益率为 5.3%;未化疗亚组,8 年的 DFS 分别为 90.6% 和 87.4%,绝对获益率为 3.2%。在小于 35 岁的人群中,OFS+TAM *vs.* TAM 单药随访 8 年的 DFS 分别为 73% 和 64.3%,绝对获益率为 8.7%。在亚组分析中显示,HER-2 状态并不影响 OFS 的疗效。2018 年 ASCO 大会上公布了基于 SOFT & TEXT 研究 8 年随访的 STEPP 分析,评估 8 年 DRFI 的绝对获益,结果显示,OFS+AI *vs.* OFS+TAM 或单药 TAM 在高危复发风险患者中,8 年 DRFI 绝对获益率为 10% ~ 15%;在中危复发风险患者中,8 年 DRFI 绝对获益率为 4% ~ 5%;在低危

复发风险患者中，TAM 单药治疗基础上强化内分泌治疗的获益较少，原因在于大于 97% 的患者在治疗第 8 年时仍未出现远处复发。

（2）解析临床指南

2019 年 St. Gallen 共识指出，可以考虑使用 OFS 的因素包括：年龄 ≤ 35 岁、接受化疗、淋巴结阳性、多基因检测结果不良。2019 年更新的 CSCO BC 指南指出，除外复发风险低危患者（全部满足：淋巴结阴性、G1、T < 2cm、低 Ki-67）使用单药 TAM，其他满足以下危险因素之一（G2 或 G3、淋巴结阳性 1 ~ 3 个、pT2 及以上）者可考虑 OFS 治疗。

【专家观点】

中高危绝经前激素受体阳性乳腺癌推荐接受 OFS 的内分泌治疗；低危患者推荐 TAM 单药治疗。

57. 选择 OFS 治疗的人群，联合 AI 或联合 TAM？

（1）解析临床获益

2018 年《新英格兰医学杂志》发表的最新 SOFT &TEXT 研究的 9 年随访结果再次证实，OFS+AI 显著提高了总体人群疾病的预后。与 OFS+TAM 相比，OFS+AI 显示出无病生存的持续改善，8 年 DFS 率分别为 82.8% 和 86.8%（*HR*=0.77，95% *CI*：0.67 ~ 0.90，*P*=0.0006），绝对获益为 4%，并减少远处复发，8 年 DRFI 分别为 89.7% 和 91.8%（*HR*=0.80，95% *CI*：0.65 ~ 0.96），绝对获益为 2.1%；HER-2 阴性患者（占总人群的 86%）中，OFS+AI 改善所有亚组的疾病预后；对于 HER-2 阴性且风险高需接受化疗的患者，OFS+AI 获得了显著的临床获益。在 TEXT & SOFT 研究中，无病生存绝对获益率分别为 6.9% 和 9.2%，无远处复发间期绝对获益分别为 5% 和 7%。且基于 SOFT & TEXT 研究 8 年随访的 STEPP 分析显示，OFS+AI 相较于 OFS+TAM 在中高危患者中可以将 8 年无乳腺癌百分比（breast cancer free interval，BCFI）的绝对获益率提高到 4% ~ 15%。此外 2018 年 ESMO 年会公布了Ⅲ期临床研究即 HOBOE-2 研究 1065 患者的结果，患者被随机分为 3 个治疗组，OFS+TAM、OFS+AI 及唑来膦酸 +AI+OFS，中位年龄 45 岁，中位随访 65 个月。结果显示，绝经前激素受体阳性的早期乳腺癌患者接受 5 年唑来膦酸 +AI+OFS、5 年 OFS+AI 和 5 年 OFS+TAM 的 DFS 分别为 93.3%、93.2% 和 85.4%，5 年 OFS+AI *vs.*5 年 OFS+TAM 的 DFS 绝对获益为 7.8%（*HR*=0.72，95% *CI*：

0.48 ～ 1.07，P=0.06）；在此基础上联合唑来膦酸相较于 5 年 OFS+TAM 显著改善了无病生存情况，减少了 48% 的疾病发生风险，绝对获益率为 7.9%（HR=0.52，95% CI：0.34 ～ 0.80，P=0.003）。

（2）解析不良事件

在 SOFT & TEXT 研究中，OFS+AI 的不良事件发生率与 AI 在绝经后激素受体阳性乳腺癌相似。OFS+AI 组多见骨质疏松、骨折和阴道干燥等；OFS+TAM 组多见血栓症状、潮热和夜汗。两组患者的依从性良好，3、4 级不良事件发生率相似（32% 和 31%）；OFS+AI 组早期停止规定的口服内分泌治疗的患者更多（1 年：14% $vs.$ 6%；4 年：25% $vs.$ 19%）；但 OFS 停药率差异无统计学意义（4 年：18% $vs.$19%）。

【专家观点】

对绝经前激素受体阳性的早期乳腺癌中危和高危患者，或 STEPP 分析的较高风险患者推荐 OFS+AI 治疗，OFS 联合他莫昔芬治疗也是合理的选择。对存在他莫昔芬禁忌证的任何风险级别患者，推荐 OFS 联合 AI 治疗。

58. 临床 OFS 治疗时长的选择

（1）解析临床获益

关于 OFS 在绝经前乳腺癌治疗中的最佳疗程，目前尚无明确定论。既往关于 OFS 用于绝经前乳腺癌辅助治疗的重要临床研究采用了 2 年、3 年或 5 年的 OFS 疗程，如 ZIPP 研究中 OFS 的疗程为 2 年，ABCSG-12 研究中 OFS 的疗程为 3 年，SOFT & TEXT 研究中 OFS 的疗程则为 5 年。上述疗程均证实了 OFS 良好的安全性和耐受性。SOFT & TEXT 研究显示，OFS+TAM 的 5 年无病生存率、无乳腺癌生存率和总生存率分别达 86.6%、88.4% 和 96.7%，8 年无病生存率、无乳腺癌生存率和总生存率分别达 83.2%、89.4% 和 93.3%。ASTRRA 研究中接受 5 年 TAM 联合 OFS 2 年 *vs.* 5 年 TAM，两组的 5 年 DFS 分别是 91.1% 和 87.5%（*HR*=0.686，95% *CI*：0.483 ～ 0.972，*P*=0.033），OFS+TAM 的绝对获益率为 3.6%；两组的 5 年 OS 分别为 99.4% 和 97.8%（*HR*=0.31，95% *CI*：0.102 ～ 0.941，*P*=0.029）。HOBOE-2 研究的结果显示，5 年唑来膦酸 +AI+OFS、5 年 AI+OFS 及 5 年 OFS+TAM 的无病生存率分别为 93.3%、93.2% 和 85.4%。由于没有 OFS 不同治疗疗程的对比研究，基于内分泌延长治疗的理念及 SOFT & TEXT 研究的长期随访结果，建议辅助 OFS 治疗的疗程为 5 年。

（2）解析临床指南

《中国抗癌协会乳腺癌诊治指南与规范（2017 版）》推荐的 OFS 疗程为 2 ~ 5 年。2019 年 St. Gallen 共识、2019 年 CSCO BC 指南、2016 年 ASCO 关于 OFS 的指南更新及 2017 年《年轻乳腺癌国际共识指南第三版》(BCY3) 推荐的 OFS 疗程为 5 年。

【专家观点】

建议 OFS 辅助内分泌治疗的疗程为 5 年，短于 5 年但超过 2 年的应用也有获益。

（广东省人民医院　廖　宁接受《肿瘤瞭望》采访）

再议乳腺癌内分泌治疗 10 项热点问题

 激素受体阳性乳腺癌的内分泌治疗相关问题颇受关注，2015 年《中华外科杂志》刊载笔者的《乳腺癌内分泌治疗十个热点问题的思考》一文，并在 2015 年上海国际乳腺癌会议上就相关话题进行了大会报告，其后学界内反响热烈。伴随新的研究数据发表，也出现了新的问题，希望能够通过再次解析内分泌治疗相关的数据，阐述笔者对热点和争议话题的观点，供读者探讨。

59. 哪些绝经前患者需要卵巢功能抑制？

 既往多项研究共同奠定了他莫昔芬在绝经前乳腺癌患者辅助内分泌治疗药物中的地位，2011 年 EBCTCG Meta

分析纳入既往 20 项研究，再次证实了对于 HR 阳性患者 5 年 TAM 治疗相较于无内分泌治疗的远期获益。然而，对于绝经前患者中相对更年轻的这一部分人群，统计显示具有更高的复发风险，既往临床研究也一直致力于寻找最佳辅助内分泌治疗方案。《中国早期乳腺癌卵巢功能抑制临床应用专家共识》指出高危绝经前激素受体阳性乳腺癌推荐接受含卵巢功能抑制的内分泌治疗，中危患者应考虑使用，对于低危患者不推荐 OFS 治疗。但在临床应用中，是否可以有更为明确的标准以指导治疗选择，值得进一步探究。

SOFT 研究中对比了 TAM 联合 OFS 组与 TAM 单药组的疗效，研究的主要终点无疾病复发生存差异无统计学意义。但在研究预设的化疗亚组患者中，TAM 联合 OFS 组与 TAM 单药组相比，5 年 BCFI 为 82.5% 和 78.0%，绝对获益提高了 4.5%。关于 OFS 的 Meta 分析中，从化疗联合 OFS 治疗中获益的患者的临床特征可见，获益患者更多为淋巴结阳性、细胞学分级 2 ～ 3 级、肿瘤直径大于 2cm 的患者，不具有复发危险因素的患者从 OFS 中获益有限。

2007 年 Meta 分析显示，年龄是影响性腺激素释放激素激动剂效果的关键因素，尤其年龄小于 40 岁亚组患者获益明显。另外，SOFT 研究中小于 35 岁亚组患者亦获益最多。通过 STEPP 方法对 SOFT & TEXT 研究中的 HR 阳性、

HER-2 阴性患者进行数据分析，以评估患者从不同内分泌治疗方案中获益程度，年龄小于 35 岁是 OFS 联合芳香化酶抑制剂的绝对获益的因素之一。因此，年龄与女性卵巢的生理功能直接相关，既是一个评估乳腺癌复发风险的危险因素，又与 OFS 治疗获益相关，因而在 OFS 获益选择中具有重要地位。

但是，在临床中可能会存在如下困惑：①仅年龄小于 35 岁，而无其他危险因素的 HR 阳性患者辅助内分泌治疗是否应联合 OFS？值得注意的是 SOFT 研究中小于 35 岁亚组非研究预设，且其中 94% 患者接受了化疗，入组患者同时混杂了除年龄外其他复发危险因素。目前尚无仅有年龄小于 35 岁、而无其他危险因素的患者可以从 OFS 获益的证据。因此，不推荐以年龄小于 35 岁作为 OFS 唯一选择依据，应再次确认、切实评估病理的细胞学分级、Ki-67 指数，兼顾其他复发风险综合评估；并应考虑到年轻患者对 OFS 相关不良反应的耐受程度及患者治疗意愿进行治疗选择。②具有高危因素，预计 2～3 年治疗后可能进入绝经状态的患者辅助内分泌治疗如何选择？根据前述研究结果，高危患者可以从 OFS，特别是 OFS 联合 AI 治疗中获益。但这些患者面临 2～3 年内可能绝经，药物 OFS 5 年未必是最适宜的治疗选择。综合现有研究结果及全病程管理的理念，笔者认为对此类患者，如果淋巴结 4 个以上阳性、细胞学 3 级、明确为高危的患者，可建议行卵巢切除后使用 AI；如果非淋巴结 4 个以上阳性、细胞学 3 级的患者，辅助治疗可以先选择 TAM，待确认绝经后再使用 5 年 AI 继续治疗。

综上所述，绝经前 HR 阳性患者如为低危者，辅助内分泌治疗选 TAM。年龄作为选择联合 OFS 首要考虑因素，但不是唯一因素。以淋巴结阳性、细胞学 2 ~ 3 级、肿瘤直径大于等于 2cm 作为选择 OFS 的因素进行综合评估。

60. 卵巢功能抑制联合他莫西芬还是芳香化酶抑制剂?

针对比较 OFS 联合 TAM 或 AI 的随机对照临床研究：SOFT & TEXT 研究联合分析和 ABCSG-12 研究由于纳入了不同的入组患者，结果存在不一致之处，导致本问题的选择扑朔迷离。TEXT & SOFT 研究联合分析中对于接受化疗患者，远处复发率分别降低了 2.6%(TEXT 研究)和 3.4%(SOFT 研究)。通过进一步的 STEPP 方法，TEXT & SOFT 研究中高复发风险评分患者，OFS 联合 AI 对比 TAM 单药，5 年 BCFI 绝对获益达到 10% ~ 15%。同时研究指出 OFS 联合 AI 治疗绝对获益相关的危险因素为：年龄小于 35 岁，大于等于 4 个淋巴结阳性，细胞学 3 级。提示具有上述因素的患者更能够获益于 OFS 联合 AI 治疗。

目前，部分临床医师认为既然已经应用 OFS 使患者处于绝经后状态，则以联合 AI 为最优选择。但应当注意，入组为复发风险相对低的患者 (仅 5% 进行了新辅助化疗，均未进行辅助化疗) 的 ABCSG-12 研究结果显示，OFS 联合 AI 与 OFS 联合 TAM 相比，未达有效的统计学终点。可见并非所有使用 OFS 的患者均需联合 AI，切不可因使用 OFS 后患者达到药物性绝经状态而一概而论，完全照搬绝经后患者治疗方案。

综上，对于绝经前患者，我们建议应于术后综合评估患者复发危险因素，综合考虑辅助化疗、内分泌治疗的方案。对于结合年龄考虑需要使用 OFS 的患者，如存在多个淋巴结阳性 (大于等于 4 个淋巴结阳性)、细胞学分级 3 级评估为高度复发风险的患者，特别是计划采用蒽环类药物联合环磷酰胺序贯紫杉类 (AC 序贯 T) 方案进行辅助化疗的患者，在评估不良反应可耐受的情况下，可采用 OFS 联合 AI 治疗。

61. 绝经前激素受体阳性、完成 5 年卵巢功能抑制联合芳香化酶抑制剂治疗的患者，后续内分泌治疗的选择？

随着 OFS 在临床应用的增多，医师也会面临着绝经前激素受体阳性患者在结束初始 5 年 OFS 联合 AI 后的内分泌治疗抉择。通常来说会有 3 种选择：停用内分泌治疗；继续 OFS 联合 AI；换用 TAM。此时需要思考两个问题：①哪些完成 5 年 OFS 联合 AI 的患者需要后续强化内分泌治疗？②如果需要强化内分泌治疗，应选择何种方案？

ATLAS 和 aTTom 研究共同证实了 TAM 治疗 10 年较 TAM 治疗 5 年可降低乳腺癌远期复发率，显示了延长内分泌治疗带来了远期获益。但对于适宜延长治疗的患者一直具有争议，St.Gallen 共识中曾提出的基于免疫组织化学表型、HER-2 状态、脉管癌栓等综合进行复发风险分级评价，以 5 年复发风险预测大于 50% 为高危因素，小于 10% 为低危因素，二者间为中等复发风险。在术后依据这一体系评估风险，以进行辅助治疗方案的选择与决策，在完成 5 年内分泌治疗后需再次评估并制定延长策略。目前我国尚无十分可靠的测评系统、多基因检测可用于指导延长内分泌治疗。临床更多仍依据肿瘤大小，淋巴结等临床病理因素和激素受体阳性表达率评估远期复发风险，同时，对 5 年的辅助内分泌治疗反应性和不良反应情况也是重要考虑因素。

目前尚无完成 5 年 OFS 联合 AI 后的患者延长内分泌治疗的研究结果，但对于绝经后患者，MA.17 和 ABCSG 6a 研究证实了 5 年 TAM 后强化 AI 治疗使绝经后患者获益，MA17R 研究提供了 5 年 AI 后继续 5 年 AI 更优的证据。

因而，如果临床中面临完成 5 年 OFS 联合 AI 后未复发的患者，在目前尚无针对性研究结果的情况下，因其从内分泌治疗中获益，为"内分泌依赖"患者，如评估不良反应可耐受，可以建议对于 5 年辅助内分泌治疗后仍为绝经前患者采用 5 年 TAM 治疗；对于 5 年辅助治疗后已经接近绝经年龄的高危患者可以采用 OFS 联合 AI。

62. 激素受体弱阳性 (1% ~ 9%) 患者是否推荐使用卵巢功能抑制？

目前国际和国内的指南均推荐对激素受体免疫组织化学染色阳性大于 1% 的患者使用辅助内分泌治疗，但并未指出这一标准在卵巢功能抑制患者选择中的意义。首先，在评估 OFS 的 ABCSG-12 中，将激素受体，包括雌激素受体和孕激素受体，大于等于 10% 定义为阳性患者纳入研究，并具体定义 10% ~ 50% 阳性为激素受体低表达，51% ~ 80% 阳性为中度表达、81% ~ 100% 阳性为高表达。而在 SOFT & TEXT 研究联合分析中入组患者亦均为激素受体大于等于 10% 阳性表达的患者。同时，在评估激素受体阳性、HER-2 阴性乳腺癌 ER 界值和临床意义的研究中指出，ER 小于 10% 阳性患者的疾病生物学行为类似于三阴型乳腺癌，此研究认为将三阴型乳腺癌定义为 ER 和 (或)PR 小于 10% 阳性与临床治疗更为相关。

因而，鉴于目前缺乏激素受体阳性率为 1% ~ 9% 患者从 OFS 获益的证据，不推荐在此类患者中使用 OFS，并可以依照激素受体阴性的患者的治疗原则选择辅助化疗方案。在完成辅助放化疗并可耐受情况下，可建议使用 TAM 进行辅助内分泌治疗，如患者对 TAM 不能耐受可以停用。

63. 再议使用药物卵巢功能抑制是否应常规进行激素检测？

随着药物 OFS 使用率的增加，在临床实践中面临的实际问题逐渐增多，是否应常规进行激素检测主要存在以下困惑。

在患者接受辅助化疗后可能出现化疗诱导性闭经，导致部分医师在临床中判断患者月经状态存在困难，因此，考虑需要进行性激素检测以判断月经状态，决定是否联合药物性卵巢功能抑制。针对这一问题，尽管 SOFT 研究在开展时要求对患者化疗后进行激素检测以确认为绝经前，但临床实践中反复检测激素水平既难以操作又耽误患者治疗时机。目前针对激素水平的检测、方法、仪器、试剂，激素测量参考范围不同，可比性差；我国目前尚无公认、权威的女性不同绝经状态的激素正常值。这些都为解读结果带来困难，因而激素检测结果不能作为判断月经状态的可靠依据。适合卵巢功能抑制患者较年轻，化疗后仅为短暂闭经，经过一段时间后月经恢复率高。

因此，我们建议，应根据化疗前的卵巢功能状态，决定辅助内分泌治疗方案。对于化疗前未绝经患者，在化疗结束后直接序贯使用 GnRHa 类药物，不推荐通过激素检测决定是否使用 GnRHa。

由于药物 OFS 的可逆性，部分临床医师存在如下疑惑：是否在使用 GnRHa 后需要反复检测激素，以判断患者的月经状态，决定加用 AI 的时机？ GnRHa 联合 AI 期间是否需要反复检测激素水平，避免因不完全卵巢功能抑制影响 AI 对绝经前患者的疗效？

首先，目前较为全面的 OFS 中激素检测的数据来自于 SOFT-EST 研究，其采用气相色谱串联质谱 (GC/MS/MS) 进行研究，采用 2.72pg/mL(10 pmol/L) 作为阈值进行分析。结果显示，曲普瑞林联合依西美坦治疗组中分别有 34.2%(27/79) 患者在治疗 3、6 和 12 个月时至少出现一次雌二醇 (E_2) 水平超过预设的阈值 2.72 pg/mL(10 pmol/L)。但研究中并没有进行以此阈值水平的雌激素水平与无病生存期、总生存期等相关分析，因而需要更为深入的研究和随访才能确定 E_2 水平高于 2.72 pg/ mL(10 pmol/L) 是否与治疗疗效及预后相关。再者，目前临床中未采用这一超低的 E_2 水平作为月经状态判断的标准。因此，使用 GnRHa 期间的雌激素"不完全抑制"尚无标准和依据。其次，内分泌治疗药物可能影响激素水平，激素水平随自然生理周期波动，亦会受到某些生理因素的干扰。最后，在 SOFT & TEXT 研究设计中，在使用药物卵巢功能抑制后的 6 ~ 8 周直接开始联合口服内分泌药物，最晚不晚于 10 周，而无需检测激素水平。

因此，我们推荐在临床中使用 GnRHa 后 2 ~ 3 周可以开始口服 AI 或 TAM，不需反复检测激素。不建议在进行药物 OFS 期间常规监测性激素水平，且不建议根据所检测的激素水平改变治疗方案。但使用期间，应注意恢复月经等可能提示卵巢功能恢复的临床表现。

64. 使用卵巢功能抑制联合芳香化酶抑制剂治疗的不良反应管理

在 SOFT & TEXT 研究中，绝经前患者使用 OFS 联合 AI 或 OFS 联合 TAM 的主要不良事件与绝经后患者使用 AI 及 TAM 的不良反应谱相似，其中 OFS 联合 AI 组多见骨质疏松、骨折、阴道干燥；OFS 联合 TAM 组多见血栓症状、潮热和盗汗。

因而，我们建议对于用药期间出现的不良反应，应鉴别与之相关的药物，并进行局部或全身的针对性处理。应与患者充分沟通，积极改善患者的生活方式，进行适量中等强度运动。局部处理包括对阴道症状使用局部软膏，对骨关节疼痛进行对症止痛治疗。全身治疗包括：使用植物提取物（如莉芙敏）可以改善潮热、出汗等低雌激素症状。对于使用 OFS 联合 AI 的患者建议服用钙和维生素 D，定时监测骨密度变化，对于达到治疗标准者，可使用双膦酸盐等骨保护药物。

65. 使用卵巢功能抑制联合芳香化酶抑制剂的患者无法耐受不良反应，应当如何处理？

在 SOFT 研究中使用药物性 OFS 达 4 年的依从性为 78%，整体而言不良反应可耐受。一些患者在临床中出现了潮热、盗汗、焦虑等更年期综合征相关症状，经治疗后仍无法耐受，尤其是 OFS 联合 AI 治疗的患者应如何进行下一步治疗，以及应该选择停止 AI 换为联合 TAM，还是停止 OFS 治疗。

根据研究结果显示，在 TEXT & SOFT 研究联合分析中 OFS 联合 AI 组与 OFS 联合 TAM 组相比，潮热、盗汗、焦虑等更年期综合征相关症状差异无统计学意义，而 SOFT 研究中 OFS 联合 TAM 较 TAM 单药组明显增加。SOFT-QoL 研究中显示，两种含 GnRHa 的辅助内分泌治疗方案的 3 ~ 4 级不良事件发生率相当，但相比 TAM 单药明显增加。再者，使用 GnRHa 为人工绝经的一种方法，人工绝经较自然绝经更易因快速雌激素水平下降而出现"更年期综合征" 症状。

因此，我们认为更多治疗期间 "更年期症状" 来自于药物性 OFS 的使用，而非 TAM 或 AI。经全身及局部治疗及处理后仍无法耐受者，建议停用 OFS 及 AI，除外禁忌可换为 TAM 继续治疗。

66. GnRHa 是否可与化疗合用?

目前的研究表明，不同的化疗药物会在不同程度上损伤卵巢功能。理论研究证明，GnRHa 通过多种机制对卵巢功能起到保护作用：通过减少促性腺激素分泌从而减少原始卵泡进入分化期，使其不易受到化疗的伤害，并减少化疗药物对卵巢的作用；上调如 1- 磷酸 – 鞘氨醇等性腺内抗细胞凋亡分子。

从有效性数据方面，POEMS 研究为避免后续内分泌治疗的影响，针对 HR 阴性患者进行了化疗与 GnRHa 同步应用的研究，结果显示：GnRHa 联合化疗显著降低卵巢功能损害并提高妊娠率。同时在探索性终点中，联合治疗显著改善无疾病生存期和总生存期，差异有统计学意义 (P=0.04 和 P=0.05)。对 HR 阳性患者，TEXT & SOFT 研究的用药模式略有不同，TEXT 研究中 GnRHa 治疗组与化疗同期使用，SOFT 研究中化疗后序贯 GnRHa 使用，两个研究的有效性数据方面无统计学显著差异。

我们认为，对于 HR 阴性患者，如患者有卵巢保护需求和生育需求，可在化疗期间联合使用 GnRHa 类药物。

而对于 HR 阳性患者，目前仍然缺乏随机对照研究证实 GnRHa 与化疗同步使用可以进一步提高患者生存获益，考虑卫生经济学、风险 / 获益比的因素，目前不建议将 GnRHa 与辅助化疗同步应用。

67. 激素受体阳性患者生育问题及后续内分泌治疗

HR 阳性患者是否可以妊娠的问题，目前在临床前数据方面存在一定的理论依据，但仍然存在局限及困惑。主要包括：①足疗程内分泌治疗持续时间长，可能延误患者最佳生育时机。②需要生育的患者，在无法进行标准内分泌治疗情况下，亟待寻找可替代的最佳内分泌治疗策略。③如患者考虑妊娠应何时暂停内分泌治疗，分娩后何时开始继续内分泌治疗，适当的内分泌疗程时长为多久。与此相关研究正在国际上开展 (IBCSG 48-14 研究，NCT02308085)，但尚无结果。④也是最为关键的问题，HR 阳性患者妊娠是否安全？既往妊娠相关研究因为"健康母亲效应"，生育的安全性结论未必可靠。2013 年的一篇回顾性研究结果旨在探索不同 ER 状态乳腺癌患者怀孕对预后的影响，但结果未达到统计学阳性结果，未能证实妊娠对 HR 阳性乳腺癌患者的保护作用。限于伦理原因，很难开展关于生育的随机对照研究，国际上虽然正在进行单臂小样本的临床研究，但未来对于无法开展随机对照研究的问题，将需要更多真实世界临床研究及大数据来解决相关问题。

基于现有数据、国际指南推荐及临床经验，我们的建议：①非高危患者，在规范化治疗和随访后未复发者，不应阻止妊娠意愿；高危患者则应充分告知生育及停用药物带来的复发及生存风险。②根据乳腺癌复发特点，规律辅助治疗 2 ~ 3 年未复发患者可考虑妊娠。③妊娠期及哺乳期是否应继续用药，目前缺乏用药方案和疗效证据。根据现有治疗经验，对计划妊娠的 HR 阳性患者可以建议停止 TAM 治疗 3 个月后开始妊娠，建议停药 2 年内完成妊娠及哺乳并重新开始内分泌治疗，完成 5 ~ 10 年总疗程。

68. 再议绝经后患者完成 5 年 AI 后的内分泌治疗选择

最近在绝经后患者延长内分泌治疗方面产生了新的证据，带来了新的讨论与思考。HR 阳性患者在完成 5 年 AI 治疗后面临着 3 种临床选择：停用内分泌治疗，TAM 5 年，AI 5 年。

限于研究设计，很难开展在 5 年 AI 治疗的基础上，对比继续进行 5 年 AI 治疗或 5 年 TAM 治疗哪者更优的头对头对照研究。回顾既往研究，ATLAS、aTTom、MA.17研究证实了 5 年 TAM 治疗后续 5 年 AI/TAM 均优于 5 年TAM。新公布的 MA.17R 研究针对已经接受了 TAM 后使用 5 年 AI 治疗的患者再延长 5 年 AI 治疗研究，对照组是停止内分泌治疗的患者。证实了对于可耐受内分泌治疗且内分泌治疗期间未复发的患者即经治疗筛选的敏感患者，TAM 治疗后换用 10 年 AI 疗效较 5 年 AI 获益。

因此，我们认为，已完成 5 年 AI 治疗的绝经后、HR阳性患者，可以考虑继续使用 5 年 AI 治疗；如出现 AI 相关不良反应无法耐受或复发风险不高的患者也可以考虑换5 年 TAM 治疗；低危患者可以停药。

近年来，乳腺癌内分泌治疗方面积累了越来越多的循证医学研究数据，各界不断的解读和讨论也给医者带来了诸多困惑，同时产生了临床实践中的实际问题。我们或许更需要回到临床研究的初衷和起点，真正从患者临床获益出发，结合既往研究所获得的有效数据，综合全程管理的理念，以及真实世界中的大数据，选择适宜我国患者的乳腺癌内分泌治疗之路。

（解放军总医院第五医学中心　王晓迪　江泽飞）

2019 年 ASCO 会议乳腺癌内分泌治疗进展

ASCO 历来都是肿瘤界前沿学术的聚集地，2019 年也不例外，尤其是乳腺癌内分泌治疗领域，在风险预测、经典研究最新数据分析报告、辅助延长治疗、晚期内分泌对比化疗、联合靶向药物等方面不乏诸多亮点。

69. 旧瓶装新酒：辅助 AI 延长新证据

近年来关于激素受体阳性患者辅助内分泌延长治疗的话题已成为热门，2019 年 ASCO 会议上来自意大利的 Lucia DelMastro 教授报告了一项内分泌治疗后序贯来曲唑延长辅助治疗获益的研究（GIM4）。此研究目的是探寻 HR（+）乳腺癌患者辅助内分泌治疗 5 年以后继续延长使用好还是只用 5 年就好。共入组 2056 例已接受 2～3 年 TAM 的 HR（+）乳腺癌患者，随机分为序贯使用 2～3 年来曲唑和 5 年来曲唑两个治疗组。结果显示序贯 5 年来曲唑组与 2～3 年来曲唑组相比，减少了 19% 的 iDFS 事件（$HR=0.81$；95% CI：$0.65～1.00$；$P=0.051$）。不良反应方面，尽管 5 年来曲唑组骨质疏松发生率（8%）明显高于 2～3 年来曲唑组（5%），但骨折的发生率两组近似（均为 1% 左右），无明显差异。此研究再次验证了 2～3 年 TAM 治疗后序贯使用 5 年 AI 可以降低乳腺癌复发的残余风险。

70. 权威报告 OS 获益夺眼球

在众多的晚期乳腺癌研究中，很少有取得显著改善 OS 数据的研究，2019 年 ASCO 大会另一亮点就是 CDK4/6 抑制剂——ribociclib 应用于绝经前 / 围绝经期 HR（+）/ HER-2（-）晚期乳腺癌的 MONALEESA-7 研究 OS 结果的公布。该研究入组标准是，入组前未接受过针对复发转移的内分泌治疗，允许接受过≤ 1 线化疗。随机 1∶1 分配到 ribociclib+ 非甾体芳香化酶抑制剂（NSAI）/TAM+OFS 组和安慰剂 +NSAI/TAM+OFS 组，主要终点为 PFS，次要终点为 OS。中位随访时间为 34.6 个月，截至本次结果公布前仍有 35% 的患者继续接受研究药物治疗。联合 ribociclib 组中位 OS 还未达到，安慰剂组为 40.9 个月，联合 ribociclib 组与安慰剂组对比降低了 29% 的死亡风险。具体来看，在 NSAI 治疗组中，联合 ribociclib 组中位 OS 未达到，安慰剂组为 40.7 个月；在 TAM 组中，ribociclib 组和安慰剂组中位 OS 均未达到。本研究首次在 HR (+) /HER-2 (−) ABC 患者中观察到 CDK4/6 抑制剂联合内分泌治疗取得 OS 的显著获益，具有里程碑的意义。

71. 挑战经典：化疗地位遭动摇

尽管对于 HR（+）晚期乳腺癌，国内外各大指南均推荐除非存在内脏危象或内分泌治疗耐药，患者均应优先选择内分泌治疗。然而在真实世界中，30% ~ 65% 的 HR（+）/HER-2（−）MBC 患者仍然被首推化疗。而靶向联合内分泌治疗方案的出现，将改变 HR（+）晚期乳腺癌的治疗格局。2019 年的 ASCO 大会上，来自韩国的 Young-PEARL 研究首次评估了 CDK4/6 抑制剂联合内分泌治疗对比化疗在 HR（+）MBC 绝经前患者中的疗效与安全性。入组患者允许既往接受≤ 1 线化疗。184 例患者被随机分为卡培他滨化疗组和哌柏西利 + 依西美坦 +GnRHa 治疗组，主要终点为研究者评估的 PFS。结果显示中位 PFS，联合内分泌治疗组优于化疗组（20.1 个月 *vs.*14.4 个月；*HR*=0.659，95% *CI*：0.437 ～ 0.994，*P*=0.0469）。不良反应方面，Ⅲ级以上血液学毒性，联合内分泌治疗组较化疗组更为常见，腹泻和手足综合征在卡培他滨组更为常见。结论是哌柏西利联合 GnRHa 及依西美坦治疗绝经前 ER（+）MBC 患者，相较于卡培他滨化疗显著改善 PFS。这是第一个对比化疗和 CDK4/6 抑制剂联合内分泌治疗的研究，在亚组分析中，年龄＞ 35 岁、既往没有接受过化疗及没有内脏转移的患者联合方案可以带来更加显著的获益，但仍需要更大规模、前瞻性、Ⅲ期随机临床试验来验证针对绝经前 HR（+）/HER-2（−）晚期乳腺癌患者的个体化治疗方案。

72. 初露锋芒：靶向联合证据强

PI3K/AKT/mTOR 信号通路在细胞增殖及肿瘤发生发展中发挥着重要作用，对于内分泌耐药的乳腺癌患者，此通路往往异常活跃。针对此通路的药物，2019 年 ASCO 大会报道了两项作用于 PI3K/AKT/mTOR 信号通路的 PI3Kα 选择性抑制剂——alpelisib（ALP）的研究，分别是 SOLAR-1 和 BYLieve 研究。SOLAR-1 研究纳入了既往

AI 治疗失败的 HR（+）/HER-2（-）晚期乳腺癌患者 572 例，按照 1 : 1 比例随机分为 ALP+FUL 或安慰剂 +FUL 组，结果显示 ALP+FUL 组显著延长 *PIK3CA* 突变患者的 PFS（11.0 *vs.* 20 个月；*HR*=0.65；95% *CI*：0.50 ~ 0.85，*P* < 0.001）。BYLieve 研究纳入了 *PIK3CA* 突变的 HR（+）/HER-2（-）局部晚期或转移性乳腺癌患者，且为接受 CDK4/6 抑制剂联合内分泌治疗过程中或完成后疾病进展的患者。既往接受 CDK4/6 抑制剂联合 AI 的患者采用 ALP+FUL 治疗，既往接受 CDK4/6 抑制剂联合 FUL 的患者采用 ALP+LET 治疗。两组 alpelisib 的中位用药时间分别为 5.3 个月和 5.5 个月，FUL 和 LET 的中位用药时间为 5.6 个月。常见的 ≥ 3 级的不良事件为高血糖（FUL 38.1% 和 LET 27.8%）和皮疹（FUL 4.8% 和 LET 27.8%）。中心确认 *PIK3CA* 突变的患者分别为 FUL 组 20 例，LET 组 17 例，ORR 分别为 FUL 组 20% 和 LET 组 18%，临床获准率（clinical benefit rate，CBR）在两组分别为 FUL 40% 和 LET 35%。有效性及安全性尚未完全公布。以上两项研究均证实 alpelisib 联合氟维司群可以为内分泌耐药后甚至 CDK4/6 抑制剂耐药后的 *PIK3CA* 突变的患者提供新的治疗策略。

另一项作用于 PI3K/AKT/PTEN 信号通路 AKT 靶点的 AKT 抑制剂——capivasertib 的研究 FAKTION 结果的公布

同样引起了不小的轰动。此研究共纳入 140 例既往 AI 治疗失败的 HR（+）/HER-2（–）晚期乳腺癌患者，随机分为 capivasertib+FUL 组和安慰剂 +FUL 组。结果显示两组主要终点 PFS 分别为 10.3 个月和 4.8 个月，有显著差异。次要终点 OS 也显示出获益趋势，分别为 26 个月和 20 个月。同时在 FAKTION 研究中，值得注意的是，无论患者是否存在 PIK3CA 突变，都可以从 capivasertib 联合 FUL 治疗中获益。作为第一个在 HR（+）乳腺癌治疗中探索的 AKT 抑制剂，capivasertib 有望成为继 CDK4/6 抑制剂、mTOR 抑制剂和 PI3K 抑制剂后又一个抗乳腺癌耐药的重要利器。

BOLERO-2 研究提示依维莫司联合依西美坦与依西美坦单药相比，对于激素受体阳性 NSAI 进展的转移性乳腺癌患者，可以明显延长 PFS，假如这类患者先前应用过 CDK4/6 抑制剂，是否获益并未可知。2019 年 ASCO 大会上报道的 TRINITI-1 研究为我们带来初步答案。此研究入组人群均接受依维莫司联合依西美坦治疗，按照先前使用 CDK4/6 抑制剂与否分为比较组（先前接受过 CDK4/6 抑制剂）和控制组（先前未接受过 CDK4/6 抑制剂），平均随访约 11 个月，结果显示无论 OS 还是 PFS 两组均无统计学差异。此研究是第一个证明内分泌治疗 +mTOR+CDK4/6 抑制剂持续三联疗法对难治性 HR（+）HER-2（–）ABC

临床获益和耐受性的试验，依维莫司联合依西美坦是一个非常重要的治疗选择，不管这个患者是否一线使用过 CDK4/6 抑制剂。但此研究样本量较小，分析较为局限，今后需要更大样本量前瞻性研究来证实依维莫司联合依西美坦方案的有效性及安全性。

73. 真实世界 DR 之后需关注

对于三阳型 [ER（+）/PR（+）/HER-2（+）] 乳腺癌患者，由于大型临床研究证据不足，其治疗模式和临床结果并不明确，急需临床实践为医生诊疗提供依据。2019 年 ASCO 会议上美国的 Abby Statler 教授汇报了一项来自美国国家癌症数据库关于转移性乳腺癌患者的真实世界治疗模式和结果的研究，此研究目的是为了调查 ER（+）/PR（+）/HER-2（+）MBC 患者一线治疗的药物使用情况及比较不同方案的总生存期。研究者分析了国家癌症数据库中 2010—2015 年接受内分泌治疗（ET）或化疗的三阳型 MBC 患者共计 6234 人，其中 3770 例（60%）接受了 ET 治疗，2464 例（40%）接受了化疗。结果显示，在生存数据完整的患者中，接受化疗与接受 ET 患者的中位 OS 无差异；然而接受抗 HER-2 治疗患者的 OS 显著优于未接受抗 HER-2 治疗的患者（49.4 *vs.* 41.0 个月，$P < 0.0001$）。在 ET 或化疗分层的伴或不伴抗 HER-2 治疗的中位 OS 进一步支持了上述结果，表明在化疗和 ET 治疗同时加入抗 HER-2 治疗可使中位 OS 明显延长，其中 ET 加抗 HER-2 治疗更优于化疗加抗 HER-2 治疗。

研究显示，完成 5 年内分泌治疗的乳腺癌患者从诊断到后续 20 年的复发风险不断提高，内分泌耐药是 HR（+）乳腺癌远处复发（DR）的主要原因。绝大多数内分泌治疗的研究都是关注患者发生 DR 事件之前的情况，很少有 DR 之后患者真实生存状况的报道。此次会议上 BIG 1-98 亚组分析正是评估了 BIG1-98 研究中患者 DR 之后生存状况。结果发现辅助治疗选择 TAM、LET 或者序贯治疗与 DR 后的生存率无关，DR 后生存状况非常差，治疗组中位生存时间 17.3 个月到 20.8 个月，且生存率与原发肿瘤大小、淋巴结转移状态和 PR 状态相关。

2019 年 ASCO 会议结束了，但新研究、新证据及新策略带来的学术之旅才刚刚开始，人类战胜疾病的信念永远不会停滞，让我们期待来年的 ASCO 同样精彩。

（河北省肿瘤医院　张彦收　耿翠芝）

晚期乳腺癌内分泌治疗：内分泌＋CDK4/6 抑制剂还是化疗

激素受体阳性晚期乳腺癌是一类进展相对缓慢、预后良好的类型，其复发转移部位大多以非内脏如骨骼、区域淋巴结或局部的软组织等为主。大部分 HR 阳性晚期乳腺癌保持原有肿瘤生物学特性，短期内肿瘤对患者生命威胁小，表现为较少涉及内脏、肿瘤低负荷和生长缓慢等特点。临床治疗策略以内分泌治疗为优先选择，特别是新型雌激素受体下调剂氟维司群和新型分子靶向药物（CDK4/6抑制剂、mTOR 抑制剂、PI3K 抑制剂、HDACs 抑制剂等）的临床应用，这种新型内分泌治疗药物和"新型靶向药物基础上加传统内分泌药物"策略，未来将使 HR 阳性晚期乳腺癌治疗的无进展生存时间超过传统化疗。

74. 晚期乳腺癌化疗策略

对于 HR 阳性晚期乳腺癌的治疗策略，首先是决定化疗与内分泌治疗何者优先。最近的真实世界数据提示，只要治疗方案选择得当，选择内分泌治疗的患者，其疗效不低于化疗的患者。其前提是要有充分的治疗前评估、必要的肿瘤再次活检和重新检测结果，全面了解肿瘤生物学行为及其演变，选择精准治疗方案。符合内分泌治疗敏感特征的患者应该大胆首选内分泌治疗，并根据既往内分泌治疗情况、HR 表达改变甚至二代基因测序（next-generation sequencing，NGS）结果等选择治疗方案。

实际上，绝大部分转移性乳腺癌患者最终可能会接受化疗，然而，化疗效果却因人而异。乳腺癌的化疗方案可以是单药或者联合。紫杉类通常是转移性乳腺癌治疗方案中必不可少的药物。与不含紫杉类药物的方案相比，转移性乳腺癌接受含紫杉类药物总生存获益更多，无病生存时间更长。荟萃分析表明，单周紫杉醇方案相较 3 周方案总生存获益更多，不良反应更少。相较 3 周溶剂型紫杉醇方案，3 周白蛋白紫杉醇方案患者 ORR、PFS 和 TTP 获益更多。

联合化疗和单药化疗两者总体生存相近，但联合化疗在 ORR、PFS 和 OS 有延长趋势，相应的不良反应也较明显。因此，临床实践中常常选择"一线解救 + 维持治疗"的策略，即给予 6 个疗程的解救治疗后，选择单药化疗或者内分泌治疗维持治疗直至进展。

75. 晚期乳腺癌内分泌耐药与"内分泌 +"时代

ASCO 和《晚期乳腺癌国际共识指南》（ABC）最新指南都推荐，对于 HR 阳性晚期乳腺癌，其标准的一线治疗应首选内分泌治疗，除非有危及生命的内脏转移或已存在内分泌耐药现象。绝经后晚期乳腺癌一线内分泌治疗研究表明，来曲唑组和他莫昔芬组中位 TTP 分别为 9.4 个月和 6.0 个月（$P < 0.0001$），ORR 分别为 32% 和 21%（$P < 0.0002$）。芳香化酶抑制剂一线 PFS 达到 8 ～ 11 个月，不良反应较化疗显著降低。辅助治疗接受芳香化酶抑制剂患者，复发转移后一线治疗选择另一个芳香化酶抑制剂或者他莫昔芬，PFS 仅为 3 ～ 4 个月。随着氟维司群的临床应用，晚期乳腺癌内分泌解救治疗的疗效得到了显著提高。FIRST 研究首次证实了氟维司群在 HR 阳性晚期乳腺癌一线治疗中的地位，氟维司群组 PFS 较阿那曲唑组的 13.1 个月，绝对值提高 10 个月，达到了 23.4 个月，其中位 OS 达到了 54.1 个月。Ⅲ期 FALCON 研究奠定了氟维司群在晚

期一线内分泌治疗中的地位，氟维司群较阿那曲唑显著改善 PFS，分别为 16.6 个月和 13.8 个月（P =0.0486）。

近年来，随着对内分泌耐药相关信号通路认识的不断深入和相关靶向药物的相继问世，HR 阳性晚期乳腺癌进入"内分泌 + 靶向治疗"时代，靶向治疗和内分泌治疗的结合达到了更好的疾病控制。早期探索性研究证实了新型 mTOR 抑制剂——依维莫司在逆转内分泌耐药中的作用。BOLERO-2 结果显示，依维莫司联合依西美坦组较单药依西美坦组 PFS 绝对值提高 1 倍，从 3.2 个月提高到了 7.8 个月（HR=0.45，$P < 0.0001$），独立中心评估结果分别为 4.1 个月和 11.0 个月（HR=0.38，$P < 0.0001$）。

恶性肿瘤的标志性生物学特征是肿瘤细胞的生长失控，而 CDK4/6 是细胞周期的关键调节因子。靶向抑制 CDK4/6 通路活性已成为抗肿瘤新药研发的一大热点。美国 FDA 于 2013 年 4 月批准辉瑞公司研发的 CDK4/6 抑制剂——哌柏西利用于治疗晚期或转移性 ER (+) /HER-2 (−) 乳腺癌，哌柏西利成为全球首个获准上市的 CDK4/6 抑制剂。此外，诺华公司的 ribociclib 和礼来公司的 abemaciclib 也报告了亮丽的临床研究数据。它们已经改变了目前晚期乳腺癌一、二线内分泌治疗的策略，特点是不但逆转内分泌耐药（二线治疗中显著延长 PFS），而且在一线治疗中的作用更加突出，其 PFS 绝对延长达 10 个月以上，而以往 AI 作为一线内分泌治疗的 PFS 仅 8 ～ 11 个月。

"内分泌 +" 主要的二线研究有 BOLERO-2、CONFIRM、PALOMA-3、MONARCH-2、PrECOG 0102、MONALEESA-3 等。之前，由于上述靶向药物没有在国内正式上市，因此，二线内分泌治疗的标准是氟维司群 500mg，作为双口服药物方案的"依西美坦 + 依维莫司"也是可选的方案。随着国内 CDK4/6 抑制剂等药物上市，二线内分泌治疗的选择将更有余地。

"内分泌 +" 在二线内分泌治疗研究中取得显著延长 PFS 后（10 ～ 15 个月），很快就有亮丽的一线研究结果，主要来自于 PALOMA-1、PALOMA-2 关于比较哌柏西利联合来曲唑（P+L）与来曲唑单药一线治疗 ER 阳性 /HER-2 阴性绝经后晚期乳腺癌的疗效与安全性。PALOMA-1 是第一项 II 期非盲随机临床研究，结果证实 P+L 联合治疗较单药来曲唑显著改善中位 PFS 期（20.2 个月 *vs.*10.2 个月），PFS 绝对值提高了 10 个月且安全性良好，也使哌柏西利作为首个 CDK4/6 抑制剂被美国 FDA 加速批准上市。PALOMA-2 作为 III 期临床研究达到了完全一致的结果，PFS 从 14.5 个月提高到 24.8 个月，同样 PFS 绝对值提高了 10 个月以上。此后，其他几个 CDK4/6 抑制剂一线研究结果也十分相似，如 MONALEESA-2、MONARCH-3 和 MONALEESA-7 等研究。

CDK4/6 抑制剂联合来曲唑或者其他内分泌药物的一线研究结果中，除了 PFS 改善特别显著外，肿瘤控制也非常满意，肿瘤的有效率（RR）在 50% 以上，肿瘤临床获益率（CR+PR+SD）达到 70% ~ 80%。不仅如此，对照组单药内分泌治疗药物（来曲唑等），其有效率也达到 40% 上下，PFS 在 10 ~ 15 个月，已远远超过了以往一线内分泌治疗的疗效。这是建立在对 HR 阳性晚期乳腺癌生物学特性认识的深入及内分泌耐药机制探索基础上，特别是因此诞生了《晚期乳腺癌国际共识指南》，指导临床治疗和临床研究设计，如转移灶重新活检和分子分型的再确认、转移肿瘤特征（生长速度、肿瘤负荷、转移部位与数目、内脏转移与内脏危象）、内分泌继发与原发耐药、晚期解救治疗的策略（选择化疗还是内分泌治疗）等。最近的晚期乳腺癌真实世界研究数据同样证实，只要依据 ABC 指南合理选择晚期乳腺癌解救治疗策略，无论是化疗还是内分泌治疗，疗效均会达到最佳，内分泌治疗 PFS 甚至远超过化疗。

综上所述，HR 阳性晚期乳腺癌的临床治疗策略是对转移灶活检以重新确认受体表达情况，转移灶激素受体仍然阳性表达、DFS > 2 年、以骨软组织转移或者无症状内脏转移等应该以内分泌治疗为优先的原则。相反，肿瘤生长快、有症状内脏转移（内脏危象）或存在内分泌耐药等，解救治疗应该选择化疗甚至联合化疗。但是，由于CDK4/6抑制剂等"内分泌+"策略在晚期乳腺癌一、二线解救治疗出色的肿瘤控制率（有效率）、大幅度改善PFS和相对低的不良反应，一些以往选择化疗解救的晚期乳腺癌患者可以选择新型靶向药物为基础的内分泌治疗手段，使生存和生活质量双双获益。

（浙江省肿瘤医院　王晓稼）

CDK4/6 抑制剂的研发和临床研究进展

CDK4/6 抑制剂的研究是近年来乳腺癌领域的热点，本文就这一明星药物的研发历程作概述。

76. CDK4/6 抑制剂研究概况

细胞周期蛋白依赖性激酶（cyclin dependent kinase，CDK）属于丝氨酸 / 苏氨酸蛋白激酶家族，也是参与细胞周期调节的关键激酶。通过与相应的调节亚基（细胞周期蛋白，Cyclin）结合，形成有活性的异源二聚体，参与细胞周期调控、转录、调节等生理过程。目前，主要将 CDK 分为两大类，一类参与细胞周期调控，主要是 CDK 1/2/4/6 等；另一类参与转录调节，主要是 CDK 7/8/9/10/11 等。

CDK 4/6 通过与 Cyclin D 形成异源二聚体后，可以磷酸化 *Rb* 基因（视网膜母细胞瘤基因），继而释放转录因子 E2F，促进细胞周期相关基因的转录，使细胞从 DNA 合成前期（G1 期）进入 DNA 复制期（S 期）。研究发现，乳腺癌等诸多肿瘤细胞中的 CDK 过度表达，导致细胞增殖失控。因此，Cyclin D-CDK4/6-Rb 这一通路起到了重要的作用。而 CDK4/6 抑制剂能够与 CDK4/6 蛋白 ATP 结合位点结合，阻止异源二聚体形成，阻断了 *Rb* 磷酸化和转录因子 E2F 的释放，最终阻止肿瘤细胞生长与增殖。

第一个靶向 CDK4/6 的小分子抑制剂是哌柏西利，由 Pfizer 开发，2015 年 2 月获得 FDA 批准在美国上市，2018 年获得 CFDA 批准在我国上市。

2018 年 10 月，CDK4/6 抑制剂研发者之一，加州大学洛杉矶分校（UCLA）琼森综合癌症中心的 Dennis J. Slamon 教授来到上海，分享了 CDK4/6 抑制剂的研发之路、在国外的应用及未来 CDK4/6 抑制剂的发展。他说，由于 CDK4/6 抑制剂的特异性，相比于传统放疗、化疗等方法而言，对于普通细胞的毒性更弱，不会产生脱发、恶心、胃肠道反应等化疗常见的不良反应，可显著延长患者中位无进展生存时间。

77. 哌柏西利上市历程

哌柏西利是第一个获得（2015 年 2 月）美国 FDA 加速批准的 CDK4/6 抑制剂，早在 2013 年 4 月，哌柏西利就获得了 FDA 关于其治疗晚期或转移性 ER（+）/HER-2（−）乳腺癌的突破性疗法认定。基于 PALOMA-1 研究（Ⅱ期）获得的显著疗效，2015 年 2 月美国 FDA 加速批准哌柏西利上市，其与芳香化酶抑制剂联合应用于 ER（+）/HER-2（−）的晚期或转移性乳腺癌患者的一线治疗。2016 年 2 月，基于 PALOMA-3 研究，FDA 批准哌柏西利联合氟维司群应用于接受内分泌治疗后病情进展的 HR（+）/HER-2（−）晚期或转移性乳腺癌女性患者的治疗。标志着哌柏西利治疗 HR（+）/HER-2（−）乳腺癌成功由一线治疗扩大至二线治疗。剂量为 125mg，每日 1 次，随餐服用，每服药 3 周暂停 1 周。此外，哌柏西利于 2018 年 9 月被我国国家药品监督管理局（CFDA）正式批准上市。

78. CDK4/6 抑制剂临床研究数据回顾

（1）哌柏西利

哌柏西利的第一项开放标签 Ⅱ 期临床研究是

PALOMA-1/TRIO-18 试验，这是为了确认实验室中观察到的哌柏西利与抗雌激素药物的协同作用。哌柏西利＋来曲唑 *vs.* 来曲唑单药治疗 165 例绝经后 ER（＋）/HER-2（－）晚期乳腺癌患者的疗效，结果发现联合组的 PFS 延长了 10 个月（20.2 个月 *vs.* 10.2 个月），不良反应可耐受，最常见的是较高比例的中性粒细胞减少，但一般不会出现中性粒细胞减少性发热。作为一项标志性研究，2015 年 FDA 加速批准哌柏西利上市。其Ⅲ期研究 PALOMA-2 再次有力验证了之前设计相似的 PALOMA-1（Ⅱ期）研究结果，PFS 从 14.5 个月延长到了 24.8 个月，同样获得了 10 个月 PFS 延长，安全性也相似。2016 年，研究数据发表于《新英格兰医学杂志》上。

其二线适应证来自于 PALOMA-3 研究的结果，纳入接受内分泌治疗后出现疾病进展 HR（＋）/HER-2（－）晚期乳腺癌患者，不限绝经前后，共入组 521 例，哌柏西利＋氟维司群试验组 347 例，安慰剂＋氟维司群组 174 例，绝经前和围绝经期患者在试验前至少使用 4 周的 LHRHa——戈舍瑞林，以 PFS 为主要临床终点。哌柏西利＋氟维司群较单用氟维司群显著改善了中位 PFS，PFS 绝对提高 4.9 个月（分别为 9.5 个月和 4.6 个月，*HR*=0.461），ORR 分别是 24.6% 和 10.9%，药物安全性也与之前的一线研究相似。

（2）Ribociclib

ribociclib 是第二个被批准上市的 CDK4/6 抑制剂，由诺华公司与 Astex 合作开发，2017 年 3 月在美国上市，在我国未上市。用法是每日 1 次，每次 600mg，服药 3 周暂停 1 周。ribociclib 获得 FDA 批准的适应证是联合芳香化酶抑制剂作为一线内分泌方案治疗绝经前后 ER（+）/HER-2（-）晚期乳腺癌患者；联合氟维司群作为一、二线方案治疗绝经后 ER（+）/HER-2（-）晚期乳腺癌患者。与哌柏西利相比，它增加了联合 AI 治疗绝经前患者和联合氟维司群治疗一线患者的适应证，治疗人群更广泛。

不良反应方面，除了相似的中性粒细胞减少症外，心脏毒性是 ribociclib 值得关注的方面，其存在浓度依赖性 QT 间期延长，临床试验中约有 1%（14/1054）患者出现超过 500ms 的 QT 间期延长。

其关键性的临床研究是 MONALEESA-2，研究对象是 ER（+）/HER-2（-）绝经后晚期乳腺癌患者（此前未接受针对晚期乳腺癌治疗），共入组 668 例，试验组（ribociclib+来曲唑）334 例，对照组（安慰剂 + 来曲唑）334 例，研究结果发现，试验组 PFS 显著延长 9.3 个月（25.3 个月 *vs*.16.0 个月，*HR*=0.568），ORR 分别为 52.7% 和 37.1%，绝对提高 15.6%。

值得一提的是 MONALEESA-7 研究，受试者均为 ER（+）/HER-2（-）绝经前或围绝经期的晚期乳腺癌患者（一线治疗），共入组达 672 例，335 例试验组患者使用 ribociclib+NSAI/ 他昔莫芬 + 戈舍瑞林，对照组 337 例（安慰剂 +NSAI/ 他昔莫芬 + 戈舍瑞林）。在第一次公布的 495 例患者结果中，其 PFS 延长达 13.7 个月（27.5 个月 *vs.*13.8 个月，*HR*=0.569），ORR 分别为 50.5% 和 36.2%，绝对提高疗效 14.3%。

ribociclib 联合氟维司群的一、二线内分泌治疗临床研究是 MONALEESA-3，受试者均为 ER（+）/HER-2（-）绝经后晚期乳腺癌患者，此前接受过至多一线内分泌治疗，共入组 726 例，试验组（ribociclib+ 氟维司群）484 例，对照组（安慰剂 + 氟维司群）242 例，结果显示试验组的 PFS 提高了 7.7 个月（20.5 个月 *vs.*12.8 个月，*HR*=0.593），ORR 分别为 40.9% 和 28.7%。

（3）Abemaciclib

abemaciclib 是第三个上市的 CDK4/6 抑制剂，由美国礼来公司开发，商品名 Verzenio，2017 年 10 月获得 FDA 在美国上市，在我国未上市。

abemaciclib 获得 FDA 批准的适应证与哌柏西利基本一

致，即分别联合芳香化酶抑制剂作为一线内分泌方案、联合氟维司群作为二线方案治疗绝经后女性 ER（+）/HER-2（-）晚期或转移性乳腺癌患者，其中只有 abemaciclib 有单药治疗内分泌治疗和化疗后进展的转移性乳腺癌患者的适应证。另一个特点是不需要服 3 周休 1 周的用药间隔，可以每天连续服药。联用剂量是每日 2 次，每次 150mg，单药剂量是每日 2 次，每次 200mg。相关的临床研究设计基本相似。abemaciclib 联合芳香化酶抑制剂的一线研究方案是 MONARCH-3，受试者均为 ER（+）/HER-2（-）的绝经后晚期乳腺癌患者且此前并未接受系统治疗，共入组 493 例，试验组 abemaciclib+ 来曲唑 / 阿那曲唑共 328 例，对照组安慰剂 + 来曲唑 / 阿那曲唑共 165 例，试验中各亚组观察到一致性的 PFS 改善，总体 PFS 显著提高 13.4 个月（28.2 个月和 14.8 个月，*HR*=0.540），ORR 绝对提高 15.2%（55.4% 和 40.2%）。

MONARCH-2 则是一项针对二线内分泌治疗的临床研究，受试者此前均为内分泌治疗达疾病进展、转移后未接受过化疗的 ER（+）/HER-2（-）晚期乳腺癌患者，共入组 669 例，试验组 abemaciclib+ 氟维司群共 446 例，对照组安慰剂 + 氟维司群共 223 例，如入组绝经前或围绝经期患者，则开始试验前至少使用 4 周戈舍瑞林，结果显示：PFS 绝对提高 7.1 个月（16.4 个月和 9.3 个月，*HR*=0.553），ORR 绝对提高 26.8%（48.1% 和 21.3%）。

目前 CDK4/6 抑制剂中，仅有 abemaciclib 作为单药治疗激素受体阳性晚期乳腺癌适应证已获批准，证据来自于 MONARCH-1 的单药临床研究结果。受试者均为 ER（+）/HER-2（-）转移性乳腺癌患者，此前接受过内分泌治疗后疾病进展、接受过紫杉类辅助治疗并在转移后接受一、二线化疗，共入组 132 例，abemaciclib 单药每天 400mg（分 2 次服用，每天不间断），结果显示研究者和独立评估的 ORR 分别达到 19.7% 和 17.4%，平均起效时间分别是 8.6 个月和 7.2 个月。

综上所述，CDK4/6 抑制剂的诞生和临床应用是整个 ER（+）/HER-2（-）晚期乳腺癌领域的明星，其意义不亚于赫赛汀治疗 HER-2 阳性乳腺癌和免疫治疗药物 PD-1/PD-L1 单抗。3 种 CDK4/6 抑制剂的疗效基本一致，但给药方式、毒副作用谱等较小差别也值得临床关注。既往临床研究显示：在一线治疗中 PFS 绝对提高 10 个月以上，二线治疗 PFS 绝对提高约 5 至 8 个月（因为二线入组患者经治情况复杂），已经改变了 HR（+）/HER-2（-）乳腺癌晚期治疗的策略和临床实践。

（浙江省肿瘤医院　王晓稼）

西达本胺在晚期乳腺癌患者中的地位和应用

2018 年 10 月 19—23 日，ESMO 年会在德国慕尼黑召开，共有来自世界各地的 2 万余人参加会议。主席论坛是每届 ESMO 会议的重中之重，因涉及各瘤种最具创新和价值的临床试验研究进展而倍受与会者关注。2018 年的 3 场主席论坛共入选 10 篇重磅研究，4 篇乳腺癌相关研究结果在 2018 年 10 月 20 日下午汇报，解放军总医院第五医学中心江泽飞教授代表研究者受邀进行西达本胺联合依西美坦的 III 期临床研究（ACE 研究）报告。作为 2018 年 ESMO 会议重磅研究之一，ACE 研究展现了我国原研产品为晚期乳腺癌治疗带来新选择，得到了全球研究者的重视和认可。

79. 基本情况

ACE 研究主要针对绝经后、既往接受过内分泌治疗的 ER（+）/HER-2（−）的晚期乳腺癌患者。2:1 随机分配接受西达本胺 30mg、每周 2 次联合依西美坦 25mg，每天 1 次或安慰剂联合依西美坦治疗。主要终点为研究者评估的 PFS。共入组患者 365 例，西达本胺组和安慰剂组分别为 244 例和 121 例。结果显示，与对照组相比，治疗组的 PFS 显著提升（中位 PFS 值 7.4 个月 *vs.* 3.8 个月），客观缓解率和临床获益率方面也均优于安慰剂组（*P* < 0.05），总生存结果正在随访中。安全性方面，实验组最常见的不良反应是血液学毒性，但多为无症状性且可被支持治疗控制，并无发热性中性粒细胞减少的报道。

80. 主要收获

内分泌药物是 HR 阳性乳腺癌重要的治疗手段，目前已经从最强单药走向了最佳联合的治疗理念，包括 mTOR 抑制剂、CDK4/6 抑制剂等的研发。研究者发现内分泌药物联合某种通路信号的抑制剂，可以获得更好的预后，从而奠定了"内分泌 +"的治疗理念。但随着 3 种 CDK4/6 抑制剂的成功上市，实际上我们已经有了足够的 CDK4/6

抑制剂，研发新机制下的内分泌联合药物更为重要。

表观遗传变异存在于大部分肿瘤类型中，组蛋白脱乙酰基酶类可以表观调控细胞增殖和分化及免疫监视。西达本胺是口服、高活性的亚型选择性 HDACs 抑制剂，2014年获批用于外周 T 细胞淋巴瘤并获得了不错的疗效。真实世界数据表明含西达本胺的方案治疗复发难治性外周 T 细胞淋巴瘤患者，中位生存时间较传统化疗从 5.8 个月提高到 13.3 个月。而临床前研究发现，西达本胺联合内分泌治疗对体外模型细胞及移植瘤动物模型具有生长抑制协同效应，除了直接的促细胞凋亡效应，西达本胺对乳腺癌生长相关的多个通路（雌激素通路、生长因子通路、炎症因子通路等）均具有一定的调节活性。在一项探索性临床试验中，西达本胺联合依西美坦在 HR（+）、经既往内分泌治疗的晚期乳腺癌患者中表现出可喜的疗效及良好的耐受。在 2018 年 CSCO 创新药物临床研究数据专场上，江泽飞教授报告了西达本胺治疗 HR（+）晚期乳腺癌的探索性研究结果，显示西达本胺联合内分泌治疗的安全性和耐受性，2018 年 ESMO 大会上汇报了基于这一结果开展的Ⅲ期研究。

ACE 这一重要研究显示了第一个口服 HDACs 抑制剂与芳香化酶抑制剂联合对先前经过内分泌治疗的 HR 阳性

晚期乳腺癌患者的 PFS 获益及不良反应的可管理性。

ACE 研究的成功为国内新药研发提供了很好的案例，他并非传统意义上从 I 期临床开始进行研究，而是在西达本胺获批用于外周 T 细胞淋巴瘤后，通过 3 年多的临床实践，获得了众多获益及安全性数据。考虑到它的作用通路与激素受体通路有协同作用且跟内分泌治疗联合又有很好的安全性，因此，研发者设计了一个从开放期到临床 III 期的临床研究，探讨西达本胺在实体肿瘤中的应用。未来相关数据提交审评部门申请适应证获批后，将会使广大患者受益。

81. 启示与建议

这项临床研究展现我国原研产品解决我国的临床问题，也得到了国外专家的重视。一个新药从单臂走向随机和联合是很好的思路，但这条路很难走，也未必都能成功。任何一个药物研发之路都很辛苦，要先证明其安全性，然后证明其在某一个特定瘤种的有效性，才能更好地被推广到临床中去。西达本胺在治疗淋巴瘤方面有充足数据，才能给研究者足够信心探讨其在实体肿瘤中的作用，并迅速获得成功。

　　相信在国家药品监督管理局等的支持下，在国内药企的努力下，将会有更多的本土企业研发出一些原创性的产品，也会有更多我国原研药物来完成这样的多中心临床研究，以解决更多患者的需求。

（解放军总医院第五医学中心　李健斌　江泽飞）

探路前方，且看 mTOR 和 PI3K 抑制剂如何逆转内分泌耐药

2019ASCO 大会上，MONALEESA-7 研究历史性地展示了 ribociclib 一线治疗晚期 HR 阳性乳腺癌的 OS 获益，CDK4/6 抑制剂延缓内分泌耐药进程再获里程碑式的阳性结果。欣喜之余，专家们的目光也开始延伸到内分泌耐药乃至 CDK4/6 抑制剂进展后的治疗选择。SOLAR-1 和 BYLieve 研究中 PI3K 抑制剂——alpelisib 的积极探索，向世人展示了另一条通向逆转内分泌耐药的康庄大道。

【问题 1】内分泌耐药是 HR 阳性晚期乳腺癌面临的主要问题之一，从目前的研究进展来看，内分泌联合靶向治疗已经成为逆转内分泌耐药的重要策略。那么目前主要有哪些类型的靶向药物得到推荐或正在探索中？

内分泌治疗对 HR 阳性的晚期乳腺癌是一个很重要的

手段，以前有选择性雌激素受体调制剂（selective estrogen receptor modulator，SERM）和 AI 类药物，近年来，尽管有了氟维司群的一线选择，但临床上有不少经过 AI 作为辅助内分泌治疗进展的患者出现了内分泌耐药。在氟维司群还没有上市的时候，临床会选择换一个 AI 药物作为解救治疗，这样的选择对于真正内分泌耐药的患者，实际疗效非常差。从早期报告的 BOLERO-2 研究结果可以看到，依西美坦单药组的 PFS 只有 3.2 个月，而依西美坦联合依维莫司组的 PFS 明显延长（3.2 个月 *vs.*7.8 个月），这说明，联合靶向治疗的手段可以使这类内分泌耐药的患者 PFS 显著延长，开启了逆转内分泌耐药的时代。

虽然，后续的探索也很多，但真正能够逆转内分泌耐药的新药并不多见。近年来出现的联合 CDK4/6 抑制剂一、二线治疗均显著延长了内分泌治疗的 PFS，前者（一线治疗）延缓了内分泌治疗耐药，后者（二线治疗）是逆转了内分泌治疗的耐药。我们还需要寻找更多新的治疗手段，比如 2019 年 ASCO 大会报道的 HDACs 抑制剂或 PI3K 抑制剂等相关研究，都为逆转内分泌耐药提供了参考策略，推动我们真正走进逆转内分泌耐药的时代。

【问题 2】mTOR 抑制剂是最早用于 AI 耐药后的靶向治疗药物，2019 年 ASCO 大会也首次公布了 SAFIRTOR 研究结果，利用 *p-4EBP1* 评估依维莫司 +AI 的疗效。您如何看待这项研究的意义？

通过对内分泌耐药的患者进行基因检测，可以发现这类患者有很多基因的突变，这可能是证明内分泌耐药的依据。但是针对这类突变，如何来选择逆转的策略，现在确实还找不到较多好的手段，比如通过以往的 PALOMA-3 研究可以看到，针对 *ESR1* 突变的患者，AI 的治疗效果较差，氟维司群相对更好。其他一些针对性的治疗还在探索中。

2019 年 ASCO 公布的 SAFIRTOR 研究让我们看到一个新的生物标志物——*p-4EBP1* 基因。在这项研究中我们看到 *p-4EBP1* 高表达的患者，接受依维莫司联合依西美坦的治疗可以获得更长的 PFS（*p-4EBP1* 高表达 *vs.* 低表达：9.3 *vs.*5.8 个；*P*=0.02）。针对 mTOR 抑制剂，积极寻找有效的生物标志物，对后续探索逆转内分泌耐药的机制是一个很好的开端。

【问题 3】2019 年的 ASCO 大会前夕，《新英格兰医学杂志》发表了首个 PI3K 抑制剂——alpelisib 的Ⅲ期临床研究 SOLAR-1，alpelisib 亦因此获得 FDA 批准上市；而 ASCO 大会进一步公布了另一项 BYLieve 研究，也引起了很热烈的讨论。您认为未来 PI3K 抑制剂将对 HR 阳性晚期乳腺癌治疗的临床实践产生怎样的影响？

我们一直在关注 PI3K/Akt/mTOR 信号通路，如较早前靶向于该信号通路下游的 mTOR 抑制剂——依维莫司等，很多前期的研究都在探索这条通路上的突变，这可能是一个很重要的内分泌耐药机制之一。但针对这些突变点的抑制剂，在多个临床研究中产生了很多的困惑，疗效不好，不良反应很大。而且 PI3K 有 α/β/γ/δ 等很多种亚型，不同靶点药物的反应也是不一样的。

2019 年 ASCO 大会前夕《新英格兰医学杂志》报道了 SOLAR-1 研究的结果，对于 *PIK3CA* 突变患者，PI3Kα 选择性抑制剂——alpelisib 实验组和安慰剂对照组中位随访 20 个月时的 PFS 分别为 11.0 个月和 5.7 个月。SOLAR-1 研究告诉我们这类靶向药物还是能够改变临床实践的。基于这个研究的结果，最近 alpelisib 成为了第一个被 FDA 批准用于 HR 阳性晚期乳腺癌的内分泌耐药人群的 PI3K 抑制剂，也给了我们很多信心，继续研究这条通路可能会改善晚期患者内分泌治疗的疗效。

此次 ASCO 大会公布的 BYLieve 研究则主要针对 CDK4/6 抑制剂治疗后进展的患者进行探索。BYLieve 研究是一项多中心、开放标签、两队列的非比较性研究。主要入组对象为携带 *PIK3CA* 突变的 HR（+）/HER-2（-）局部晚期或转移性乳腺癌，为 CDK4/6 抑制剂联合内分泌治疗时或治疗完成后发生疾病进展的患者。此次报告了随访 ≥ 6 个月的结果，提示 alpelisib 联合内分泌治疗显示了良好的治疗反应和安全性。我们知道 CDK4/6 抑制剂联合内分泌一线治疗可以显著延长患者生存期，在此基础上疾病发生进展后继续应用后线的 PI3K 抑制剂能够得到明确的生存获益，成为了逆转内分泌耐药的重要策略。

【问题 4】从 SOLAR-1 和 BYLieve 的研究结果来看，HR 阳性晚期乳腺癌患者发生内分泌治疗耐药后，是否可以进行 PI3K 信号通路的基因检测，预测未来 PI3K 抑制剂对 HR 阳性晚期乳腺癌患者的治疗和临床决策有什么影响，对其他类型乳腺癌治疗会产生什么样的意义？

大约 40% 的 HR 阳性患者存在 *PIK3CA* 突变，从而导致内分泌治疗耐药性和疾病进展。SOLAR-1 研究已经看到 AI 耐药后 alpelisib+FUL 一线治疗的获益优势。基于 SOLAR-1 研究，FDA 于近日批准 alpelisib+FUL 用于 *PIK3CA* 突变、在内分泌治疗期间或之后出现疾病进展的绝经后晚期或转移性 HR（+）/HER-2（−）的乳腺癌患者。这提示我们要对这此类人群尽可能进行分子分型和基因突变的详细分析。*PIK3CA* 突变的患者是可以通过靶向治疗获益的。

通过基因检测以明确耐药类型或原因，从而指导临床药物的研发及临床治疗。最近我们看到在 CDK4/6 抑制剂治疗以后，很多的基因是上调的，上调比例大概 10% 左右，而且分布很广。说明在 CDK4/6 抑制剂治疗后发生进展的患者，需要进行更全面的检测，从而发现一些有意义的突变，找到针对性的药物进行治疗。这是以后逆转内分泌治疗耐药的一些关键手段。因此，在批准 alpelisib 的同时也伴随了基因检测诊断的试剂盒的批准，说明这都是一对一的，我们要进行更深入的基因突变检测的研究来指导我们临床实践。

（浙江省肿瘤医院　王晓稼接受《肿瘤瞭望》采访）

HER-2 阳性乳腺癌双靶一线治疗再添中国证据

　　基于 APHINITY 研究中我国入组人群的良好数据，2019 年帕妥珠单抗已经在我国内地成功上市，其联合曲妥珠单抗用于治疗 HER-2 阳性早期乳腺癌，由此开启了乳腺癌双靶治疗时代。在 HER-2 阳性晚期乳腺癌方面，前有 CLEOPATRA 研究奠定了 NCCN 等国际指南的一线推荐基础，而在 2019 ASCO 大会上，一项基于我国人群的 PUFFIN 研究也将精彩呈现，进一步补充 HER-2 阳性晚期乳腺癌曲妥珠单抗＋帕妥珠单抗的双靶一线治疗的证据。特邀 PUFFIN 研究 PI、黑龙江省肿瘤医院张清媛教授详细介绍目前及未来我国 HER-2 阳性晚期乳腺癌患者双靶治疗的一线选择。

【问题1】现如今，越来越多的抗癌药物可及性有所提高，去年帕妥珠单抗也在中国内地上市，开启了双靶治疗时代。那么想请您分享一下HER-2阳性晚期乳腺癌目前的一线治疗选择。

大家都知道乳腺癌是女性最常见的恶性肿瘤。流行病学调查显示，在我国每年大约有27万的新发女性患乳腺癌，在这些患者中大约有1/4的患者是HER-2阳性。我们在诊断之初，有3%～8%的患者是晚期患者，还有30%～40%的患者治疗后会复发转移。这部分HER-2阳性乳腺癌是恶性程度比较高、疾病进展比较快的类型，十几年前曲妥珠单抗的上市极大程度地提高了这部分患者的治疗效果。早期乳腺癌患者术后曲妥珠单抗辅助治疗1年，很大程度减少了乳腺癌的复发转移，提高了治愈率；晚期乳腺癌患者应用曲妥珠单抗也很好地延长了生存期，有些患者甚至可以长期生存。但还会有相当一部分的患者会出现复发转移而导致死亡，也就是说还有一部分患者的治疗需求没有得到满足。

帕妥珠单抗的上市很大程度地提高了HER-2阳性乳腺癌的治疗效果，以往我们临床只有曲妥珠单抗这一种抗HER-2的治疗药物，患者一旦发生耐药后则只能换用化疗药物。那么现在有了帕妥珠单抗这样一个疗效非常好的药物，联合曲妥珠单抗和多西他赛在辅助治疗中很好地提高了疗效。从我们的指南中看，对于晚期乳腺癌也推荐"曲妥珠单抗＋帕妥珠单抗＋紫杉"作为晚期一线治疗方案。目前对晚期乳腺癌患者来讲，一线治疗可以用曲妥珠单抗联合紫杉醇，也可以用"曲妥珠单抗＋帕妥珠单抗＋紫杉醇"，从而使疗效得到了进一步的提高。最重要的是，这使得更多的患者能够长期生存甚至是得到治愈的机会。

【问题 2】目前曲妥珠单抗联合帕妥珠单抗双靶治疗HER-2 阳性晚期乳腺癌已经处于一线地位。对于奠定了这一方案基础的 CLEOPATRA 研究，又有哪些重要突破呢？

CLEOPATRA 研究在全球一共入组了 800 多例患者，通过大约 50 个月的随访可以看到，曲妥珠单抗联合多西他赛患者的 PFS 是 12.4 个月，而"曲妥珠单抗＋帕妥珠单抗＋多西他赛"双靶方案治疗组患者的 PFS 则达到了 18.7 个月，提高了 6.3 个月，降低了 38% 的复发风险，这是一个让我们非常信服的数据。从患者的 OS 来看，中位 OS 从40 个月提升到了 56.5 个月，这是一个非常好的数据。因此，这个研究奠定了"曲妥珠单抗＋帕妥珠单抗＋紫杉"在晚期 HER-2 阳性乳腺癌患者中的标准一线治疗地位。

另外，有一部分对照组的患者交叉到了实验组，这部分患者的 PFS 也提升了 16.3 个月，也就是说从原来的曲妥珠单抗单靶向治疗加上了帕妥珠单抗后，PFS 又能够提升 16.3 个月，这也能说明双靶治疗的效果很确切，而且从长期的随访观察中也没有看到累积的毒性和不良反应增加。从心脏安全性的角度来看，患者的耐受也很好。相信对于 HER-2 阳性的乳腺癌患者来讲，这是一个非常好的方案。

【问题 3】2019 年 ASCO 公布了我国在双靶治疗领域探索的 PUFFIN 研究，请您给我们介绍一下这个研究的亮点及结果是怎样的？

PUFFIN 研究基本上参考了 CLEOPATRA 研究的设计，但完全是在我们中国人身上进行的研究，也是比较了"曲妥珠单抗＋帕妥珠单抗＋多西他赛"对照"曲妥珠单抗＋多西他赛"的研究。在这样一个研究中，我们看到曲妥珠联合多西他赛在 ITT 人群中的 PFS 是 12.4 个月，在"曲妥珠单抗＋帕妥珠单抗＋多西他赛"组中的 PFS 是 14.5 个月，降低了 31% 的复发风险。PUFFIN 研究进一步验证了 CLEOPATRA 研究的结果——"曲妥珠单抗＋帕妥珠单抗＋多西他赛"能够进一步改善 HER-2 阳性晚期乳腺癌的生存预后。从安全性来看，我们也没有看到其他的不良反应，双靶方案与单靶方案的不良反应几乎是一致的。这是一个在我国人群中进行的有效性和安全性的研究探索，我想也将会为国内指南把曲妥珠单抗联合帕妥珠单抗的双靶方案作为 IA 类的推荐起到更好的证据支持和补充。

【问题 4】刚刚您也提到了 PUFFIN 研究也将会成为指南推荐的更好的补充，那么想请您就这一点再谈一下，PUFFIN 对于我国临床有哪些指导意义，以及我们未来应该往哪些方向去重点探索呢？

PUFFIN 研究的结果出来以后，我们中国医生在临床中应用"曲妥珠单抗＋帕妥珠单抗＋紫杉醇"方案的信心越来越足。从指南来看，曲妥珠单抗联合帕妥珠单抗也是 I A 类的推荐，安全性是非常好的。现在有很多的患者不是在一线使用"帕妥珠单抗＋曲妥珠单抗＋紫杉"，主要有两方面原因：一是过去国内没有更多的靶向药，国外很多患者二线可能会考虑应用 T-DM1，但国内恰恰缺少足够的二线治疗选择；二是很多患者一线方案已经应用过紫杉类药物，那么一线方案"曲妥珠单抗＋帕妥珠单抗"联合多西他赛以外的化疗药如长春瑞滨、卡培他滨、吉西他滨等仍然没有足够的证据，需要我们收集这方面真实世界的临床研究，进一步丰富 HER-2 阳性晚期乳腺癌的治疗选择。

（黑龙江省肿瘤医院 张清媛接受《肿瘤瞭望》采访）

凤凰涅槃：吡咯替尼 10 年研发历程

2019 年 6 月 4 日，第 55 届 ASCO 期间，晚期乳腺癌专场中，解放军总医院第五医学中心江泽飞教授代表研究团队做主题发言，向国际同道展示了吡咯替尼联合卡培他滨用于紫杉和曲妥珠单抗治疗后的 HER-2 阳性晚期乳腺癌的Ⅲ期临床研究（PHENIX 研究）的结果。

PHENIX 研究是基于吡咯替尼（国家Ⅰ类新药）在Ⅱ期研究中取得优秀表现基础上，开展的随机双盲多中心的Ⅲ期临床研究。研究入组患者按照 2 ∶ 1 随机分组至吡咯替尼（400mg，qd，q21）+ 卡培他滨（1000mg/m², bid，d1 ~ d14）组或安慰剂 + 卡培他滨（1000mg/m², bid，d1 ~ d14）组。疾病进展后揭盲为安慰剂组的患者可序贯接受单药吡咯替尼治疗。研究入组患者既往可以在解救治疗阶段接受过两线以内的化疗。主要研究终点为独立医

学影像评估 (Independent Radiology Review Committee, IRC) 的 PFS, 次要研究终点包括 ORR、疗效持续时间 (duration of response, DOR)、疾病控制率 (disease control rate, DCR)、临床获益率 (clinical benefit rate, CBR)、OS 和安全性。

研究设计时, 统计假设是单药卡培他滨组的中位 PFS 为 4.5 个月, 吡咯替尼联合卡培他滨组的中位 PFS 是 6.5 个月, 延长了 2 个月。按照 2:1 随机分组, 单侧 α 值是 0.025, 检验强度 80%, 计算样本量是 317 例, 考虑脱落率, 计划入组 350 例患者。计划进行两次中期分析, 第一次是出现 72 个 PFS 事件时, 第二次是出现 162 个 PFS 事件时。第一次中期分析时, 独立数据监察委员会 (Independent Data Monitoring Committee, IDMC) 评价认为, 达到疗效指标而提前终止招募患者, 研究在 279 例患者入组时结束入组。

研究时间为 2016 年 7 月 25 日至 2017 年 11 月 27 日, 随机入组 279 例患者, 吡咯替尼联合卡培他滨组为 185 例, 卡培他滨组是 94 例。随访至 2018 年 5 月 27 日, IRC 评估结果显示: 吡咯替尼联合卡培他滨组的中位 PFS 为 11.1 个月 (95%CI: 9.7 ~ 16.5 个月), 安慰剂联合卡培他滨组的为 4.1 个月 (95%CI: 2.8 ~ 4.2 个月), 中位 PFS 延长 7 个

月（*HR*=0.18，95% *CI*：0.13 ～ 0.26，*P* < 0.001）。研 究
者评估的 PFS 与 IRC 极为接近，吡咯替尼联合卡培他滨组
的中位 PFS 为 10.9 个月（95%*CI*：8.3 ～ 12.4 个月），安慰
剂联合卡培他滨组的为 4.1 个月（95% *CI*：3.5 ～ 4.2 个月），
中位 PFS 延长 6.8 个月（*HR*=0.24，95% *CI*：0.17 ～ 0.33，
P < 0.001）。在次要终点方面，吡咯替尼联合卡培他滨均
优于安慰剂联合卡培他滨，两组的 ORR 分别为 68.6% 和
16.0%，DCR 分别为 91.9% 和 64.9%，CBR 分别为 76.8%
和 22.3%，中位 DOR 分别为 12.2 个月和 4.2 个月。

研究设计中非常值得关注的是对照组卡培他滨失败
后，可以序贯单药吡咯替尼治疗，帮助我们获得了单药吡
咯替尼治疗的数据。安慰剂联合卡培他滨治疗组中 71 例
患者在疾病进展后序贯接受吡咯替尼单药治疗，中位 PFS
达到 5.5 个月（95%*CI*：4.1 ～ 6.9 个月），单药吡咯替尼的
ORR 为 38%，DCR 为 80.3%，CBR 为 42.3%。

本研究入组的患者中，有一部分是无症状脑转移的
患者，亚组分析显示：无脑转移的患者中，吡咯替尼联合
卡培他滨组和安慰剂联合卡培他滨组的中位 PFS 分别为
11.1 个月和 4.1 个月（*HR*=0.17，*P* < 0.001）；合并脑转
移的患者中，两组的中位 PFS 分别为 6.9 个月和 4.2 个月
（*HR*=0.32，*P*=0.011）。

此外，在基线无脑转移的患者中，吡咯替尼联合卡培他滨组新发脑转移的比例明显低于安慰剂联合卡培他滨组（1.2% vs.3.6%），至新发脑转移的时间也更长（397.5 天 vs.132.0 天）。在基线合并脑转移但未接受过局部治疗的患者中，吡咯替尼联合卡培他滨组发生脑转移进展的比例低于对照组（73.3% vs. 87.5%），至脑转移进展的时间也更长（168 天 vs.127 天）。

总体安全性，吡咯替尼联合卡培他滨与 Ⅱ 期研究相比基本一致。所有治疗相关的不良事件发生率两组相当（99.5% vs.95.7%），≥ 3 级不良事件发生率吡咯替尼联合卡培他滨组高于对照组（55.1% vs.25.5%），治疗相关的严重不良事件（SAE）发生率两组相仿（4.9% vs.4.3%），因不良事件导致的治疗暂停或剂量调整吡咯替尼联合卡培他滨组高于对照组，但两组患者均无因治疗相关不良事件导致死亡发生。吡咯替尼联合卡培他滨和安慰剂联合卡培他滨两组最常见（≥ 5%）的治疗相关 ≥ 3 级不良事件为腹泻（30.8% vs.12.8%）和手足综合征（15.7% vs.5.3%）。

马来酸吡咯替尼是我国自主研发的泛 Erb-B 受体酪氨酸激酶抑制剂，是 1.1 类创新药，为口服的 HER-1、HER-2、HER-4 三靶点，小分子，不可逆酪氨酸激酶抑制剂。2017 年 5 月《临床肿瘤学杂志》发表了 Ⅰ 期临床研究结果，该研究确定了吡咯替尼最大耐受剂量为 400mg，每日 1 次，并且初步显示了其单药治疗的有效性和安全性，400mg 剂量组的 ORR 为 87.5%，CBR 为 100%，中位 PFS 为 59.7 周。后续的临床研究确定了吡咯替尼 400mg 联合卡培他滨治疗方案的耐受性和安全性。II 期临床研究结果于 2017 年在 SABCS 上公布，显示了吡咯替尼联合卡培他滨的有效性（0RR 为 78.5%，中位 PFS 为 18.1 个月）和安全性。2019 年 ASCO 年会上公布 PHENIX 临床研究结果。这是吡咯替尼的第一个 III 期临床研究，为吡咯替尼抗 HER-2 治疗提供新的循证医学证据。

仔细学习了该临床研究，我们有以下几点体会。

（1）疗效数据堪比现有二线标准治疗

T-DM1 是 NCCN 指南推荐的 HER-2 阳性晚期乳腺癌的二线标准治疗。EMILIA 研究比较了单药 T-DM1 与拉帕替尼联合卡培他滨，中位 PFS：单药 T-DM1 为 9.6 个月，拉帕替尼联合卡培他滨为 6.4 个月。基于这一研究结果，T-DM1 成功取代拉帕替尼＋卡培他滨，成为 HER-2 阳性晚期乳腺癌的二线标准治疗方案。

PHENIX 研究数据显示吡咯替尼联合卡培他滨的 PFS 为 11.1 个月，长于 T-DM1 的 9.6 个月，但目前没有和

T-DM1 的直接比较数据。目前在我国，T-DM1 还未被批准上市，吡咯替尼联合卡培他滨将是有利的替代治疗策略。

此外，随着另外一项Ⅲ期研究结果公布，即吡咯替尼联合卡培他滨与拉帕替尼联合卡培他滨的对照研究，如果能够继续维持Ⅱ期研究结果差异，将为确立吡咯替尼在 HER-2 阳性晚期乳腺癌治疗地位奠定循证医学基础。

（2）吡咯替尼单药活性令人振奋

PHENIX 研究设计独特，在证实吡咯替尼联合卡培他滨疗效的同时，由于在对照组设计了序贯单药吡咯替尼治疗部分，研究同时获得了吡咯替尼单药治疗效果数据，中位 PFS 为 5.5 个月，ORR 为 38%。这样的单药疗效可以为未来制定吡咯替尼单药维持治疗策略提供依据。未来也可以开展吡咯替尼联合其他药物的临床研究，例如针对激素受体阳性、HER-2 阳性的乳腺癌联合内分泌治疗，或是联合其他化疗药物。基于这样的单药活性，也可以考虑与曲妥珠单抗双靶的联合，或是在辅助治疗中的应用。

（3）吡咯替尼治疗乳腺癌脑转移前途光明

随着 HER-2 阳性乳腺癌患者生存期延长，脑转移发生率也不断升高，但是治疗仍然是难点和热点。目前治疗手段仍以脑局部手术或放疗为主，药物治疗作用有限。既往Ⅱ

期临床研究 LANDSCAPE、TBCRC002 显示拉帕替尼和来那替尼对脑转移具有一定的疗效。PHENIX 研究中纳入了一部分可控脑转移患者，结果喜人，证实脑转移患者能够从吡咯替尼治疗中获益，吡咯替尼联合卡培他滨可降低新发脑转移或原有脑转移进展的比例，推迟新发脑转移或原有脑转移进展的时间。相关的脑转移研究值得继续深入开展。

（4）不良反应管理非常重要

吡咯替尼联合卡培他滨的最常见治疗相关不良事件为腹泻，总发生率为 98.4%，≥ 3 级的发生率为 30.8%，但是经暂停用药或下调药物剂量及对症处理，绝大多数腹泻可控。吡咯替尼腹泻发生有其特点，重度腹泻发生在早期，持续时间短，没有导致严重并发症。有关来那替尼腹泻预处理的 Meta 分析显示给予洛哌丁胺预处理可减少重度腹泻的发生率和持续时间，提高治疗耐受性。我们自己在临床实践中也有同感。对于腹泻这样一个发生率很高的不良反应，给予早期处理甚至是预防性处理，可以大大提高药物的耐受性。因此，尽快制定吡咯替尼相关不良反应的管理规范，对于提高患者耐受性，降低严重不良反应的发生，进而提高疗效，都是非常重要的。

（5）优化药物使用任重而道远

抗 HER-2 治疗的耐药机制和疗效预测标志物一直是研究关注的焦点，既往文献报道特定基因的突变如 *PIK3CA*、*TP53*、*PTEN* 和 *AKT* 等与抗 HER-2 治疗疗效相关。吡咯替尼的相关临床研究也进行了分子标志物的探索。吡咯替尼单药的ⅠB 期临床研究的转化性研究显示，ctDNA 与临床结局的相关性优于肿瘤组织检测，*PIK3CA* 和 *TP53* 野生型患者的疗效优于突变者（中位 PFS 46.1 周 *vs*.14.9 周）。在吡咯替尼联合卡培他滨的ⅠC 期研究中，采用 NGS 分析了基线血液样本中所有 HER-2 旁路信号通路、PI3K/Akt/mTOR 通路和 *TP53* 的基因改变，结果显示与没有或只有一个基因改变相比，伴随的（两个或两个以上）基因改变与 PFS 较差显著相关（中位 15.8 个月 *vs.* 26.2 个月，*P*=0.006）。目前的Ⅲ期研究公布了疗效数据，相关组织血样也进行了收集。期待未来转化医学研究结果，能够帮助我们更优化吡咯替尼的应用人群和应用策略。

（解放军总医院第五医学中心　周金妹　王　涛）

当梦想照亮现实：三阴型乳腺癌免疫治疗

IMpassion130 研究 PD-L1 阳性人群明显的 OS 获益打破了三阴型乳腺癌近 10 年来的沉寂，在乳腺癌免疫治疗曙光乍现之时，我们期待通过更深入的研究探索，能够看到未来通过免疫治疗治愈最凶险的三阴型乳腺癌，梦想正在一步步照亮现实。

【问题 1】2018 年 ESMO 大会公布了 IMpassion130 研究的结果，由此开启三阴型乳腺癌免疫治疗的序幕，2019 年 ASCO 大会也更新了该研究的 OS 结果。请您给我们介绍一下乳腺癌免疫治疗的研究进展。

免疫治疗一直是近年来研究的热点，尤其是其他肿瘤如黑色素瘤和肺癌等的免疫治疗，近几年取得了很大的突破。乳腺癌作为一个患者人数非常多的病种，也是欧美最关注的癌种，其免疫治疗研究其实一直在努力进行中。过去的一些免疫治疗可以说主要是以单药为主的临床研究，但是很遗憾，得到的反应率都是比较低的，这样的结果也让人比较失望。但是 2018 年自 ESMO 大会公布 IMpassion130 研究结果以来，让人们看到了三阴型乳腺癌免疫治疗的曙光。2019 年 ASCO 大会公布了 IMpassion130 研究延长随访的 OS 结果，这是在事件成熟度达到 80% 以上进行的数据分析，汇报的两年 OS 结果也印证了 2018 年 ESMO 大会上提出的 PD-L1 阳性患者是 OS 获益优势人群。从此次结果中可以看到免疫治疗组患者的 OS 较对照组从 18 个月延长到了 25 个月，可以说再次肯定了这么一个非常有突破性的结论。

【问题 2】三阴型乳腺癌是指 ER、PR、HER-2 均阴性的患者，那么这部分患者的预后和治疗特征主要有哪些呢？

三阴型乳腺癌的治疗在临床上是比较棘手的，没有合适的内分泌治疗和靶向治疗方案，以往都是以化疗为主。三阴型乳腺癌患者的肿瘤复发比较快，一般在手术后短期内，大约两三年内就会迎来复发高峰甚至有些是刚做完放化疗不久或治疗的同时就出现了复发转移，让医生和患者都觉得这是一个相当凶险的疾病。但事实上并非所有的三阴型乳腺癌都这么可怕。统计资料显示，三阴型乳腺癌早期患者的治愈率也可达到 60% ~ 70% 以上。但需要强调的是要早期诊断，并给予足够的治疗。St. Gallen 共识投票中绝大多数专家支持对于 T1 期小肿瘤三阴型乳腺癌患者给予化疗以改善患者预后。三阴型乳腺癌一旦发生复发转移后，其生存预后将明显劣于其他类型肿瘤，而且较小的三阴型乳腺癌也可能发生复发转移。以往认为非常凶险的 HER-2 阳性乳腺癌，在近年来逐渐丰富的靶向治疗下，其生存预后有明显改善，2019 年 ASCO 大会上更新的 CLEOPATRA 研究显示，双靶治疗下的晚期 HER-2 阳性患者中位 OS 已经接近 5 年，8 年 OS 率也达到了 37%，至少在一部分患者中，可怕的晚期肿瘤变成了慢性病。

而晚期三阴型乳腺癌的生存则是显著差于 Luminal 型和 HER-2 型乳腺癌。既往数据显示其中位生存仅为 15 ~ 18 个月，2017 年 ASCO 大会上的一项万人生存数据调查显示，多年来晚期三阴型乳腺癌患者生存一直无明显改善，大约为 13 ~ 15 个月。而在 IMpassion130 研究中，我们可以看到在加入 atezolizumab 治疗后，PD-L1（+）患者的生存期从 18 个月提高到了 25 个月，这是一个非常大的突破，也是第一次看到晚期三阴型乳腺癌 OS 超过 2 年的大型Ⅲ期临床研究。以往的不少研究虽然看到了 PFS 获益，但均没有转换为 OS 的延长，比如曾经一度被看好的贝伐单抗就是因为没有看到 OS 获益而在 2011 年被 FDA 撤回了三阴型乳腺癌的适应证，因此，IMpassion130 研究是近 10 来年三阴型乳腺癌 OS 获益的重要突破。

【问题 3】继 IMpassion130 研究以后，越来越多的研究开始关注于免疫联合方案用于三阴型乳腺癌的治疗研究。您如何看待免疫联合治疗三阴型乳腺癌呢?

晚期三阴型乳腺癌化疗无法明显提高患者的总生存，肿瘤进展仍然较快。近年来免疫治疗开始被应用于三阴型乳腺癌，主要原因是三阴型乳腺癌的 PD-L1 表达或者肿瘤浸润淋巴细胞更显著。刚开始的免疫治疗尝试以单药应用为主，有效率不到 20%，也就是说超过 80% 的患者无效，即原发耐药，再二线治疗以后的有效率那就更低了，既往接受过化疗的患者，其有效率仅有 5% 左右。基于此，IMpassion130 研究采用了化疗联合 PD-L1 免疫治疗，所选择化疗药物为白蛋白紫杉醇，避免了皮质醇激素的应用对免疫治疗可能的抑制作用。并且化疗药物可诱导细胞死亡，促进肿瘤细胞的抗原暴露，从而刺激局部的免疫治疗反应。

　　这项研究是检测免疫细胞中的 PD-L1 表达水平，而非以往关注的肿瘤细胞 PD-L1 表达。之前研究表明在肿瘤微环境中的非肿瘤细胞中也可高表达 PD-L1。另外，PD-L1抑制剂一线治疗晚期三阴型乳腺癌带来的 PFS 获益并不是特别突出，大约为 2 个月。而此次中期分析的数据表明 OS获益更明显，提示免疫治疗加强了后续治疗的肿瘤控制效果。此外，IMpassion130 研究也带给我们其他一些值得思考的问题，比如这项研究显示有 41% 的患者是可以获益于免疫治疗的，那么另外 59% 的治疗反应不好怎么办？是否可以采用 PD-L1、肿瘤突变负荷（TMB）、淋巴浸润细胞（TILs）等 biomarker 的组合进一步提高其治疗效果？可以说 IMpassion130 研究给我们开了一个好头，但三阴型乳腺癌免疫治疗还有很多问题值得我们进一步探讨。

　　2019 年 ASCO 大会上我们有一项免疫联合抗血管生成药物的 II 期研究也引起了大家的关注和讨论。这项研究设计的初衷是我们发现低剂量抗血管生成药物可以改善肿瘤微环境，比如肿瘤的血管壁不完整，组织间压比较高，淋巴细胞等免疫细胞难以进入。而低剂量抗血管生成药物导致的血管正常化（vascular normalization）可以改善这种情况，从而促使更多的免疫细胞进入肿瘤组织，增加免疫治疗的作用。目前还有很多其他的联合治疗研究，比如 PD-1 单抗联合 PARP 抑制剂的研究，以及其他的一些化疗或靶向联合免疫治疗的研究正在进行中。我们可以看到三阴型乳腺癌已经开始进入了免疫联合治疗的时代，也期待越来越多的研究结果能够使得三阴型乳腺癌的治疗更精准、更有效，能够让这个恶性程度最高、生存预后最差的乳腺癌亚型患者获得显著的生存率改善。

【问题 4】IMpassion130 研究是以 PD–L1 作为三阴型乳腺癌的 biomarker，如何看待这个问题的呢？

选择免疫治疗的优势获益人群一直是我们研究的一个难点。比如前面提到的 PD-L1 表达有一定的预测价值，但是在 KEYNOTE-086 研究中，PD-L1 表达水平与转移性三阴型乳腺癌的治疗效果相关性并不明显，当然这项研究采用的 PD-L1 检测方法不同，不像 IMpassion130 研究中聚焦于免疫细胞的 PD-L1 表达水平。当然，除了 PD-L1 以外，还有像黑色素瘤、肺癌等其他肿瘤中也经常用到的肿瘤突变负荷，也是预测免疫治疗效果的 biomarker，因为肿瘤突变负荷高，产生的肿瘤抗原也比较多。此外，淋巴浸润细胞比较多，也能部分反映免疫治疗的效果。

可以说三阴型乳腺癌是一个影响因素很多的肿瘤，需要我们进一步厘清各类生物标志物的预测效价。我们可以把"冷"肿瘤转化为"热"肿瘤，所谓冷热是基于包括肿瘤微环境、肿瘤细胞抗原性和抗原递呈性等进行的分类。我们可以看到肿瘤细胞能分泌一些因子，从而抵抗淋巴细胞的募集或者影响其功能；再者一些衰竭的淋巴细胞的免疫性也有限，并不能起到有效的抑制肿瘤的作用。因此，我们需要对免疫治疗的 biomarker 进行更好的归类和更多的研究，才能更好地指导免疫治疗。

【问题5】另一项三阴型乳腺癌免疫治疗的 IMpassion131 研究正在火热进行中，我国近20家中心参与到了这项国际多中心研究中。您对我国三阴型乳腺癌免疫治疗的临床研究有怎样的期待？

目前我国已经引入了肿瘤免疫治疗，而且有关三阴型乳腺癌的临床研究也已经正式开展了不少，比如目前正在开展的 IMpassion131 研究，希望能够进一步提高这部分患者的治疗效果。我国的医生是非常有探索能力的，我也希望同道能够在乳腺癌免疫治疗的研究方面，为我国患者贡献更多有意义的原创性研究。虽然目前 PD-1/PD-L1 单抗的乳腺癌适应证还没有在国内获批，但实际上在我们国家此类药物的品类并不少于欧美国家，价格也远远低于欧美国家，乳腺癌患者的人群基数也远远大于欧美国家。希望我们能够抓住这些有利条件，用更多和更有效的临床研究去改善我国三阴型乳腺癌患者的生存状态。

（中山大学孙逸仙纪念医院　刘　强接受《肿瘤瞭望》采访）

IMpassion130 研究第二次中期分析

　　三阴型乳腺癌约占所有乳腺癌病例的 15%，转移性 TNBC 是一种最具侵袭性和难治的乳腺癌类型。2018 ESMO 年会上，IMpassion130 研究结果的公布为 TNBC 的治疗带来了新的曙光，证实了 PD-L1 抑制剂——atezolizumab 联合白蛋白紫杉醇可为 TNBC 患者带来显著临床获益，为免疫疗法治疗晚期 TNBC 的首个Ⅲ期研究阳性结果。

　　2019 年 ASCO 年会上，IMpassion130 研究发布了第二次中期分析 OS 数据及安全性数据，进一步夯实了 atezolizumab 联合白蛋白紫杉醇这一方案在晚期 TNBC 中的疗效和安全性分析结果。

（1）研究方法

　　IMpassion130 研究是一项随机、双盲、安慰剂对照临床研究，对比了 atezolizumab 联合白蛋白紫杉醇与安慰剂联合白蛋白紫杉醇，治疗此前未接受过全身治疗的局部晚期或转移性 TNBC 的疗效和安全性。

（2）研究结果

在 PD-L1 阳性的晚期 TNBC 患者中，atezolizumab 联合白蛋白紫杉醇的治疗组与安慰剂联合白蛋白紫杉醇组相比，总生存期显著提高了 7 个月（中位 OS：25.0 *vs.*18.0 个月；*HR*=0.71，95% *CI*：0.54 ~ 0.93），PFS 显著提高了 2.5 个月（中位 PFS：7.5 *vs.* 5.0 个月；*HR*=0.62，95% *CI*：0.49 ~ 0.78）。atezolizumab 联合白蛋白紫杉醇组超过一半（51%）的 PD-L1 阳性晚期 TNBC 患者在 2 年时仍存活；安全性数据与之前发表的数据一致。

【专家解读】

既往针对 TNBC 的免疫治疗的研究，采用免疫治疗药物单药治疗的方案都不甚理想，2017 AACR 上公布的 atezolizumab 单药治疗 mTNBC 的ⅠA 期研究结果，提示 TNBC 患者接受 atezolizumab 单药治疗的有效率为 10% ~ 13%，中位 OS 只有 9.3 个月。临床需要一个策略使肿瘤微环境对免疫治疗药物更敏感。而经过化疗后可以使肿瘤细胞的抗原释放，增强免疫治疗的效果，因此，也有了 atezolizumab 联合白蛋白紫杉醇治疗 mTNBC 的Ⅰb期研究探索。

既往研究显示激素会影响免疫治疗的反应。IMpassion130 研究选择联合白蛋白紫杉醇，原因在于白蛋白紫杉醇的使用无需激素的预处理，不会干扰 atezolizumab 治疗的活性。既往在非小细胞肺癌的Ⅰb期和Ⅲ期研究及 TNBC 患者的Ⅰb期研究中，均提示 atezolizumab 联合白蛋白紫杉醇具有良好的疗效和安全性，在包括乳腺癌的Ⅰb期研究中发现，atezolizumab 介导的免疫治疗效应不会被同时使用的白蛋白紫杉醇抵消。白蛋白紫杉醇可增加肿瘤细胞的抗原释放，增强免疫治疗效果且不影响免疫治疗的活性。根据 IMpassion130 研究的结果，美国 FDA 已批准 atezolizumab 联合白蛋白紫杉醇用于治疗 PD-L1 阳性的 mTNBC 患者，同时该治疗方案也被写入 NCCN 指南和 AGO 指南。

（中山大学肿瘤防治中心 王树森接受《中国医学论坛报》

采访）

乳腺癌脑转移预后分析及放射治疗策略

乳腺癌是威胁女性健康的恶性肿瘤之一，居 2018 年美国预测恶性肿瘤发病率的首位。然而，从流行病学数据可以发现，早期乳腺癌患者的 5 年生存率高达 95% ~ 99%，但转移性乳腺癌患者 5 年生存率仅 20% ~ 28%。不同分子分型和不同分期的乳腺癌脑转移的风险是不同的，其中 HER-2 阳性的转移性乳腺癌脑转移的风险超过 30%，其次高危的人群是年轻的三阴型乳腺癌，尤其是 35 岁及以下的人群。脑转移作为对生命危险最高的转移部位，其预后直接影响了患者的生活质量及生存时间。基于现有的脑转移瘤综合治疗模式，如何进一步优化预后评估体系并更好的整合放射治疗及全身治疗，成为临床医生讨论的热点。

82. 乳腺癌脑转移预后评分体系的建立和完善

　　脑转移患者预后差异很大，早期研究显示，未经治疗的实体瘤脑转移患者预后较差，中位生存时间仅 1.5 个月。接受全脑放疗（whole-brain radiotherapy，WBRT）后患者的中位生存期可延长至 4 个月，然而针对不同亚组患者，治疗的获益是有差异的。因此，包含脑转移瘤预后因素在内的预后分级模型的建立显得至关重要，可为患者治疗决策提供临床指导。

　　独立递归分级指数（RPA）纳入了患者的体能状态评分、原发肿瘤控制情况、颅外病变范围及患者年龄 4 项预后因素，将来自 3 项 RTOG 临床试验共 1 200 例，分为 3 个预后分级。进一步研究发现，实体瘤脑转移患者治疗后的生存期因原发肿瘤的不同而多样化，RPA 评分没有考虑特定原发肿瘤的生物学特性，同时资料库古老，无法反映现代的全身治疗模式对预后的影响。基于这一观察结果，提出诊断特异性的预后分级评估（DS-GPA）。通过纳入多中心于 1985 年至 2007 年间接受治疗的近 4000 例脑转移瘤患者，采用与 RPA 中相同的标准进行多变量分析，同时纳入原发肿瘤的诊断，从而建立了乳腺癌脑转移预后分级评估（Breast-GPA）。

83. 脑转移瘤数目对局部治疗的指导价值

NCCN 指南参考多项 RCT 研究中纳入的 1 ~ 3 个脑转移瘤患者局部治疗后的生存预后分析数据，指导局部治疗策略的模式。然而 2018 年最新的指南中却发现这一指标在逐步弱化。基于德国癌症数据库的研究显示，枕叶转移灶以及脑膜转移患者预后较差。来自我们中心的研究也显示，小脑幕下转移是独立于脑转移病灶个数而影响患者生存预后的因素。现有的预后体系中，Breast-GPA 评分仅纳入 KPS 评分、年龄及分子分型这三项预后因素，全身疾病进展情况及脑转移瘤固有的解剖学特点并未纳入其中，该评分体系仍需进一步优化。因此，影响脑转移预后的诸多因素不能单单从转移数目体现，甚至不能从现有的预后体系中充分体现，将转移灶的解剖部位、数目和已被认可的预后参数整合，应该是预后体系进一步完善的空间。

84. 全脑放疗的价值

对于数目有限的脑转移瘤患者，多项 RCT 研究证实在以非小细胞肺癌和乳腺癌为代表的实体瘤脑转移患者中，对 1 ~ 3 个转移灶，WBRT 和 SRS 相比，并未延长患者生存，但 WBRT 可以显著降低颅内进展，尤其是颅内远处转移的风险。对于颅内局限数目脑转移患者，起始 SRS 而不是首选 WBRT，这个趋势已经越来越清晰，关键是在临床实践中，有几个不可回避，但是并没有明确的高级别循证医学证据仍然有待于关注，包括①原则上，即使转移灶数目不超过 3 个，但是当单个转移灶最大径超过 3cm（有的研究认为 4cm），SRS 的疗效降低。②首选 SRS 或 WBRT 时，除了参考转移灶数目，还要参考哪些预后因素？预期生存短于多少的患者不建议首选 SRS？③转移灶累及的解剖部位会怎样影响预后乃至影响首选颅内放疗的方式？

由于 WBRT 虽然局部控制优势明确，但是神经毒性随着患者生存期的延长而逐步受到关注。RTOG 0933 研究提示，和历史对照相比，海马回保护的 WBRT 可显著减少记忆减退和改善生活质量。本中心分析了初诊脑转移瘤的影像学分布规律，发现初诊的实体瘤脑转移海马区 5mm 内侵犯的概率仅 3.1%，其累及风险随着病灶数目的增加而增加，发现对于 1 ~ 5 个脑转移灶患者而言，WBRT 是相对安全的选择。

因此，预后相对好的患者，首选在影像学随访的保障下进行 SRS。当初始 SRS 不够合适（局部脑膜累及），或随访条件不满足的情况下，WBRT 可以成为 SRS 的认知功能保护和 WBRT 的局控之间最佳折衷，且转移灶数目越少，WBRT 越安全。

对于多发、不具备 SRS 或手术条件、体能状态良好的患者，WBRT 仍然是初始颅内治疗的标准方法。既往认为，与支持治疗相比，WBRT 可改善这部分患者的生活质量，减轻颅内症状并防止因病灶进展带来进一步的神经功能恶化。

85. Breast–GPA 在优化乳腺癌脑转移治疗策略中的价值

Breast-GPA 评分强调了分子分型作为评分标准，可以更好地反映现代全身治疗模式对患者生存预后的影响。

LANDSCAPE 是一项单臂、小样本的 Ⅱ 期临床研究，在脑转移瘤治疗中具有特殊意义，该研究证实了不是所有的脑转移在诊断时都需要立刻接受头颅放疗。从入组人群中可以看到，该研究面向的是低转移负荷（91% 为 1 ~ 3 枚转移）、无症状或仅有轻微神经系统症状且 HER-2 阳性的乳腺癌患者。全组患者均为预后较好的类型，44 例患者 Breast-GPA 评分均为 2.5 ~ 4.0 分，中位 OS 可达 17 个月。结果显示，脑转移后一线拉帕替尼联合卡培他滨治疗也许最终没有能够避免放疗的应用，但是可以赢得中位 8.3 个月至颅内放疗开始的时间。而在我们中心的研究中，通过对 111 例乳腺癌脑转移患者进行回顾性分析发现，对于 Breast-GPA 评分 2.5 ~ 4.0 分的患者，延迟颅内放疗并未影响患者脑转移后的生存时间。而即刻颅内放疗可以将 Breast-GPA 0 ~ 2.0 分组患者的中位生存时间从 3.3 个月延长至 9.8 个月（$P=0.04$）。因此，我们认为 Breast- GPA 2.5 ~ 4 分、 HER-2 (+)、有限数量转移灶、无症状或轻微症状的患者，接受抗 HER-2 治疗和细胞毒化疗，可以推迟颅内局部治疗。对于 Breast-GPA 0 ~ 2.0 分组预后较差的患者，以 TNBC 脑转移患者为代表，由于缺乏有效靶向治疗药物，不建议延迟颅内放疗。

86. 抗 HER–2 治疗与脑转移

抗 HER-2 治疗提高了 HER-2 阳性乳腺癌的无病生存和总生存，患者死亡风险大幅度下降，但是鉴于大分子曲妥珠单抗无法进入血－脑屏障，因此，似乎辅助曲妥珠单抗降低的主要是颅外转移的风险，患者在生存期内出现脑转移的概率在一定程度上较抗 HER-2 治疗问世前有所增加。HER-2 阳性早期乳腺癌辅助抗 HER-2 治疗的 HERA 研究对接受抗 HER-2 治疗的早期乳腺癌患者进行了长达 11 年的随访，出现中枢神经系统转移的比例为 2.1%。同时随着病程的进展，转移性 HER-2 阳性乳腺癌患者脑转移的发生率也随之增高。在 registHER 研究中，这一比例高达 37.2%。这引发了人们对于 HER-2 阳性乳腺癌抗 HER-2 治疗下脑转移发生风险的思考。来自韩国的数据显示，前曲妥珠单抗时代 HER-2 阳性乳腺癌脑转移发生率为 37.8%，而曲妥珠单抗时代下该比例下降至 25%。尽管辅助靶向治疗似乎降低了脑转移的发生率，但来自我们中心的数据也显示，HER-2 过表达型患者初诊至脑转移的间期仅 14.1 个月，显著短于 Luminal A 型。因此，我们认为基于 HER-2 阳性乳腺癌固有的较高的脑转移风险，在随访期内，适当调整头颅 MRI 筛查间隔是必要的。

同时，多项针对 HER-2 阳性脑转移患者的研究均提示，颅内放疗后抗 HER-2 治疗可以延长患者的中位生存期，绝对值获益 9 ～ 14 个月。脑转移后持续抗 HER-2 治疗可以通过对颅外病灶的有效控制，减少约一半由颅外转移灶进展带来的死亡。因此，持续抗 HER-2 治疗可以大幅度降低颅外病灶的死亡风险从而改善患者预后。这提示，对于现有的乳腺癌脑转移全身治疗模式下，当颅外病灶在有效的靶向治疗控制下，更加凸显了颅内局部治疗的重要性。

乳腺癌脑转移的总体预后随着综合治疗进展而不断改善。有限数量的脑转移，如果综合预后评分也属于预后较好，可以在影像密切随访的保障下首选 SRS 而不是 WBRT。Breast-GPA 评分 0 ~ 2.0 分，由于缺乏有效的全身治疗，脑转移发生后不建议推迟颅内放疗。抗 HER-2 治疗改变了脑转移的整体病程，脑转移发生后持续抗 HER-2 治疗可以通过对颅外病灶的有效控制，提高颅内局部治疗后的整体疗效。WBRT 作为脑转移瘤局部治疗的基石，其对于颅内局控的作用仍然不容忽视，海马回保护的 WBRT 可以成为 SRS 的认知功能保护和 WBRT 局控之间的最佳折衷。

（上海交通大学医学院附属瑞金医院　陈佳艺）

乳腺癌 *BRCA* 基因标准检测和靶向治疗进展

乳腺癌易感基因是重要的抑癌基因，包括 *BRCA1* 和 *BRCA2*，其编码的蛋白作用于包括 DNA 损伤修复、基因转录调控和细胞周期调节等多种细胞生命活动。研究数据表明，*BRCA1/2* 基因突变不仅使女性乳腺癌风险提高 5 倍，卵巢癌风险提高 10～30 倍，其他多种癌症风险也增加。*BRCA1/2* 基因是评估乳腺癌等癌症发病风险及个体化治疗方案选择的生物标志物。因此，*BRCA* 基因检测具有重要的临床意义。

87.BRCA1/2 基因突变种类、突变位点及种族、地域差异性

BRCA 基因突变分为两种类型，一种为胚系突变，是指来源于精子或卵母细胞的生殖细胞突变，导致机体所有细胞都带有突变，可以遗传给后代；另一种为体细胞突变，是指发生于肿瘤细胞中的 *BRCA* 基因突变，为非遗传性突变。*BRCA* 基因检测难度较大，变异遍布于整条基因序列，很难找到固定的突变热点。我国人群 *BRCA* 突变的数据，一项纳入 8085 例我国乳腺癌患者的研究发现 *BRCA* 总突变率为 5.3%，其中 5589del8 突变共检测到 28 次，占总突变的 6.5%。

（1）*BRCA* 基因检测适用人群

新近的国内外权威指南和专家共识均推荐对确诊时患者年龄较低、有高风险家族史及 TNBC 乳腺癌患者进行 *BRCA* 基因突变检测。结合 NCCN、ESMO 等国外指南，以及我国现有的临床数据，《中国乳腺癌患者 *BRCA1/2* 基因检测与临床应用专家共识（2018 年版）》推荐以下乳腺癌患者进行 *BRCA* 基因筛查（证据等级 2B 类），具体内容见表 1。

表 1　乳腺癌患者推荐进行 BRCA 基因检测的专家共识

≤ 40 岁发病

≤ 50 岁发病，同时伴有：

　1. 第二原发性乳腺癌

　2. 满足 ≥ 1 项以下家族史标准：
　　① ≥ 1 血缘近亲有任何年龄发病的乳腺癌史；
　　② ≥ 1 血缘近亲有胰腺癌史；
　　③ ≥ 1 亲属有前列腺癌史（Gleason 评分 ≥ 7）；
　　④未知或有限的家族史

≤ 60 岁发病，同时伴有三阴型乳腺癌

所有男性乳腺癌

任何年龄发病，同时满足 ≥ 1 项以下家族史标准：
　　① ≥ 1 血缘近亲有 ≤ 50 岁发病的乳腺癌史；
　　② ≥ 2 血缘近亲有任何年龄发病的乳腺癌史；
　　③ ≥ 1 血缘近亲有卵巢癌史；
　　④有三级亲属患有乳腺癌和（或）卵巢癌，同时其有 ≥ 2 血缘近亲患
　　　有乳腺癌（其中至少有 1 例 ≤ 50 岁）和（或）卵巢癌；
　　⑤ 血缘近亲有男性乳腺癌家族史；
　　⑥ ≥ 2 血缘近亲有任何年龄发病的胰腺癌和（或）前列腺癌（Gleason
　　　评分 ≥ 7）；
　　⑦有已知的家族型致病性 BRCA1/2 基因突变

（2）基于 NGS 检测 BRCA 基因的流程

　　基于 NGS 检测 BRCA 基因突变的流程可以概括为六个环节：样本获取及处理、核酸抽提、文库构建、测序、数据分析及变异数据解读，每个环节都应包括相应的质控步骤。

　　①样本获取及处理

　　目前针对 BRCA 检测分为胚系 BRCA 基因检测和肿

瘤 *BRCA* 基因检测，需根据具体情况确定进行何种检测。若需评估遗传风险，可行胚系 *BRCA* 基因检测，检测前需进行遗传咨询工作；肿瘤 *BRCA* 基因检测无需遗传咨询。此外，建议对于可获取肿瘤组织的癌症患者进行肿瘤组织样本检测，一般使用手术或者穿刺获得肿瘤标本；对于肿瘤组织不可获取的癌症患者和癌症高风险人群，可进行胚系 *BRCA* 基因检测，一般使用血液、唾液、口腔拭子等样本，目前以血液为主。

②变异解读

数据解读的标准和规范及数据解读和注释流程中常用数据库可参考《美国分子病理学会（AMP）/美国临床肿瘤学会（ASCO）/美国病理学家协会（CAP）癌症序列变异解读和报告的标准和指南（2017 版）》及《*BRCA* 数据解读中国专家共识》。致病突变（pathogenic mutation）大多是小片段缺失、插入及非同义突变，导致蛋白质功能缺陷。变异分类建议参考国际癌症研究机构（IARC）分类，根据变异致病性可分为五类：5 类 - 致病性、4 类 - 可能致病性、3 类 - 意义未明、2 类 - 可能良性及 1 类 - 良性。

（3）*BRCA* 基因具体检测及风险管理流程

图 2 来自于《2019 年 NCCN 指南：遗传 / 家庭高风险评估 - 乳腺癌和卵巢癌（2019.V2）》。

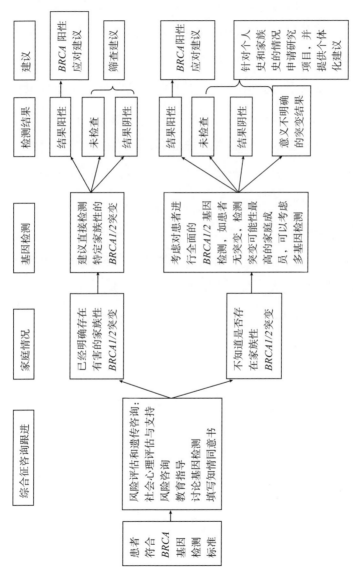

图 2 BRCA 具体检测及风险管理流程

（来源：NCCN Guidelines Version 2.2019：Genetic/Familial High–Risk Assessment: Breast and Ovarian）

（4）检测前咨询

询问家族史信息，一级、二级及三级双方亲属是否有乳腺癌、卵巢癌、前列腺癌及胰腺癌病史；家族中是否有人已开展过 *BRCA1/2* 基因检测；评估被检者的患病风险；告知被检者关于乳腺癌遗传方式等相关知识；告知被检者检测潜在的风险及可能的检测结果，并签署知情同意书。

检测时，对 *BRCA* 检测适用人群进行肿瘤组织样本、血液或其他样本的 *BRCA* 基因检测，当检测结果（点突变、小片段插入缺失）阴性时，推荐进行大片段重排检测；肿瘤组织检测阳性时，应进一步验证是否为胚系 *BRCA* 基因突变，以便于制定相应的遗传管理措施。另外，建议在胚系 *BRCA* 基因检测前由专业人员对受检者提供遗传咨询（图3）。

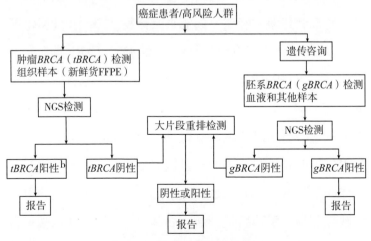

图 3　基于 *BRCA* 基因检测流程

（5）检测后咨询

向被检测者详细解释检测结果及针对检测结果应开展何种预防和治疗手段、临床帮助，比如参与药物临床试验及其他疾病互助资源；建议家族中其他高风险成员进行 *BRCA* 基因检测。

相信随着我国人群特有的 *BRCA* 基因突变数据库的建立，以及对 *BRCA* 基因突变的致病性理解加深，我们对 *BRCA* 基因检测结果的判定会越来越准确。

88. 基于 *BRCA* 基因突变的靶向治疗药物

人体细胞中有许多 DNA 修复系统，其中包括了 PARP 参与的一种单链修复途径和 BRCA1/2、ATM 等蛋白参与的一种双链修复途径——同源重组修复（HRR）。PARP 是 DNA 单链断裂进行有效修复的必需物质，PARP 抑制剂与 DNA 相关的 PARP 活性位点结合，抑制其酶活性，同时将其捕获在 DNA 上，从而阻滞修复。当遇到 PARP DNA 复合物时，这也引起 DNA 双链断裂（double strand break，DSB）的形成。在 *BRCA1/2* 基因突变导致的同源重组修复功能缺陷肿瘤中，DNA DSB 无法得到准确或有效的修复，替代性和易错配通路被激活，如典型的非同源性末端接合

（non-homologous end joining，NHEJ）通路，引起基因组不稳定性增加，从而引起肿瘤细胞死亡。

PAPR 抑制剂既有单药应用，也有联合应用的相关临床研究。OlympiAD 研究证实，对于既往接受过 ≤ 2 线化疗的胚系 *BRCA* 突变 /HER-2 阴性转移性乳腺癌患者，与医生选择的单药化疗（TPC）相比，奥拉帕利组显著改善患者 PFS 7.0 个月 *vs.* 4.2 个月（*HR*=0.58，*P*=0.0009），ORR 59.9% *vs.* 28.8%，其中亚洲人群数据与总体人群数据一致。亚组分析结果显示，一线使用奥拉帕利与一线使用 TPC 的患者相比，OS 显著延长（22.6 个月 *vs.* 14.7 个月，*HR*=0.51，95% *CI*：0.29 ~ 0.90，*P*=0.02）。基于 OlympiAD 研究，美国 FDA 在 2018 年 1 月批准奥拉帕利用于胚系 *BRCA* 突变 /HER-2 阴性转移性乳腺，其是首个获得该适应证的 PARP 抑制剂。奥拉帕利应用于生殖系 *BRCA1/2* 突变且高危 HER-2 阴性原发性乳腺癌辅助治疗的 OlympiA 研究入组已结束，数据结果值得期待。

在奥拉帕利的带动下，全球已有多个 PARP 抑制剂纷纷开展乳腺癌相关临床研究，其中 talazoparib 的 Ⅲ 期研究 EMBRACA 也获得与 OlympiAD 相似的阳性结果，美国 FDA 已批准其用于胚系 *BRCA* 突变 /HER-2 阴性局部晚期或转移性乳腺。talazoparib 单药新辅助治疗 *gBRCA* 突变的早期 TNBC 的 II 期研究结果显示 pCR 率达 53%。

卡铂 / 紫杉醇 ±veliparib 治疗 *gBRCA* 突变 HER-2 阴性局部复发或转移性乳腺癌的 II 期 BROCADE 研究显示，试验组和对照组的 PFS 无显著性差异（14.1 个月 *vs.* 12.3 个月，*P*=0.227）。

2018 ASCO 会议报道了 niraparib + pembrolizumab 治疗铂类耐药的卵巢癌和晚期 TNBC 的 I / II 期 TOPACIO 研究，初步结果显示，在 46 例可评估疗效的患者中 ORR 28%，DCR 50%。奥拉帕利应用于 DNA 修复基因突变 MBC 的 II 期临床试验（除外 *gBRCA1/2*）、联合免疫治疗、联合局部放疗的临床研究均正在进行中。

越来越多的临床试验证实，与传统的化疗相比，以奥拉帕利为代表的 PARP 抑制剂，对于胚系 *BRCA* 突变 / HER-2 阴性的转移性乳腺癌患者，疗效更优，毒副作用更小，为乳腺癌患者提供更精准的治疗选择，将来的研究方向为与免疫治疗 / 化疗药物的联合，对体细胞突变患者及 BRCAness/HRD 患者的治疗价值。

（福建省肿瘤医院　刘　健）

精准医学时代肿瘤治疗决策：
大数据与小随机

肿瘤治疗决策经历了从经验医学、循证医学到精准医学的变革。传统的临床研究，特别是 RCT 优化了治疗方案，推动了治疗指南的制定和修改，带来了新的医学策略的思考，但其在现实世界中的外推效能仍需得到检验，真实世界研究（RWS）应运而生，与小随机共同构建大数据平台，完善临床治疗决策。

89. 随机对照研究影响思维，改变行为

随机对照研究为临床治疗决策提供有力证据。以 HER-2 阳性乳腺癌为例，大量的 RCT 不断改变我们的临床实践（表 2）。2014 年基于英国哥伦比亚人群的数据显示，

2004—2008 年与 1986—1992 年相比，HER-2 阳性患者的预后得到明显改善，这正是 RCT 带给我们的获益。

表 2　RCT 改变 HER-2 阳性乳腺癌临床实践

临床实践	研究（RCT）	试验组	对照组
HER-2 阳性晚期乳腺癌			
一线解救治疗：化疗 +H	Slamon et al	标准化疗 +H	化疗
二线抗 HER-2 治疗：LX	Cameron D et al	LX	X
二线抗 HER-2 治疗：T-DM1	Verma S et al	T-DM1	LX
一线解救治疗：TH+ 帕妥珠单抗	Baselga et al	TH+ 帕妥珠单抗	TH
HER-2 阳性早期乳腺癌			
曲妥珠单抗辅助治疗标准疗程为 1 年	HERA	标准化疗 +H 1/2 年	标准化疗
辅助治疗可选 AC-TH 方案	N9831	AC-TH	AC-T
辅助治疗可选 TCbH 方案	BCIRG006	TCH 6/AC-TH	AC-T
新辅助治疗加入曲妥珠单抗提高 pCR 率	NOAH/GeparQuinto	标准化疗 +H	标准化疗

注：H：曲妥珠单抗；L：拉帕替尼；X：卡培他滨；T：紫杉类；TCbH：多西他赛、卡铂联合曲妥珠单抗。

90. 随机对照研究的局限性

RCT 理想的试验环境与现实医疗环境相去甚远，所获产品有效性、安全性的信息不能充分回答在现实医疗环境中医患双方所面临的各类复杂问题。而且现实世界往往存在一些无需随机、无法随机的问题，基于 RCT 与 RWS 的异同性，其实践需要从真实世界的数据中获得证据的支持。

部分问题无需随机。NSABP B-06 提示保乳手术对于早期乳腺癌是一个安全的手术方式，同时强调了术后放疗在降低局域复发风险上的重要性，建立了保乳手术 + 放疗为可手术Ⅰ、Ⅱ期乳腺癌患者的优先治疗方式。而随后荷兰开展基于人群的回顾性分析，纳入了 2000—2004 年 37 207 例 pT1 ~ 2 N0 ~ 1 M0 的患者，中位随访 11.3 年，比较保乳和全乳切除 10 年的 OS 和 DFS。结果显示保乳手术 + 放疗甚至优于全切，这可能与真实世界高选择性相关。此时基于 RCT 的证据在现实世界中得到验证，不论基于伦理还是可行性，小肿瘤保乳问题已无需随机。

部分问题无法随机。比如生育问题，生育与否更多是现实生活中"他"和"她"的能力和意愿甚至他们的感情深厚，此时我们无法限定患者随机分入生育组与未生育组，因而真实世界中的大数据就显得非常重要。回顾性研究显示，怀孕有可能改善早期年轻乳腺癌患者的预后。当然，我们并不能以此鼓励早期患者都去生育，因为现实世界的数据具有很强的选择性，但至少提示我们对于那些年轻预后好的患者，可以考虑生育问题。

91. 真实世界研究也可以改变临床实践

对于那些无需随机、无法随机的问题，RWS 也可以改变治疗决策。HER-2 阳性小肿瘤（≤ 3cm）的治疗一直以来备受关注，APT 研究证实紫杉醇联合曲妥珠单抗靶向治疗 1 年，3 年 DFS 率高达 98.7%，此时已不需要对照组进行对比。

对于 HER-2 阳性老年患者的治疗，由于既往 RCT 对于年龄的限定，我们缺乏临床实践的参考依据。通过对 2000—2009 年美国 SEER 数据库中年龄 ≥ 65 岁的乳腺癌患者的信息分析显示，老年患者无证据的使用曲妥珠单抗并不能带来生存期的获益，并且会导致充血性心衰发生率显著提高，因此，RWS 告诉我们不能将 RCT 的研究证据简单扩大应用到老年患者中。

总之，大数据与小随机启承互补。启承，即 RWS 可以验证 RCT 的外推效能，"实践是检验真理的唯一标准"；互补，即 RCT 本身具有一定的局限性，部分问题或无法随机，或无需随机，此时 RWS 是数据获取的重要来源，它与 RCT 数据共同组成大数据平台，无限接近于真实世界，以新的方式提供证据，影响我们的治疗决策。

（解放军总医院第五医学中心　许凤锐　江泽飞）

乳腺癌患者线上大数据及对随访管理的启示

　　随着乳腺癌防治水平的提高，我国乳腺癌患者的生存显著改善，对长期生存的医疗卫生管理的需求也同步递增，现有的针对乳腺癌患者的医疗卫生服务面临重要挑战。互联网的发展为应对这一挑战提供了一种可能的解决途径。本文试图通过综合分析现有基于互联网的乳腺癌患者管理服务的线上大数据，了解线上服务可行性和可接受程度，为探索乳腺癌患者长期管理方式提供基础信息和依据。

92. 我国乳腺癌患者管理需求日益增长

乳腺癌是我国女性最常见的恶性肿瘤。2000—2011 年我国女性乳腺癌标化发病率逐年上升，2013 年全国女性新发乳腺癌约 27.9 万例，死亡约 6.5 万例，净增长 21.4 万例。2015 年全国女性新发乳腺癌约 26.9 万例，死亡约 6.9 万例，净增长 19.9 万例。据此估计，我国乳腺癌患者平均每年净增长约 20 万例。

乳腺癌患者的迅速增长在大城市表现的更为明显。根据上海市疾病预防控制中心每年发布的恶性肿瘤报告，上海市女性乳腺癌现患人数从 2004 年的 2.2 万多增长到 2015 年的约 5.8 万，每年净增长约 3000 例患者，年平均增长率达到 10%（图 4）。

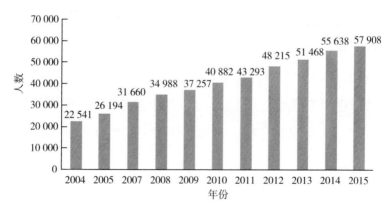

图 4　2004-2015 年上海市女性乳腺癌现患人数增长趋势
（资料来源：上海市疾病预防控制中心.上海市恶性肿瘤报告，2005—2016）

全球发达国家乳腺癌的 5 年生存率可达 80% ~ 90%，我国乳腺癌的生存率近年来上升迅速。由于绝大部分乳腺癌患者可以顺利活过 5 年，使得 5 至 10 年乃至 10 年以上的长期生存状况越来越引起关注。现有资料表明，发达国家乳腺癌的 10 年生存率与 5 年生存率相差不大。美国 SEER 数据库资料显示，1993 年诊断的美国乳腺癌患者 10 年标化生存率可达 83%，而北欧的研究显示 2000—2002 年患者的 10 年标化生存率为 74.9%。我国上海乳腺癌队列（2002—2004 年诊断病例）的 10 年生存率达到 80.5%。韩国 2001—2012 年患者未经标化的 10 年生存率预期可达 84.8%。由于乳腺癌患者 10 年生存率与 5 年生存率比较接近，患者死亡风险较小，因此，对于 5 年以上长期生存管理的目标还需要关注生活质量和回归正常生活。

93. 更新乳腺癌患者预后的认识

预后是指疾病治疗之后的病程和结局。相对大部分恶性肿瘤而言，乳腺癌预后较好，大部分患者接受根治性治疗以后可以长期生存。从传统临床治疗角度，对乳腺癌预后影响较大的因素是出现复发、转移和死亡，通常是死于乳腺癌复发。

随着治疗效果进一步改善，患者生活质量的重要性日益突出，成为评估患者预后的主要指标。生活质量包括身体、心理和社会适应等方面，其中与疾病和治疗相关的抑郁发生、认知改变等的研究证据也越来越受到关注。

乳腺癌患者本身就是癌症的高危人群，同时所接受的相关治疗也会增加癌症的风险，长期生存过程中第二乃至更多原发肿瘤的发生概率显著高于普通人群，部分乳腺癌患者可能死于其所发生第二和（或）多原发肿瘤，需要预防和及早发现。

乳腺癌患者长期生存，以及患者诊断时年龄的后移，其他并发疾病特别是心脑血管疾病、糖尿病等慢性疾病的发生风险增高，甚至有些患者在诊断时已经具有并发疾病状况。并发疾病不仅影响治疗措施及效果，也会导致不良预后，增加非癌症死亡的风险。

要提高乳腺癌治疗效果，改善乳腺癌患者的预后，应综合考虑上述诸多与患者预后相关的因素，并给予及时的评估和处理。引入患者生存管理的概念，倡导和推行规范的随访管理是重要的解决途径。规范的生存管理，以降低总体死亡风险和提高生活质量为目标，可以早期发现复发、转移迹象及并发疾病或第二原发肿瘤并治疗；也可以定期了解患者的症状和生活质量，预防并及早发现和处理相关问题。

我国目前可提供的医疗卫生资源相对于乳腺癌患者长期生存管理需求尚有巨大差距。

94. 基于乳腺癌患者管理平台的服务特征和可行性

随着互联网技术的普及，乳腺癌患者线上管理平台应运而生。目前我国已运营的最大的乳腺癌线上管理平台的注册用户已经达到 12 万。对该平台收集的注册用户服务使用情况及其他线上行为等线上数据进行分析，有助于帮助我们了解乳腺癌患者管理平台的服务特征，探索线上患者服务方法和可行性。

（1）平台规模及服务内容

自 2016 年起，平台用户平稳增长，累计用户超过 12 万，月均增长 10% 左右。注册用户地理分布广泛，覆盖我国所有省份（包括台湾和香港），主要集中于江浙沪，约占 44%。

线上平台提供初诊管理、手术管理、化疗管理、靶向药管理、内分泌治疗管理、随诊管理和科普教育服务，除了科普教育以外，其余各项服务覆盖率为 34.8% ~ 77.3%（图 5），科普教育服务覆盖率达到 100%。

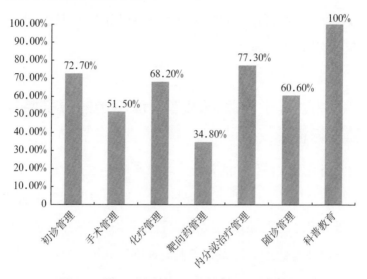

图 5 乳腺癌患者线上管理平台服务内容及其覆盖率

（2）平台线上服务的利用特征及其影响因素

通过收集某乳腺癌临床中心患者特征资料，利用与患者年龄、居住地、绝经状况、病情和治疗需求等之间的关系，综合线上平台患者资料分析线上服务，结果发现，总体注册率与年龄成反比，35 岁及以下的年轻女性注册率最高，达到 68%，36 ~ 65 岁年龄段的注册率比较接近，介于 57% ~ 63% 之间；65 岁以上女性的注册率最低，但也达到了 37%。绝经前患者注册率稍高于绝经后患者，分别为 62% 和 53%。居住本地患者与居住外地患者的注册率分别为 62% 和 56%。

　　注册并使用服务的用户中，各项服务利用程度有所差异，多次使用初诊管理预约的占 45%、术前化疗预约占 54%、术后化疗预约占 77%、靶向用药预约占 88%、内分泌配药预约占 70%、单纯随访复查预约占 49%，多次使用解读报告功能的占 47%。各项服务使用 2 次及以上的比例均在 40% 以上，中位使用时间为 2.4 ~ 9.0 个月不等，持续使用超过 6 个月的比例在 30% 左右。

　　进一步分析注册用户使用平台服务黏附性（＞ 1 次）的影响因素发现，患者是否再次使用平台线上服务与病理类型、分期等病情关系不大，主要与不同 PR 状态、HER-2 状态及分子分型有关：PR 阳性、HER-2 阳性或 Luminal B[HER-2（+）] 型及 HER-2 过表达型等在辅助治疗阶段需要长期用药的患者黏附性较好，服务使用情况与其治疗需求密切相关。

　　通过对是否持续使用服务（＞ 6 个月）的影响因素分析发现，该特征与病理类型、分期等病情因素及不同 ER 状态、PR 状态、HER-2 状态及分子分型等决定用药需求的因素都显著相关，整体而言，预后较好的患者更愿意持续使用平台服务。

（3）科普服务提高平台服务的覆盖面

科普文章平均阅读率（阅读人数/用户人数）达到86.8%。其中关于复查随访的科普内容阅读率高达196.5%，远高于术前、术中阶段的需求，其次是关于心理、饮食指导、内分泌治疗等内容的阅读率都超过了100%（图6），说明用户更愿意关注和分享这些内容，因而传播较广。

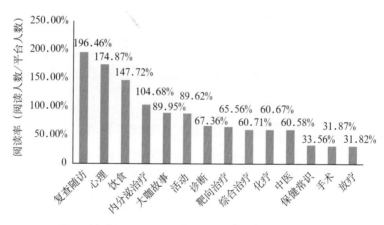

图6　针对不同治疗阶段或康复领域的科普内容的阅读率

科普文章的阅读和转发是吸引新用户注册最主要的手段。不同内容平均净增粉率（新增注册用户数/阅读人数）为6.8%，其中名医直播等活动的净增粉率高达25.6%，其次是关于靶向治疗和综合治疗的文章，净增粉率约为 18%。

科普文章的平均收藏率为 1.9%。与复查随访内容阅读率最高不同的是，关于手术及术前诊断内容收藏率最高，为 5%。许多科普文章在发布后短时间内阅读人数过万。

95. 结论与启示

上述分析发现，利用互联网平台对乳腺癌患者进行线上的长期生存管理是可行的。现有的乳腺癌患者线上服务平台注册用户多、覆盖面广，线上管理服务的利用率高。单中心 65 岁以下患者的线上平台注册率可达 60% 左右，即使 65 岁以上也有超过 1/3 的注册率。在线上平台中，注册用户对科普教育内容的利用率最高，反应了患者对疾病知识的强烈和持续的需求。线上预约和随访服务的利用率与患者病情关系不大，而与治疗的实际需求密切相关。

基于互联网的乳腺癌患者线上管理目前尚处于起步阶段，线上服务仍局限于与临床治疗相关的预约门诊、配药、随诊等服务，以满足患者就医和治疗需求。而在线上平台聚集大规模患者之后，生存管理的需求将越来越凸显。未来的线上服务除了满足目前治疗需求以外，还可以基于现有基础向患者提供生存管理服务，采用线上评估与线下处理相结合的模式，及时发现和处理与治疗相关的症状、不良反应及并发疾病，还可以线上提供生活方式指导和干预，实现对乳腺癌患者长期生存的全程管理。

　　基于互联网的乳腺癌患者线上管理具有广阔的发展前景。互联网的大规模管理能力，以及客观数据记录、实时反馈处理、线上线下互动等特性，使之在癌症患者长期生存管理领域有巨大的发展空间，应对迅速增长的患者管理需求，达到提升治疗和干预的有效性、提升患者自我管理能力和自我管理效能的预期效果。而在实现的过程中，则需要多专业、多学科的协调配合，特别是要在良好的流程设计、严谨的专业规范及服务支付方面取得突破。

（复旦大学附属肿瘤医院　郑　莹）

智能影像在乳腺肿瘤诊断中的机遇

影像检查是获取医疗诊断数据的重要依据，临床实践中，医生需要对医学影像进行定量分析、对历史图像比较，从而完成诊断。智能影像是在医学影像的基础上，融入了 AI (artificial intelligence)，通过深度学习，完成对影像的分类、目标检测、图像分割和检索工作，协助医生完成疾病的诊断和治疗。计算机辅助诊断 (computer-aided diagnosis and detection, CAD) 是智能影像的最初模式，应用最多的领域即为乳腺癌的相关诊断。基于人工智能的放射组学是随着智能医学影像的发展而逐渐兴起的一个概念，利用计算机辅助提取肿瘤的影像特征，高通量计算的发展促进了医学图像如 CT、MRI 或 PET 定量化的快速提取，把数字化的医学图像转化为可挖掘的空间数据，以期为肿瘤患者提供精准的诊断和治疗指导。

96. 智能影像 – 放射组学的构成

美国国家癌症研究所将放射组学分为 4 个部分：①图像的获取和重建：对于图像采集的要求更加强调标准化。②图像分割及绘制最关键：可以通过计算机辅助的边缘识别获得初步分区，再辅以人工修正。③特征的提取和量化：从高维的空间数据信息中提取感兴趣因素，并给予量化。④数据库的建立及共享。预测分类模型的效力取决于是否有足够的数据，越大的样本量效力越大。理想情况下，最佳的模型囊括了影像之外的患者特点，诸如基因组学、病史等。但是实际情况中这些因素通常难以达到。

97. 智能影像在乳腺癌中的临床应用

（1）病变的检出及诊断

机器的阅读、存储能力远超人类，人机读片比赛随着智能影像的发展也进行得如火如荼。2017 年 10 月，中华医学会第二十四次全国放射学学术大会现场组织进行了一场肺结节标注的"人机协同比赛"。结果显示，从肺结节检出敏感性上看，医生独立诊断组敏感性为 81%，人机协同诊断组则为 92%；从平均完成时间上看，医生独立诊断为

120 秒 / 套，人机协同诊断组为 73 秒 / 套。"AI+ 医生"组敏感性超过 90%，漏检率比对照组中影像医师独立读片低50%。AI 能够帮助医生提高读片速度及准确率，这对于提升肺部病变的诊断水平具有重要意义。在临床实践中，医生最怕的是大量阅片疲劳下的漏检，人工智能及深度学习技术可以高效帮助医生检出病变，并能够以百分比的形式标注出癌变的可能性，对于医生是一个很大的帮助。

病变的良恶性鉴别方面，MRI 结合机器深度学习可以将乳腺癌与正常组织区分开，为乳腺 MRI 的放射学分析提供了新的工具。Bickelhaupt S 等收集了 50 例钼靶发现可疑病灶的患者，用放射组学特征分析乳腺 MRI 并鉴别其良恶性。由计算机提取乳腺磁共振平扫图像的信息，包括 T2 加权成像（T2 WI）、弥散加权成像（DWI）和弥散加权成像背景抑制（DWIBS）序列和相应的表观扩散系数（ADC）图，构建了三种机器学习分类器，诊断良恶性病变的 AUC 值分别是 77.4%、84.2%、85.1%，次于具有 20 年丰富经验的乳腺放射科医生对平扫及增强图像的综合判断结果 (95.9%)。智能影像分析只依靠平扫特征就能达到这样的表现力，相信随着技术的发展会有更优秀的结果。

（2）预测分子分型

因为肿瘤的分子分型不同，所以影像学表现也不尽相同。计算机提取的放射组学信息可以鉴别乳腺癌亚型。Wu J 等用动态增强 MRI 和乳腺背景实质强化（BPE）来区分乳腺癌的分子亚型。该研究用 84 例乳腺癌患者的病理分子分型建模，126 例患者做验证。模型组提取了 35 个影像特征，包括形态、纹理和体积特征（包括肿瘤和背景实质）。结果显示，建模组和验证组的单变量分析，肿瘤的 2 个特征和 BPE 的 2 个特征在 Luminal A 和非 Luminal A 中有差别，肿瘤的 2 个特征在 Luminal B 中有差别，肿瘤的 1 个特征和 BPE 的 1 个特征在三阴型乳腺癌中有差别。多变量分析，建模组和验证组的回归分析得出 AUC 值：Luminal A 是 0.71、0.73；Luminal B 是 0.67、0.69；三阴型是 0.66、0.79。Wang J 等亦认为动态增强 MRI 的定量纹理特征及 BPE 有助于预测三阴型乳腺癌。Fan M 等亦认为临床信息结合动态增强的 3D 影像信息可以作为生物标志物来鉴别乳腺癌的分子亚型。

（3）疗效评价

智能影像结合纹理分析可有效评估病理分期、放化疗疗效及预测风险。Waugh SA 等认为对比增强 MRI 影像上的纹理差异可能反映潜在的病理亚型，可以检测治疗反应。该研究组认为，小叶癌和导管癌之间的熵值（entropy）特性有差异，激素受体阳性与阴性的肿瘤熵值也有差异。Burnside ES 等认为，用计算机提取动态增强 MRI 的肿瘤表型，可预测肿瘤的分期和淋巴结状态。在多因素分析中，肿瘤大小、形态、纹理特征、形状、曲线及肿瘤内的增强差异中，肿瘤大小是最有力的预测因素。Coroller TP 等用提取的智能影像的特征预测进展期非小细胞肺癌的疗效，在 127 例患者行放化疗后提取了 15 个放射组学特点来预测病理反应，表明智能影像比传统影像学更能为临床提供有价值的预后信息。国内田捷教授团队 2016 年在《Radiology》上发表文章，认为智能影像提取的特征是早期 NSCLC 患者 DFS 估计的独立生物标志物。对于早期非小细胞肺癌患者的放射组学特征，传统分期系统和其他临床病理学危险因素的组合，可以更好地进行个体化 DFS 评估。

98. 智能影像在乳腺癌中的发展前景

从个体化诊疗和分子医学的发展出发，我们越来越依赖基于大样本异质性大数据建立的支撑 - 决策系统。目前临床上对肿瘤疗效的评价只是基于肿块的体积变化，但智能影像却可以挖掘大量数字化信息，早期从肿瘤的内部活性、特定的纹理参数来判断肿瘤的生物学行为，能够解码隐含在影像信息中的由患者细胞、生理、遗传变异等多因素共同决定的综合影像信息，并能客观、定量化的将其呈现在临床诊治、预后分析的整个过程。智能影像在乳腺癌的诊疗中，可以提供除 ER、PR、HER-2、Ki-67 及癌症标志物以外更多的生物标志物，使我们对肿瘤的认知和分析有了很大提高。未来，智能影像可能为肿瘤诊疗提供无限支持，用于癌症的检出、诊断，评估预后，预测疗效和监测疾病状态。

智能影像展现了一种可能性：影像数据资料还有潜力进一步提高诊断的准确性和临床决策的预测能力。无论是在前段的图像收集和数据管理，还是最终将所得到的放射组学模型应用于诊断和预后预测，放射科医生都将发挥核心的重要角色。而在数据收集和模型应用之间，还有许多跨学科的投入，涉及的领域包括 IT，生物信息学，统计学，以及临床医学。

智能影像通过计算机深度学习技术分析影像扫描图像，将医学影像与 AI 技术融合，帮助医生将受检者的病灶智能检出、测量，以便给出良恶性判断，而随访复查影像可以比较分析病变并自动生成结构化报告书，从而能够帮助医生更加快捷准确地对疾病做出诊断。用 AI 辅助诊断还可以更好地提高诊断效率及诊断准确度，从而推动传统医疗向智能医疗的变革。

（解放军总医院第五医学中心　周　娟　江泽飞）

人工智能在肿瘤诊疗临床应用中的机遇和挑战

人工智能（Artificial Intelligence，AI）与大数据方兴未艾，智能医疗成为最具发展前景的领域。随着我国政府将 AI 写入政府工作报告并颁布了《新一代 AI 发展规划》，AI 更是上升到了国家战略地位，此时，对于临床医生，无论你是支持还是怀疑，均不应再观望迟疑，而是需要认真审视可能在未来颠覆传统医疗的 AI。

99. 医疗领域 AI 发展的机遇

（1）医疗大数据时代的 GPS

大数据应用是 AI 发展的重要条件。医疗大数据的研究主要是为了解决两部分内容：一是帮助解决传统 RCT 研究难以完成的问题，临床中总是存在一些问题，或无法随机，或无需随机，此时真实世界中的大数据是重要的证据来源；二是在海量医学数据中找到有价值的信息。医学数据涵盖和健康相关的所有信息，如生物医学大数据和诊疗大数据等。有了 AI，可以高效、精准地收集整合医学数据，并建立标准化的数据平台，如目前已经可以做到直接在医院系统中抓取数据，也可以利用患者佩戴的电子设备等收集到个人健康信息，并将这些信息整合到云平台中分析处理。同时也可以帮助处理数据，智能系统如 Watson 基因可以接收患者的肿瘤活检基因学检测报告，通过强大的认知与计算能力，发现与病情发展相关的基因突变，并提供针对这些突变的可选治疗方案列表，从而帮助医师更好地掌握患者个体化信息，做好辅助诊疗工作。

（2）医疗资源紧缺下医生的辅助帮手

"看病难、看病贵"是目前我国医疗领域面临的主要问题，而医疗资源的相对匮乏是造成这一问题的原因之一。AI 的应用在未来可以很好地缓解医疗行业的压力。

第一，目前医生培养模式仍有欠合理之处，而通过 AI 的应用，可以使年轻医生迅速成长。AI 用数字化和充满活力的方式为年轻医学生提供了更多参与的机会，而这些机会通常在过时的教科书或教室的固定环境中无法找到，特别是当前在我国研究生教育模式师生脱离现象严重的情况下，AI更是可能成为很好的连接"桥梁"。

第二，目前医生日常工作中繁琐、机械的任务较重，这是最亟待解决也是AI目前最被需要应用的场景之一。病历书写问题一直是临床医生特别是一线医生面临的主要压力，而智能病历书写系统已经可以做到帮助医生以口述的方式书写病历。此外，诸如智能病理计数、智能阅片等，都解放了医生劳动力，避免了医生因疲惫而造成差错。

第三，医生个人精力和能力总是有限，AI可以帮助医生进一步提高诊疗水平。经验不足限制了低年资医生的决策水平，学习时间不足成为高年资医生面临的主要问题。对于智能系统可以在几秒钟内阅读数百万的文字，代替医生搜索各种可能，提供研究证据和数据。除此之外，AI对外科医生而言更是提高手术技巧的好帮手，诸如达芬奇机器人可以协助医生进行更加精细化的微创操作，也使得患者手术创伤越来越小，生活质量进一步提高。

（3）新医疗模式下患者的就诊助手

随着社会的进步，人们的健康意识越来越高，伴随着信息技术的发展，临床实践中医生总是会遇到患者拿着网络搜素的结果前来就医的情况。但以笔者的经验来看，目前互联网中医疗信息质量良莠不齐，纵然存在诊疗指南、专家共识等高质量的信息，但受商业因素引导，往往患者搜索到的信息并不能很好的帮助就医。因此，我们迫切需要一款 AI 系统，可以涵盖就医前、就医中、就医后全程，以及从药品管理到医保监测，全面保障患者的就医流程，以便更好地进行自我健康管理。

100. 医疗 AI 发展的挑战

尽管目前处于 AI 发展热潮，不论是政策还是行业环境均为 AI 产业发展提供了很好的条件，但在医疗领域，距离 AI 全面应用，真正帮助临床实践还面临很多挑战。

（1）大数据的充分运用

大数据的价值已经毋庸置疑，理论上 AI 可以使大数据变废为宝，但现阶段仍任重道远。AI 处理大数据仍面临以下问题：

①高效的收集大数据。医疗领域数据相比其他领域更加复杂，即使同一种病情也有不同的语言表达方法，因而数据收集面临的困难也更大。如果临床实践中使用标准化用语，或是人工智能对医疗数据语言能够做标准化处理，

直接从医疗系统中抓取数据，将节省大量的人力物力，也可打破各中心之间的信息壁垒，促进大数据的整合。

②全面的收集大数据。医院电子病历是目前大数据收集的主要来源，但大数据应该涵盖整个就医流程，除电子病历外，人口学数据、健康查体数据、门诊就诊数据等均有着重要作用。这些数据相对电子病历而言，散在、碎片化，收集难度较大。此时研发可行的 AI 工具，诸如智能语音输入系统、可佩戴的信息采集系统将有利于数据的收集。

（2）伦理与法律问题

医疗领域 AI 的发展必然会带来大量的医学伦理和法律问题。

①网络信息时代，个人隐私本就受到极大挑战，而随着大数据和人工智能发展，从泄漏的个人信息中分析、提取出有价值的信息并不困难。因此，AI 在方便医生和患者诊疗的同时，如何保护好患者的隐私信息，合理的共享，将面临极大的挑战。

②当已经有 AI 获得公民身份的时候，未来其法律身份如何看待也需要被重视。若由于 AI 的过错导致了医疗事故，责任是由医生（医疗机构）承担还是由研发 AI 的公司承担，这将是未来面临的不可避免的法律问题。

（3）与医生的相处模式

我们认为，AI 更多是医生的辅助工具，但也不能因此轻视 AI；虽然医生难以被 AI 取代，但不会使用 AI 的医生确有可能被会使用 AI 的医生取代。医疗转型时代，医生应学习新事物，跟上时代发展，持有怀疑的态度去探索，怀有敬畏的心态去学习。

总之，大数据的发展、医疗资源的紧缺、诊疗模式的转变均为人工智能提供了很大的机遇，但与此同时也带来了很大挑战，如何提高技术、保护隐私、服务医疗是未来发展面临的主要问题。AI 发展，机遇与挑战并存，作为临床医生，保持平常心的同时，也要审时度势、强大自己。

（解放军总医院第五医学中心　许凤锐　江泽飞）

中篇

指南解读

乳腺癌国际指南与中国临床实践

随着乳腺癌相关研究的深入及基因检测技术在临床应用中水平的进步，乳腺癌诊治相关的临床实践指南亦不断更新，推动了乳腺癌临床诊治进程从经验医学和群体治疗到分子病理诊断和分类治疗的巨大飞跃。2017年，中国临床肿瘤学会乳腺癌专业委员会参照国际最新专业数据并结合我国临床实践经验，首次制定了CSCO BC指南，并每年进行更新，为国内同道提供了适宜我国国情的临床科学诊治参考依据。

101. 美国癌症联合会乳腺癌解剖学分期的基石地位与预后分期价值

美国癌症联合会（AJCC）癌症分期以原发肿瘤（T）、区域淋巴结（N）及远隔部位转移（M）的解剖学信息为基础，通过不断细化宏观肿瘤负荷标准，奠定了经典 TNM 分期系统对乳腺癌整体预后评价的基石地位。2018 年 1 月，AJCC 进行了第 8 版乳腺癌分期系统的更新，首次提出了预后分期系统（prognostic stage groups），为乳腺癌预后评价提供了新的标准，是本次更新的最大亮点。预后分期系统新增加组织病理学分级（G）、ER、PR 和 HER-2 等四项组织病理学评价信息，以及多基因检测项目。推荐适应证患者接受包括 Oncotype DX®、MammaPrint®、EndoPredict®、PAM 50® 及 Breast Cancer Index 等 5 种多基因检测。但是，上述检测技术在我国尚缺乏国家标准认证，尤其是检测技术及生物学数据分析的严谨性尚需研究和论证。

为了探讨乳腺癌预后分期的临床价值，北京大学第一医院乳腺疾病中心对其 2008 年 1 月 1 日至 2014 年 12 月 31 日收治的浸润性乳腺癌确诊病例进行了回顾分析，共纳入 1845 例临床病理资料及随访信息完整的患者。结果显示，与解剖学分期相比较，55.8% 的患者预后分期发生变化，其中 29.0% 的患者预后分期高于解剖学分期，26.8% 的患者预后分期低于解剖学分期。不同分子分型乳腺癌患者预后分期改变也各有其特点。因此，以生物学特性为依据，全新建立的乳腺癌预后分期系统对传统解剖学分期评价起到了重要的补充作用。

从依靠解剖学分期评价肿瘤负荷，到结合以生物学信息为依据的预后分期系统制定临床决策，乳腺癌临床医学已经完成从群体治疗进入到分类治疗观念体系的过渡。

102. St. Gallen 共识奠定了乳腺癌分类治疗的基础

回顾 St. Gallen 共识的变化历程，从参考肿瘤分期、结合 ER、PR、HER-2 表达及脉管癌栓等信息、综合评价临床"高危、中危和低危"复发风险并制定临床决策推荐，到依据基因水平的分子病理诊断与分子分型细化诊治方案，其科学理念日渐清晰。2009 年，St. Gallen 共识将辅助治疗模式分为内分泌治疗、抗 HER-2 治疗和化疗三类，并通过以"治疗反应性"替代"复发风险"的理念奠定了乳腺癌分类治疗的基础。2011 年至 2015 年，St. Gallen 共识专家团队根据基因检测结果并结合组织病理免疫组化判定，最终将乳腺癌细化分为 Luminal A 型、Luminal B 型、HER-2 阳性型和三阴型四个临床亚型，所提出的分子分型与预后和治疗反应性相关理论成为临床决策选择的重要依据。

2017 年，St. Gallen 共识提出治疗"加法与减法"概念，更精准地体现了"从最大可耐受治疗到最小有效治疗"的进步和乳腺癌追求个体化治疗的主流方向。其中，手术方式的减法不仅体现在保乳手术切缘问题的再讨论，淋巴结阳性患者在新辅助治疗后保腋窝的研究也成为了临床关注的热点问题；与放疗相关的加减法综合考虑了患者预期寿命、放疗合并症、肿瘤危险因素（肿瘤分期、生物学特性）等问题，认为低危、老年、预期寿命短的患者可以考虑豁免放疗。与内分泌治疗延长与强化的"加法"相比，针对化疗的"减法"始终是研究的焦点，包括减低化疗药物不良反应（如不含蒽环类方案）的"减法"和依据多基因检测对适宜患者豁免化疗的"减法"。而针对三阴型患者生存获益的新辅助化疗术后再强化化疗的"加法"也是化疗研究热点之一。

随着乳腺癌分子生物学研究地广泛深入，其临床应用已是大势所趋，St.Gallen 共识在分类治疗基础上结合多基因测序所获得更广泛、客观的数据，有助于推动个体化治疗理念进入新的阶段。

103. NCCN 指南奠定乳腺癌标准治疗流程

NCCN 是由 21 家世界顶级癌症中心组成的非营利性

学术联盟。由不同肿瘤专业专家组编制的临床实践指南为全世界癌症治疗、康复领域的医生提供了先进和规范的综合诊治方案。NCCN 指南的架构为临床路径＋循证解读＋参考文献，更新依据来自最新发布的Ⅲ期大样本和多中心随机对照研究结果。NCCN 指南 2018 年第 2 版参考 2018 年 ASCO 会议上 TAILORx 研究的结果，提出针对 HR 阳性、HER-2 阴性且临床病理分期为 pT1 ～ 3pN0（T ＞ 0.5cm）的浸润性乳腺癌患者，将"考虑"进行 21 基因检测（Oncotype DX）的推荐意见改为"强烈考虑"，并更新为推荐 RS 分值 ＜ 26 分者仅接受内分泌治疗；并在 TAILORx 研究亚组分析的基础上，于新增脚注中提出考虑对年龄 ≤ 50 岁且 RS 分值为 16 ～ 25 分的女性进行辅助化疗。同时新增章节"用于全身辅助治疗决策的多基因检测"，罗列了包括 Oncotype DX ®、MammaPrint ®、EndoPredict ®、PAM 50 ® 及 Breast Cancer Index 多基因检测，提出多基因检测对适应证患者的预后预测价值和推荐证据级别。

抗 HER-2 治疗可以改善 HER-2 阳性乳腺癌患者的预后，2007 年 NCCN 指南正式推荐曲妥珠单抗应用于 HER-2 阳性乳腺癌患者的辅助治疗，并于 2014 年纳入 wTH 方案。T1cN0 的患者术后可以考虑此方案。在双靶术后辅助治疗方面，基于Ⅲ期临床试验 APHINITY 的研究结果，2017 年的 NCCN 指南已经推荐 ≥ T2 或 ≥ N1 的 HER-2 阳性乳腺癌患者术后考虑给予含帕妥珠单抗的双靶联合化疗方案。

近年来，针对复发转移患者的新药研究逐渐显现出巨大的临床优势并即刻得到了 NCCN 指南的认同。其中，2016 年，依据 PALOMA-1 和 PALOMA-3 的研究结果，NCCN 指南做出针对晚期乳腺癌选择 CDK4/6 抑制剂——哌柏西利联合氟维司群进行内分泌治疗方案的推荐意见，并于 2017 年将三种 CDK4/6 抑制剂联合方案均提升为 I 类证据推荐。同年，NCCN 指南专家组也依据 OlympiAD 研究对奥拉帕利的临床应用做出推荐。2018 年第 3 版 NCCN 指南再次以 I 类证据提出奥拉帕利和 talazoparib 可以用于 HER-2 阴性、*BRCA 1/2* 突变乳腺癌患者。这些针对新药的高级别临床试验为乳腺癌患者带来了更多的治疗选择和更大的治愈希望，也向我国学者传递了前沿的治疗理念并影响着临床实践。

104. CSCO 指南对我国乳腺癌临床实践具有普适性

乳腺癌已经成为我国女性发病率第一位的恶性肿瘤，由于我国不同地区的经济、医疗水平和医保政策存在差异，因此，依据国际共识并结合我国临床实践所制定的乳腺癌诊疗指南具有更好的普适性。2017 年，中国临床肿瘤学会在国内和国外最新专业数据基础上，充分考虑到我国国情和实践经验，制订并公布了《中国临床肿瘤学会（CSCO）乳腺癌诊疗指南 2017.V1》。

第一版 CSCO BC 指南分为诊断及检查、术前新辅助治疗、术后辅助治疗、解救治疗、治疗管理，以及附表等内容。诊断部分从乳腺癌确诊检查、病理诊断和分子分型三个方面提供基本策略，每项诊断均考虑到诊断手段的可及性和我国标准化的普及情况，为乳腺癌精准医学合理应用奠定了坚实基础。术前新辅助治疗、术后辅助治疗和解救治疗部分以分子分型为基础，为不同分子分型的患者提供相应的治疗策略。在此基础上，根据分期和危险因素不同对患者进行分层，对不同的患者推荐合适的治疗策略。由于乳腺癌患者病程长，全程管理的实施对于患者治疗的依从性和生活质量非常重要，因此，治疗管理部分为化疗、内分泌治疗和抗 HER-2 治疗的不良反应管理提供了相应理念。所有推荐意见均有明确的 CSCO 证据级别。基于循证医学证据并结合我国专家的共识推荐，保证了指南的严谨性、代表性和实用性。

CSCO BC 指南最大的特色在于不仅依据了国内外医疗

前沿进展，更考虑到我国临床现状和治疗的可及性。分层选择治疗策略，充分考虑了医疗机构和患者需求的个体化差异，提高了其在全国范围内实践的实用性。新版更新指南，更加重视我国学者的研究成果和 CSCO 专家意见，修订为不同级别的 CSCO 专家推荐等级，便于医师在临床实践中参考使用。

CSCO BC 指南的推出将促进我国乳腺癌诊疗的规范化，改善医疗差距，提高我国乳腺癌诊疗水平，为我国乳腺癌患者带来更多获益，同时，为分级诊疗制度的实施和建设"健康中国 2030"做出贡献。

（北京大学第一医院　徐　玲　刘荫华）

2019 年 CSCO BC 指南更新要点解读

CSCO BC 指南自颁布以来，深受广大临床工作者的欢迎。2019 年 4 月，新版指南如期而至。与 2018 版指南相比，2019 版指南吸收了最新的国内外循证医学证据，增加了新获批的产品、循环标志物和人工智能的新理念，调整了不同方案的证据级别和推荐等级，删除了临床中极少用的方案。2019 版指南继续兼顾地区发展差异、药物和诊疗手段的可及性、肿瘤治疗的社会价值三个方面，为临床医生提供了最新的治疗理念。

105. 术前新辅助治疗更新

术前新辅助治疗的初衷在于降期保乳，使不可手术患者变为可手术。对于肿瘤较大（> 5cm）、有腋窝淋巴结转移或有保乳意愿的患者，可以选择术前新辅助治疗。更进一步的研究发现，对于某些特定类别的乳腺癌患者（如 HER-2 阳性或三阴型乳腺癌），若新辅助治疗获得 pCR，预后更好。因此，对于 HER-2 阳性或 TNBC 患者，可以考虑选择新辅助治疗。但仅以 HER-2 阳性或 TNBC 作为选择新辅助治疗的标准时，肿瘤应至少 > 2cm，或可以加入严格设计的临床研究，以免过度治疗。2019 版指南不再强调术前治疗适应证，而是提出满足以上五个条件之一者即可考虑术前新辅助治疗。

（1）HER-2 阴性患者的新辅助化疗

更新要点：①强调紫杉类药物优先的原则；②提出了铂类在三阴型患者新辅助治疗中的合理地位；③明确卡培他滨在新辅助治疗未达 pCR 患者中的辅助作用。

pCR 是新辅助化疗的重要评价指标，其定义为：原发灶无恶性肿瘤或仅残存原位癌成分，更为严格的定义则包括原发灶和腋窝淋巴结均无恶性肿瘤残余。对不同类别患者，pCR 的意义不同：激素受体阳性患者对化疗的反应较差，pCR 率较低，术后的内分泌治疗更能发挥作用，因此，并不为了追求 pCR 而过度延长新辅助治疗；HER-2 阳性和 TNBC 患者 pCR 率高，且 pCR 患者能够预后更佳，因此，新辅助治疗时，应保证足够的疗程和周期以提高 pCR 率。

蒽环和紫杉是乳腺癌化疗的基石，迅速了解这些药物的疗效将有利于方案的调整，如对于激素受体阳性、HER-2 阴性的患者，4 周期新辅助治疗无效后，可行手术治疗，从而避免过度化疗，基于此，在新辅助化疗方案中首推蒽环联合紫杉方案（如 TAC 或 TA）。尽管蒽环序贯紫杉方案（如 AC-T）证据级别较高，但由于无法灵活调整，因此，推荐等级略低的其他方案。对 TNBC 患者，考虑到铂类的作用，在 2 ~ 4 周期未见肿瘤明显缩小时，可换用含铂方案。CREATE-X 研究显示，对于 HER-2 阴性，尤其是 TNBC 患者，标准新辅助治疗后仍未达 pCR 时，术后服用卡培他滨治疗可获得更好的预后，这不仅提示了 TNBC 更需要新辅助治疗，同时还为这类无术后辅助治疗的患者提供了新的机会。

（2）HER-2 阳性新辅助治疗

更新要点：①Ⅰ级推荐，强调紫杉和曲妥珠单抗的优先原则；②提高双靶向治疗的证据等级；③删除了 TH-AC 方案，改为以 TH 为基础的其他方案。

NOAH 研究奠定了曲妥珠单抗在新辅助治疗中的作用，Z1041 研究显示曲妥珠单抗联合紫杉可以获得更高的 pCR 率，因此，对于 HER-2 阳性患者，应首先使用曲妥珠单抗联合紫杉类类药物，以获得更快的疾病缓解，这也成为了 2019 版指南中的 I 级推荐。

在 TH 基础上联合哪种治疗方案，需根据循证医学证据决定。Neo-Sphere 研究显示，TH 基础上联合帕妥珠单抗的双靶向治疗，可以比单靶向治疗获得更好的近期疗效。随着帕妥珠单抗在国内上市，双靶向治疗显然成为一个更好的选择方案，因此，在 2019 版 CSCO BC 指南中，TH+P 成为首个推荐方案。TCH 和 AC-TH 方案来自于辅助治疗，两者都可以作为新辅助治疗的方案之一，但 AC-TH 方案在前 4 周期并未使用曲妥珠单抗治疗，随着抗 HER-2 治疗理念的推进，这一方案逐渐被修正（如 Neo-Sphere 研究设计就是先使用 TH+P，手术后再行 FEC+H），因此，AC-TH 方案的推荐略逊于 TCH 方案。此外，有研究显示 TH 基础上联合有限周期的蒽环类药物，并不会明显增加患者的心脏毒性，或是在 TH 治疗后使用 AC 也为部分专家所接受，因此，在指南推荐中包括了以 TH 为基础的其他方案。

106. 辅助治疗

（1）辅助化疗与基因检测

更新要点：①重申 21 基因检测（Oncotype DX）的科学价值和谨慎的临床推荐，指出免除化疗的适宜人群；②新增 70 基因（MammaPrint）检测作为重要的参考。

乳腺癌的辅助化疗时代已逐渐从 CMF 走向了蒽环和紫杉。2017 年 St.Gallen 国际乳腺癌大会提出化疗加减法的理念，从而使 AC-T、TC 和 AC 方案成为经典的辅助化疗方案。适应证的把握，使我们逐渐探索合适的化疗方案和疗程，而对于部分低危患者，也在寻求避免化疗的可能。

21 基因检测使部分 T1 ~ 2N0、激素受体阳性、HER-2 阴性的患者可以避免化疗。结果显示 RS 评分低于 10 分的患者可以免除化疗，RS 评分高于 25 分的患者需要化疗，但对于 RS 评分在 11 ~ 25 分的患者是否可以从化疗中获益仍属未知。TAILOR-X 研究探索了 RS 评分在 11 ~ 25 分的患者，结果显示，这部分患者是否化疗均不改善预后，从而使 70% 的符合 21 基因检测条件的患者可以避免化疗。尽管目前国内 21 基因检测单位不少，但缺乏标准，临床应用应谨慎。

70 基因检测正式被引进国内，MINDACT 研究探索了 70 基因检测对 T1 ~ 2N0、激素受体阳性、HER-2 阴性患者的价值，结果发现，临床高危的患者中，46.2% 为基因低危，而对这部分患者进行化疗并不会降低无远处转移的风险，提示这部分患者可以避免化疗。此外，本研究还纳入了部分淋巴结阳性个数 ≤ 3 个的乳腺癌患者，这为淋巴结转移为 1 ~ 3 个的患者进行基因检测提供了数据。基于此，新版指南中纳入了 70 基因检测，作为辅助治疗前评估的参考。

（2）HER-2 阳性患者的辅助治疗

更新要点：①提升了帕妥珠单抗在辅助治疗中的地位；②提出标准新辅助治疗后未达 pCR 患者的治疗发展；③讨论短程曲妥珠单抗治疗的适宜人群。

APHINITY 研究探讨曲妥珠单抗联合帕妥珠单抗双靶向治疗的可行性，结果提示双靶向治疗较单靶向治疗可以改善患者的 DFS，尤其淋巴结阳性患者获益更加明显。因 APHINITY 研究纳入了 559 例中国人的数据，基于此，国内批准了帕妥珠单抗作为 HER-2 阳性乳腺癌患者的辅助用药。尽管双靶向治疗有所获益，但考虑到价格和医保因素，目前尚无法普及，因此，仅作为Ⅱ级推荐。TH+P治疗方案的安全性在新辅助和解救治疗中均已经获得了验证，而TCH+P治疗方案的安全性数据尚不足，因此，在CSCO BC指南中，推荐了AC-TH+P的双靶向治疗方案。

现阶段，对HER-2阳性患者采用新辅助治疗时，标准的曲妥珠单抗治疗后即便未达pCR者，仍将继续使用曲妥珠单抗。KATHERINE研究结果显示，对于这类患者，换用T-DM1可以更好地改善预后，其无侵袭性疾病生存期（iDFS）的获益高达10%以上，基于此，FDA已经批准T-DM1作为HER-2阳性新辅助治疗未达pCR的患者的辅助用药。但考虑到目前药物的可及性，2019版指南并未推荐T-DM1作为辅助用药，仅标注了其应用前景。

ExteNET探索了曲妥珠单抗治疗后使用来那替尼也可以改善患者的预后，尤其对于激素受体阳性的乳腺癌患者。随着帕妥珠单抗的上市和T-DM1地位的提高，使用来那替尼的人群逐渐减少，再加上产品的可及性等问题，导致来那替尼的应用前景仍需进一步明确。

除了强化治疗外，临床研究也探索了降阶梯治疗的前景。临床研究探索了9周或半年的短程曲妥珠单抗疗法对患者预后的影响，但目前少有临床研究验证短程疗法可比拟标准的1年疗法。PERSEPHONE研究结果显示半年的曲妥珠单抗疗法不劣于标准疗法，成为了首个短程疗法达到阳性结果的临床研究，但 PERSEPHONE 纳入了更多的低危患者，而 APT 研究证实了对于低危患者，减少化疗并不会提高患者的复发风险。因此，对于低危患者，可考虑减少化疗疗程，但并不推荐缩短靶向治疗的疗程。

（3）辅助内分泌治疗

更新要点：①强调强化内分泌治疗的适宜人群；②调整了完成初始 5 年治疗后，延长内分泌治疗的推荐等级。

SOFT 研究 8 年随访结果进一步证实了 OFS 在绝经前中高危患者中的地位，因此，对于绝经前患者，仅有那些低危者（T1N0、组织学 1 级、低 Ki-67），考虑单用 TAM 治疗，其他患者均可考虑 OFS 联合 TAM 或 AI 治疗。如患者淋巴结转移为 4 枚及以上，应首选 OFS+AI，以降低患者的第一复发高峰。5 年 OFS+AI 治疗后该如何选择，目前仍缺乏足够的循证医学证据，但激素受体阳性患者存在第二甚至更多复发高峰，尤其对于这类中高危患者，停用内分泌治疗应慎重。若患者此时已绝经，从 MA.17R 结果可以看出，进一步使用 AI 可以改善预后，因此，可以继续口服 AI 治疗。若患者仍未绝经，在耐受性好的情况下，可选择继续 OFS+AI 或者换用 TAM 治疗。

绝经后患者延长内分泌治疗已经得到大多数临床研究的验证，AERAS 研究验证了 10 年的 AI 治疗可以获得更好的预后，但延长治疗的骨相关不良事件发生率更高，尤其是骨痛、关节僵硬、骨折、新发骨质疏松等。因此，对于绝经后患者，若有淋巴结阳性或其他需行辅助化疗，在完成 5 年 AI 治疗后，应首选继续 AI，患者不能耐受时，可考虑换用 TAM 或者停药。

107. 解救治疗

（1）解救化疗

更新要点：①明确提出紫杉类药物再使用的适宜人群；②提示免疫治疗、UTD-1、奥拉帕利在晚期乳腺癌患者中的研究结果和应用前景。

紫杉类药物是乳腺癌治疗的基石，对复发转移性乳腺癌患者，应合理考虑紫杉类药物的再使用。既往未曾使用过紫杉类药物，一线治疗应首选含紫杉方案；既往已经使用过紫杉类药物的，如新辅助治疗阶段已经证实有效的，或辅助治疗使用但停药已 1 年以上，以及在解救阶段使用紫杉类药物曾经有效的患者，可考虑紫杉类药物的再使用。紫杉类药物包括白蛋白紫杉醇、紫杉醇和多西他赛，但基于晚期患者的既往用药和身体情况，白蛋白紫杉醇不良反应较小、有效率高，应优先考虑使用。

对于蒽环、紫杉治疗失败的晚期乳腺癌患者，BG01-1312L 研究结果显示，UTD-1 联合卡培他滨对比单药卡培他滨可以延长患者的 PFS 和 OS，为蒽环和紫杉治疗失败的乳腺癌患者提供了新的治疗机会。

IMpassion130 研究探索了 TNBC 患者使用白蛋白紫杉醇联合 PD-L1 抑制剂的疗效，首次验证了免疫治疗在乳腺癌领域中的应用，尤其对于 PD-L1 阳性的乳腺癌患者，更能够改善其 PFS 和 OS。

OlympiAD 研究显示对存在 *BRCA1/2* 突变的 HER-2 阴性乳腺癌患者，奥拉帕利可以改善患者预后，因此，对于 *BRCA1/2* 胚系突变的晚期乳腺癌患者，可以考虑奥拉帕利治疗，或积极加入临床研究。

以上三种药物在晚期乳腺癌的适应证目前尚未在国内获批，故 2019 版指南暂时没有推荐，但在备注中做了介绍。

（2）HER-2 阳性患者的解救治疗

更新要点：①新增吡咯替尼二线治疗的方案；②明确曲妥珠单抗再使用的适宜人群；③提高帕妥珠单抗联合曲

妥珠单抗的双靶向治疗在一线治疗的证据等级（ⅠB 调整为ⅠA）；④降低了 NH 在一线治疗的推荐等级（Ⅰ级推荐调整为Ⅱ级推荐），同时降低了曲妥珠单抗＋更换化疗药在二线治疗中的推荐等级（Ⅱ级推荐调整为Ⅲ级推荐）。

吡咯替尼的Ⅱ期临床研究评估了吡咯替尼联合卡培他滨对比拉帕替尼联合卡培他滨方案的安全性和有效性，其结果显示吡咯替尼组的 PFS 显著优于对照组。该结果促使吡咯替尼在国内获得首批并被应用于临床。由于吡咯替尼的ⅢA 期数据于 2019 年 6 月在 ASCO 年会进行首次公布，且ⅢB 期临床研究尚在进行中，考虑到证据等级和产品价格因素，2019 版指南新增吡咯替尼作为抗 HER-2 二线治疗的Ⅱ级推荐，使 CSCO BC 指南更加贴合我国实际。相信后续数据的公布及医保的推进，吡咯替尼在二线抗 HER-2治疗的地位将会进一步提升。

HER-2 阳性复发转移的乳腺癌患者，既往未曾使用过曲妥珠单抗类，一线治疗应首选含曲妥珠单抗的方案。CLEOPATRA 研究验证了 TH 基础上加用帕妥珠单抗可以更好的改善 PFS 及 OS，与 TXH 相比，TH+P 方案获益更为明显，证据等级和专家共识度也得到了提升。但考虑到帕妥珠单抗的价格及国内批准的适应证，TH+P 方案在推荐等级上略逊于 TXH 方案，仅作为Ⅱ级推荐。当然

CLEOPATRA 研究中，既往使用过曲妥珠单抗的比例仅为10% 左右，明显低于现有的临床实践数据，这也提示曲妥珠单抗再使用的适宜人群：既往已经使用过曲妥珠单抗的患者，如新辅助治疗阶段已经证实有效；或辅助治疗使用，但停药已 1 年以上的患者，可考虑曲妥珠单抗的再使用；对于解救阶段使用过曲妥珠单抗且曾经有效的患者，也可以考虑再使用。

随着新药的研发成功与上市，既往一些方案的推荐等级也随之降低。NH 方案曾是 2018 版指南一线抗 HER-2 的 I 级推荐，随着帕妥珠单抗的到来，其地位明显降低。此外，吡咯替尼也促使二线抗 HER-2 治疗方案的调整，考虑到药物可及性，吡咯替尼联合卡培他滨的推荐优于T-DM1，而曲妥珠单抗 + 更换其他化疗药的方案也被相应调整成为Ⅲ级推荐。

（3）激素受体阳性晚期乳腺癌的内分泌治疗

更新要点：①提高氟维司群的推荐顺序；②提高内分泌 +CDK4/6 抑制剂的证据等级；③降低 AI+ 依维莫司的推荐等级；④指出西达本胺在解救内分泌治疗中的应用前景。

FALCON 研究验证了既往未接受过内分泌治疗的患者，氟维司群优于 AI 治疗。对于已使用过 AI 或 TAM 治疗的患者而言，氟维司群治疗的地位也得到了巩固。随着氟维司群已经降价并且被纳入医保，氟维司群的地位逐渐提升。因此，不论既往是否接受过内分泌治疗，氟维司群都优于 AI 获得推荐。

PALOMA-1 研究验证了 AI 联合 CDK4/6 抑制剂优于单药内分泌治疗，从而开启了 CDK4/6 抑制剂在乳腺癌领域的应用。PALOMA-3 研究验证了氟维司群 +CDK4/6 抑制剂在二线治疗中的地位。MONALEESA-7 研究则首次探索了绝经前患者，在卵巢功能抑制的前提下，AI 或 TAM 联合 CDK4/6 抑制剂优于单用内分泌治疗，为绝经前患者使用 CDK4/6 抑制剂提供了数据。随着 2018 年 CDK4/6 抑制剂在国内获批上市，内分泌联合 CDK4/6 抑制剂的证据级别在新版指南中也获得了相应的提升，而 AI+ 依维莫司的地位也出现下降，该方案被调整为Ⅲ级推荐。

CDK4/6 抑制剂的成功，推动了"内分泌 +"时代的到来，一些新机制的内分泌联合方案正在改变临床实践。在 2018 年 ESMO 大会主席论坛中，由我国学者汇报的 ACE 研究，对比了西达本胺联合内分泌治疗与单药内分泌治疗的疗效，结果显示西达本胺联合依西美坦比单药依西美坦获得更好的 PFS（7.4 个月 *vs.* 3.8 个月，*HR*=0.75，95% *CI*：0.58 ~ 0.98）。不同于 CDK4/6 抑制剂的作用机制，西达本胺是组蛋白去乙酰化酶抑制剂，该方案可以为内分泌治疗，尤其是内分泌耐药后的治疗提供新思路。

108. 其他更新

（1）化疗管理

更新要点：①删除了胃复安作为乳腺癌患者的止吐用药，新增新型格拉司琼透皮贴片；②新增聚乙二醇重组人粒细胞刺激因子作为升白药。

化疗仍是乳腺癌治疗的重要手段之一，但化疗带来的不良反应不容忽视，因此，需要全程管理、对症治疗。化疗常见的不良反应之一为呕吐，对有致吐风险的化疗方案，可考虑使用选择性 5-HT 受体拮抗剂、激素、NK-1 受体拮抗剂等对症处理。甲氧氯普胺（胃复安）作为临床中的一种止吐药物，一直在临床被广为使用。但一些临床研究显示胃复安可能会促进泌乳素分泌、促进乳腺癌转移，因此，胃复安的使用一直饱受争议，新版指南中删除了该药作为止吐常规用药，新增了新型格拉司琼透皮贴片。

骨髓功能抑制是化疗常见的非特异性毒性之一，如对于密集型 AC-T 方案，发生粒细胞减少性发热的风险高于20%，临床研究显示，在使用聚乙二醇重组人粒细胞刺激因子（长效升白针）后，患者发生 FN 的比例明显降低，可以有效的预防乳腺癌患者在多周期化疗中 FN 的发生，且不良反应良好。因此，在临床实践中，我们推荐对高 FN 风险的患者预防性使用长效升白针，若第一周期白细胞升高过于明显，在第二周期化疗时可考虑减量。

（2）循环肿瘤标志物与二代测序

循环肿瘤细胞是指从原发部位脱落进入到血液循环的肿瘤细胞。它可以反映肿瘤组织情况，也可以替代组织样本进行病理诊断、疾病监测、分子测序等。随着 CTC 技术的不断成熟，其应用已经从单纯计数走向了分子分型和细胞测序时代。AJCC 第 8 版将 CTC ≥ 1 个 /7.5mL 作为预后不良的预测指标，CTC HER-2 状态也可预测患者靶向治疗的疗效，而借助单细胞测序技术，则可以利用 CTC 从基因组水平探究肿瘤的耐药机制。

ctDNA 是由肿瘤细胞和 CTC 等凋亡、坏死后释放到血液循环中的游离 DNA 片段组成。这些 DNA 片段与蛋白质结合形成核小体游离于循环中。ctDNA 能够反映体内肿瘤负荷，实时动态监测药物疗效，同时在早期诊断、肿瘤负荷监测、药物疗效预测、复发转移风险评估和预后分析等过程中发挥重要作用。

二代测序技术是在一代测序基础上开发的另一种高效

测序的方法，它与一代测序结果高度一致，但可在短时间内进行高通量测序，以较小的成本完成测序工作，可以同时筛选多个样本中的多个基因，也可以快速的检测肿瘤异质性和基因改变。该技术不需要对患者组织进行侵入性活检，就可以达到帮助早期诊断、疗效监测、耐药提示，以及治疗方案的选择。

对于晚期乳腺癌患者而言，因获取组织的成本较高，更难以动态检测患者的基因突变，因此，结合 CTC、ctDNA 的液体活检和二代测序技术，将会为其提供更好的服务。

（3）人工智能

人工智能的兴起迅速波及到各个领域，在医学领域，包括智能影像、智能病理、智能决策都如火如荼的开展起来。人工智能本质在于大数据＋机器学习，通过学习大量真实世界数据，智能展示最佳的策略，从而帮助临床医生处理日益繁杂的数据信息。但智能系统仍存在一些问题亟待解决，如智能决策的伦理、本地化和研发标准问题等，尽管人工智能已经向我们走来，但我们仍需要谨慎对待。

（解放军总医院第五医学中心　李健斌　江泽飞）

CSCO BC 指南更新要点

CSCO BC 指南是一部立足于循证医学证据和精准医学基本原则，结合国内外医疗前沿进展，同时兼顾我国医疗现状和资源可及性的临床诊疗指南。科学性与实践性为指南的两大考量原则，每一个临床问题的诊治建议分为基本策略和可选策略两部分。基本策略属于可及性好的普适性诊治措施，肿瘤治疗价值相对稳定；可选策略多属于已有高级别证据，但可及性差或效价比超出国人承受能力的药物或治疗措施。本文对近年来乳腺癌领域的重要研究进展进行分析讨论，供专家委员会更新指南参考。

109. 新辅助治疗

新辅助治疗是早期乳腺癌综合治疗的重要组成部分，其临床意义毋庸置疑，在不影响生存获益的基础上可提高保乳手术率，改善患者的生活质量，同时也可作为认识肿瘤生物学特征、评估治疗方案疗效的平台。

（1）抗 HER-2 双靶联合新辅助治疗

近年来新辅助治疗进行了颇多探索，在新辅助策略中更多的设计是"加法"，通过增加化疗药物、抗血管靶向药物，以及抗 HER-2 双靶向药物的联合，以期进一步提高病理完全缓解率，衍生更大的生存获益。

在众多加法中，循证证据较为充分的即为抗 HER-2 双靶联合应用于 HER-2 阳性乳腺癌新辅助治疗。Neo-Sphere 研究证实"曲妥珠单抗 + 帕妥珠单抗"双靶组获得的 pCR 率较单靶组显著提高，奠定了抗 HER-2 双靶在新辅助治疗中的地位，曲妥珠单抗借此获得美国 FDA 的加速批准，作为新辅助治疗应用于高风险的 HER-2 阳性早期乳腺癌患者。TRYPHAENA 研究中抗 HER-2 双靶"曲妥珠单抗 + 帕妥珠单抗"联合化疗的 pCR 率可达 60% 左右。研究显示仅 2.7% 的患者发生了有症状的左心室收缩功能不全 (left ventricular systolic dysfunction，LVSD)，提示双靶治疗心脏安全性良好。抗 HER-2 靶向药拉帕替尼在新辅助治疗中应用却道路坎坷，拉帕替尼与曲妥珠单抗的联合在 NeoALTTO 研究中取得阳性结果，显著提高了新辅助治疗的 pCR 率，但 CALGB 40601 及 NSABP B-41 试验显示，两者联合的 pCR 率虽较单用曲妥珠单抗有所提高，但差异无统计学意义。

（2）新辅助内分泌治疗优势人群的筛选

目前，对于激素受体阳性乳腺癌患者的新辅助治疗决策，通常依据 ER、Ki-67 等指标。ER 高表达、Ki-67 低增殖预示较好的新辅助内分泌疗效，新辅助治疗后 Ki-67 表达变化也是评估内分泌治疗有效性的指标。新辅助内分泌预后指数（PEPI）综合分析新辅助内分泌治疗后的多个指标，如肿瘤大小、淋巴结状态、ER 表达、Ki-67 水平等，PEPI 为 0 分的患者预后好，内分泌治疗敏感，化疗不敏感。但 PEPI 实为治疗后检测指标，并不是严格意义上的新辅助疗效预测指标。

除了临床病理学指标外，多基因评分系统也被引入新辅助内分泌的疗效预测。例如 OncotypeDx，日本一项研究显示低 RS 评分的患者新辅助内分泌治疗的临床缓解率（CRR）显著高于高 RS 评分组，更易从新辅助内分泌治疗中获益；同时，低 RS 评分的患者经新辅助内分泌治疗后，超过 90% 的患者可以接受保乳手术，远高于高 RS 评分组。另一项多中心研究显示新辅助内分泌治疗后低风险组（RS 评分＜ 11 分）保乳手术率为 75%，中风险组（RS评分为 11 ～ 25 分）保乳手术率为 72%。2017 年 SABCS会议报道了 EndoPredict 在新辅助内分泌治疗中的预测作用，该研究为 ABCSG 34 的回顾性分析，在接受 6 个月来曲唑新辅助治疗的患者中，EndoPredict 以 5 分为界将患者分为 EP 高危和 EP 低危组。27.3% 的 EP 低危组与 7.7% 的EP 高危组患者来曲唑治疗后达到手术时 RCB O/I，分析显示 EndoPredict 是 RCB O/I 较好的预测指标，EP 评分越低，新辅助内分泌治疗疗效越好。

上述研究均显示了多基因检测系统在筛选新辅助内分泌治疗适宜人群中的作用，但研究多存在样本量少、随访时间短等局限性，因此，对于此类研究的解读应慎重，多基因检测目前尚不足以成为新辅助内分泌疗效预测的标准。

110. 辅助治疗

辅助治疗的目的在于巩固局部治疗的效果，降低疾病复发的风险，提高治愈率。近年来局部治疗如手术、放疗日趋精简。通过延长内分泌药物的时限和增加靶向药物的种类进一步强化辅助治疗的疗效，以期达到 DFS 甚至 OS的最大获益。

（1）抗 HER-2 双靶辅助治疗

对于 HER-2 阳性乳腺癌患者的辅助治疗，目前曲妥珠单抗 1 年是标准，然而即使使用曲妥珠单抗治疗，仍有将近 1/5 的患者会出现复发。我们仍需追求更高疗效的抗 HER-2 辅助治疗。随着抗 HER-2 靶向药物的替代升级，可能得益于抗 HER-2 双靶在晚期及新辅助治疗中的鼓舞，抗 HER-2 双靶在辅助模型中也进行了一些探索。虽然 ALTTO 研究在拉帕替尼中遭遇滑铁卢，但来那替尼、帕妥珠单抗在辅助领域均得到了阳性结果，为抗 HER-2 双靶辅助治疗时代拉开了序幕。

APHINITY 研究的早期分析结果达到了预设的终点，相较于曲妥珠单抗对照组，双靶（曲妥珠单抗联合帕妥珠单抗）联合化疗的 iDFS 率显著提高，复发 / 死亡风险下降 19%。目前随访时间较短，未来的数据值得期待。不良反应方面，双靶组较曲妥珠单抗对照组明显增加的不良反应为腹泻（9.8% *vs.* 3.7%）。

另一项获得阳性结果的辅助双靶抗 HER-2 研究为 ExteNET，在 1 年标准曲妥珠单抗后增加 1 年来那替尼治疗，来那替尼组 3 年 iDFS 显著提高。两组 iDFS 的绝对获益分别为 0.9% 和 2.3%，在曲妥珠单抗强劲辅助疗效的基础上进一步达到此量变实属不易，但更多的靶向治疗意味着更高的不良反应及更重的经济负担，临床应用时应综合权衡疗效、毒性、经济三方面因素。

基于较少的绝对获益数据，增加靶向治疗带来的更多可能是"陪靶"人群，而非获益人群，对于高危人群的界定可能是下一步研究的重点。淋巴结阳性、HR 阴性的患者获益可能较大，为潜在的应用人群。对于此部分患者，在适当条件下可尝试使用双靶抗 HER-2 治疗。

（2）内分泌延长治疗的策略

HR 阳性乳腺癌患者 5 年后仍存在复发风险，除外明确的低危患者，国外指南均有延长辅助内分泌治疗的推荐。

有研究证实，TAM 治疗 10 年较 5 年可降低乳腺癌远期复发率。MA.17R、NSABP B-33、ABCSG 6a 研究的前序辅助治疗均为 5 年 TAM，尽管 MA.17R、NSABP B-33 中有安慰剂组的患者交叉至 AI 试验组，但三项研究均证实 5 年 TAM 后继续 3 ~ 5 年 AI 可降低乳腺癌复发风险。因此，初始 5 年 TAM 治疗后的患者，若存在高危因素，如淋巴结阳性、G3 等，可延长内分泌治疗至满 10 年；绝经前患者继续 TAM 治疗 5 年；绝经患者可序贯使用 AI 5 年。

MA.17R 将既往接受过 4.5 ~ 6 年 AI 治疗的乳腺癌患

者，随机给予 5 年来曲唑或安慰剂治疗，中位随访 6.3 年，结果显示，来曲唑组较安慰剂组显著降低 DFS 事件和对侧乳腺癌事件。NSABP B-42 研究中患者初始辅助治疗为 5 年 AI 或 TAM 序贯 AI 5 年，随机分入 5 年来曲唑或安慰剂组。中位随访 6.9 年，延长 AI 组较对照组 DFS 事件发生率降低了 3.4%（P=0.048），但未达到研究设定的有效率，差异无统计学意义（P=0.0418）。

2017 年 SABCS 上公布的 ABCSG-16 研究在完成初始 4 ~ 6 年辅助内分泌治疗的 HR 阳性患者中，比较后续延长 5 年或 2 年阿那曲唑治疗的疗效和安全性，初始辅助治疗包括 AI 及 TAM 序贯 AI 方案。中位随访时间 106.2 个月时，两组患者 DFS 差异无统计学意义。IDEAL 研究设计与此类似，主要终点 DFS 也为阴性，但是 5 年 AI 较 2 年 AI 可显著减少复发风险。SOLE 研究显示，在完成 4 ~ 6 年辅助内分泌治疗的 HR 阳性患者中，间歇使用来曲唑与连续使用来曲唑相比，并不能改善 DFS。综上所述，初始含 AI 辅助治疗 5 年后，继续延长 AI 治疗的远期生存获益仍不明确，不同的研究结果不一，如何界定适合延长内分泌治疗的人群成为关键。St.Gallen 共识提出由临床病理特征和多基因检测系统评估风险，若存在以下危险因素，可综合治疗敏感性及耐受性考虑延长治疗：ER/PR 低表达、肿瘤负荷大（T1c 以上，淋巴结阳性）、中 - 高增殖、中 - 高级别、中 - 高基因组风险。

目前尚未完成 5 年 OFS+AI 或 TAM 后延长内分泌治疗的数据，但初始进行 OFS 的患者多属于中 - 高复发风险患者，基于延长内分泌治疗获益的证据，对于可耐受患者建议延长内分泌治疗，未绝经者可考虑使用 TAM 治疗 5 年，绝经者使用 AI 治疗 5 年。

111. 解救治疗

晚期乳腺癌的治疗目标在于改善患者生活质量，延长患者生存时间，高效低毒的治疗方案是首选。"HR 阳性、HER-2 阴性"与"HR 阳性、HER-2 阳性"晚期乳腺癌因生物学特性不同，治疗应各有侧重。一方面，突出内分泌治疗在 HR 阳性、HER-2 阴性患者中的地位，且目前 CDK4/6 抑制剂、mTOR 抑制剂等靶向药成功的临床研究均限于 HR 阳性、HER-2 阴性患者，进一步明确了适应证；另一方面，重申抗 HER-2 治疗在 HR 阳性、HER-2 阳性患者中的基石地位，除联合化疗外，"抗 HER-2+ 内分泌药物"成为一种值得探讨的联合模式。

（1）HR 阳性、HER-2 阴性患者的内分泌治疗

随着内分泌治疗耐药相关信号通路的阐明，逆转内分泌耐药的靶向药物不断涌现，使得乳腺癌内分泌治疗大放光彩。在"无靶"时代，可用的内分泌药物屈指可数（TAM、三种 AI），彼时的临床研究也围于 TAM 与 AI、AI 间疗效的比较，得到的生存数据多乏善可陈，差异甚微。随着氟维司群、CDK4/6 抑制剂、mTOR 抑制剂、P13K 抑制剂等的问世，通过靶向与内分泌药物的不同组合，带来内分泌解救治疗的不同组合方案。其中联合方案取得了惊艳疗效，晚期乳腺癌患者的 PFS 与 0S 数据较"无靶"时代大幅飞跃，成就了内分泌治疗领域的颠覆性变革。

基于 III 期 PAMOLA-2 研究，CSCO 指南将"哌柏西利 + 来曲唑"列入可选策略，MONALEESA-2 研究成功续写了 CDK4/6 抑制剂的传奇，ribociclib 继哌柏西利后以 I 类证据载入指南。abemaciclib 的 MONARCH-3 研究中期分析同样不负众望，进一步夯实了 CDK4/6 抑制剂在一线内分泌治疗中的确切地位。但目前 CDK4/6 抑制剂带来的生存获益仅限于 PFS，OS 结果仍有待进一步随访。MONALEESA-7 试验是 ribociclib 首次应用于绝经前乳腺癌患者的疗效和安全性评价。ribociclib 联合 OFS+TAM 或

非甾体类 AI 一线治疗晚期乳腺癌，中位 PFS 达 23.8 个月，与绝经后乳腺癌为目标人群的 MONALEESA-2 研究（25.3个月）差异不大，显示了 CDK4/6 抑制剂在绝经前内分泌治疗中的显著疗效。

PALOMA-3 和 MONARCH-2 研究共同力证了 CDK4/6抑制剂＋氟维司群在既往内分泌治疗失败患者中的作用。mTOR 抑制剂同样捷报频传，PrECOG0102 研究显示：对于 AI 治疗失败的 HR 阳性、HER-2 阴性的晚期乳腺癌患者，依维莫司＋氟维司群的中位 PFS 较氟维司群单药组显著延长（10.4 个月和 5.1 个月，$P=0.02$）。BOLERO-2 研究显示，既往非甾体类 AI 治疗失败的绝经后乳腺癌患者，依维莫司＋依西美坦可显著延长患者的 PFS（10.6 个月和 4.1 个月，$P < 0.001$）。TAMRAD 研究则证实了依维莫司 +TAM在 AI 治疗失败后的 HR 阳性、HER-2 阴性晚期乳腺癌中的疗效。

解救内分泌治疗策略的增加带来了一个问题，众多靶向药物＋内分泌药物的联合方案如何排序？是"重锤猛击"抑或是"细水长流"？目前尚无数据支持在 CDK4/6 抑制剂或 mTOR 抑制剂治疗失败后继续使用同类药物。在临床实践中，我们有两种生存获益相近的策略可以考虑：第一种为一线 AI，二线 CDK4/6 抑制剂＋氟维司群，三线 mTOR

抑制剂 +AI；第二种为一线 CDK4/6 抑制剂 +AI，二线氟
维司群，三线 mTOR 抑制剂 +AI。

（2）HR 阳性、HER-2 阳性患者的内分泌治疗

"HR 阳性、HER-2 阳性"晚期乳腺癌的治疗以抗
HER-2 治疗为基础，可联合化疗亦可联合内分泌治疗，"抗
HER-2+ 内分泌药物"的联合方案体现了精准医学时代乳
腺癌的诊治将进一步精细化与准确化。

2017 年的 ASCO 会议上报道了一项"抗 HER-2 双靶
+ 内分泌治疗"的研究即 ALTERNATIVE 研究，结果显示，
双靶组"曲妥珠单抗 + 拉帕替尼 +AI"患者的 PFS 显著优
于"曲妥珠单抗 +AI"组（11 个月和 5.7 个月，$P=0.006\,4$），
OS 的数据还未成熟。另一项 II 期临床研究 PERTAIN 显
示"曲妥珠单抗 + 帕妥珠单抗 +AI"获得的 PFS（18.89 个
月）非常理想，甚至可以媲美 CLEOPATRA 研究中的"抗
HER-2 双靶 + 化疗"联合，提示对于部分经选择的 HR 阳性、
HER-2 阳性的晚期乳腺癌，如 HR 高表达、肿瘤进展缓慢等，
"双靶抗 HER-2+ 内分泌药物"的联合模式可使其免受化疗。

（3）BRCA 1/2 突变 HER-2 阴性的患者治疗

2017 年 ACSO 公布了 OlympiAD 研究结果：奥拉帕利
用于 BRCA 突变的 HER-2 阴性晚期乳腺癌患者相较于化疗

将 PFS 从 4.2 个月延长至 7.0 个月，显著降低了 42% 的疾病进展风险（$P=0.0009$）。奥拉帕利组患者客观缓解率高达 59.9%，化疗组仅为 28.8%。同时，与化疗相比，奥拉帕利为患者带来了更好的生活质量和安全性。该研究为第一项 PARP 抑制剂应用于 *BRCA* 突变乳腺癌患者的 III 期研究，显示了奥拉帕利在 *BRCA* 突变晚期乳腺癌患者中的显著疗效。

2011 年 St.Gallen 共识开启了乳腺癌分子分型的诊疗模式，随着乳腺癌分子生物学、基因组学的深入探索，乳腺癌的诊疗现已步入精准医学时代。在不明显增加不良反应的基础上做加法，实现疗效的最大化；在不影响疗效的基础上做减法，实现毒性及费用的最低化，此为"精"。探索有价值的生物学标志物和疗效预测方法实现优势人群的准确筛选，使敏感人群均获得有效治疗，使不敏感人群免受无效治疗，此为"准"。在乳腺癌诊疗已取得巨大进展的现在，我们仍有诸多迷惘，困惑于看似相悖的临床研究结果，苦恼于多番尝试后的一筹莫展，但我们更执着于不断前行，吐故纳新，为未来之明朗而锲而不舍，此亦为 CSCO BC 指南的根基与要义。

（江苏省人民医院　黄　香　殷咏梅）

乳腺癌分子病理学研究进展

ASCO 的官方期刊《临床肿瘤学杂志》2018 年 5 月 30 日发布了《乳腺癌 HER-2 检测新指南》。ASCO/CAP 于 2006 年首次发布《乳腺癌 HER-2 检测指南》，并分别于 2013、2018 年更新了指南内容。第一版指南大幅度降低了 *HER-2* 基因检测中的假阳性病例。2013 年指南则针对一些少见病例提供补充指导。2017 年 NRG 试验数据 NSABP B-47（临床 TIALAL.GOV 标识符：NCT012767）已确认缺乏基因扩增、IHC 1+ 或 IHC 2+ 患者不能从曲妥珠单抗治疗中获益，在这一研究结果的支持下，2018 年指南更新了 HER-2 阈值的定义，并针对临床医师关切的 5 个问题（表 3），包括对 FISH 检测中出现的一些罕见病例的解释给出了规范性指导。

表 3　2018 年 HER-2 检测指南更新涉及的临床问题汇总

临床问题 1	IHC2+ 的定义（IHC 临界值的解释）
临床问题 2	原发性乳腺癌的粗针穿刺活检标本 HER-2 阴性，是否必须对手术切除标本重新进行 HER-2 检测
临床问题 3 （HER-2/CEP17 比值 ≥ 2.0，平均 HER-2 拷贝数 / 细胞 < 4.0）	这组病例是否被定义为 ISH 阳性
临床问题 4 （HER-2/CEP17 比值 < 2.0，平均 HER-2 拷贝数 / 细胞 ≥ 6.0）	这组病例是否被定义为 ISH 阳性
临床问题 5 （HER-2/CEP17 比值 < 2.0，平均 HER-2 拷贝数/细胞 ≥ 4.0 且 < 6.0）	ISH 检测中临界值病例的最佳诊断流程

2013 年指南发布之后，一些实验室及临床工作者发现了指南在处理某些少见病例，包括临界值病例分析中的问题。随着对这 3 组少见 HER-2 双探针 ISH 病例（临床问题 3、4、5）的病理学数据及临床预后数据的积累，专家组提出了更新的检测流程，及针对临界值病例的明确判读方法，从而达到了明确结果的目的。值得关注的是，本次协作组修订了 3 类 FISH 检测中出现的少见病例（临床问题 3、4、5）的诊断流程，包括更严格的双探头 ISH 检测标准，以及进一步要求结合 IHC 检测达到最精确的 HER-2 状态判读（阳性或阴性）。协作组还建议对疑难病例采用 IHC 与 FISH 检测结果的共同分析及科室内部会诊制度，以确保两种方法

的一致性和检测质量。此外，鉴于当前可分析数据及临床有效性的相关证据不足，协作组不推荐用替代 17 号染色体探针的检测方法作为解决罕见的 HER-2 FISH 检测结果的主要策略。最后，由于针对双探针 ISH 罕见病例的检测推荐可能会影响某些单探针 ISH 检测，专家组建议将单探针 ISH 检测联合 IHC 检测共同进行判读，以期达到最精确的 HER-2 检测结果。以下我们对这 5 个临床问题进行一一解读。

【临床问题 1】IHC 2+ 的最佳定义(IHC 临界值的解释)?

2013 年 IHC 2+（临界值）的定义显示"＞ 10% 的肿瘤细胞显示环形不完整和（或）弱 / 中的胞膜染色或 ≤ 10% 的肿瘤细胞呈现完整、强的环形胞膜着色"，许多病理学家认为"环形"与"不完整"的描述在使用时会出现冲突，并可能导致许多原本 IHC 1+（HER-2 阴性）的样本被诊断为 IHC 2 +（HER-2 临界值），从而提高了复检量。2018 年指南修订为"＞ 10% 的肿瘤细胞呈现完整的弱到中等强度的细胞膜着色"（图 7）。

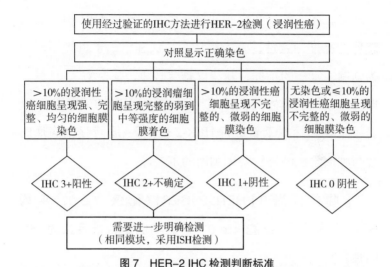

图 7　HER–2 IHC 检测判断标准

注：2013 年 ASCO 指南的图 7 中提到的"≤ 10% 的肿瘤细胞呈现完整、强的环形胞膜着色"是一类少见的异质性病例，虽然仍将这类情况判读为 IHC 2+，但将其移到了图 7 的备注中。脚注中说明"本次 2+ 的定义并没有涵盖某些特殊的 HER–2 IHC 染色模式"，如果遇到可判读为 IHC 2 +(临界值)，例如一些特殊类型乳腺癌（浸润性微乳头状癌），尽管呈现 HER–2 蛋白中度~强度而不完全（基底外侧或外侧）的胞膜着色，可经 FISH 检测后诊断为 *HER-2* 基因扩增。

【临床问题 2】原发性乳腺癌的粗针穿刺活检标本 HER–2 阴性，是否必须对手术切除标本重新进行 HER–2 检测？

来自 Royal Marsden 团队的对 336 例乳腺癌配对穿刺与切检标本 HER-2 检测发现：二者有 98.8% 的一致性。鉴于众多临床实验证实穿刺活检与手术切检标本中 HER-2 状态保持高度一致性，专家组认为：病理组织学Ⅲ级不能作为强制性复检的指标，并建议将"必须"替换为"可以"，即"原发性乳腺癌的粗针穿刺活检标本 HER-2 阴性，可以对手术切除标本重新进行 HER-2 检测"，同时强调病理医师与肿瘤学医师进行临床判断的重要性。

【临床问题 3】HER-2 /CEP17 比值 ≥ 2.0，平均 HER-2 拷贝数 / 细胞 < 4.0，这组病例是否被定义为 ISH 阳性?

建议对此种情况增加计数细胞，若结果一致，则判为 FISH 阴性。来自 Press MF 的研究发现：大约 0.7%（71/10 468）的乳腺癌出现 HER-2/CEP17 比值 ≥ 2 且平均 HER-2 拷贝数 / 细胞 < 4.0，随后的 IHC 检测显示这组患者无 3+。因此，专家组认为如果 HER-2 蛋白表达水平不足 3+，同时 HER-2 拷贝数目较低，可参照 HER-2 阴性病例处理。对于这部分患者建议在报告中备注：在现有的临床试验数据中，缺乏充分依据显示此部分患者能从抗 HER-2 靶向治疗中获益，对此组特殊人群尚需积累更多循证医学依据。

【临床问题 4】HER-2/CEP17 比值 < 2.0，平均 HER-2 拷贝数 / 细胞 ≥ 6.0，这组病例是否被定义为 ISH 阳性？

与 2013 年指南相同，结合 HER-2 蛋白情况，对高表达患者建议判为 FISH 阳性。同时指出此类患者很少见，且具有很强的异质性；需要区分 *HER-2* 扩增与 CEP17 多倍体。对于疑难病例可以考虑更换蜡块重新检测或进行专家会诊。

【临床问题 5】HER-2/CEP17 比值 < 2.0，平均 HER-2 拷贝数 / 细胞 ≥ 4.0 且 < 6.0，ISH 检测中的临界值病例的最佳诊断流程？

现有的循证医学依据显示，若免疫组化结果非 3+，此类 FISH 结果的患者能否从 HER-2 靶向治疗中获益目前尚不确定，需等待更充分的循证医学依据。此种情况建议重新计数至少 20 个细胞核中的信号，如果结果改变，则对两次结果进行综合判断分析；如仍为上述情况，建议在 FISH 报告中备注：此类患者 HER-2 状态的判断需结合免疫组化结果，若免疫组化结果为 3+，HER-2 状态判为阳性；若免疫组化为 0、1+ 或 2+，HER-2 状态判为阴性。

正确检测和评定乳腺癌的 HER-2 蛋白表达和基因扩

增状态对乳腺癌的临床治疗和预后判断至关重要。自 2006
年推出第一版 HER-2 检测指南以来，在这 10 年间诊断学
研究方法也经历了重大的变迁，从以往的以形态学研究为
主，演变为评估显微镜形态、免疫组织化学和分子病理学
研究相结合的综合诊断方法。HER-2 检测指南的更新与进
步，得益于崭新研究方法的拓展，即分子病理学方法结合
组织病理学与流行病学研究，这将成为今后的发展趋势。

（天津市肿瘤医院　付　丽）

从 CSCO BC 指南看术前新辅助治疗热点话题

新版 CSCO BC 指南较以往版更加细化，划分了不同的专家推荐等级，临床操作性更强。本文以 CSCO BC 指南为基础，探讨乳腺癌术前新辅助治疗的相关热点问题。

112. 乳腺癌新辅助化疗实施的目的和适应证不断进化

目前，乳腺癌新辅助化疗的目的已不仅仅局限于手术降期，其所带来的药物敏感性信息、预后预测信息及对高危人群的甄别以进行治疗强化的信息已被临床医生越来越重视。

（1）新辅助化疗是否基于外科手术预期？

使局部晚期乳腺癌获得可手术机会、追求可手术患者的保乳机会，是乳腺癌新辅助化疗实施的固有适应证。

2017 年一项发表在《柳叶刀》杂志上的荟萃分析显示，临床分期为 T2、T3 的肿瘤最适于在接受新辅助化疗后进行保乳手术；3cm 以上的肿瘤可以从新辅助化疗中获得更高的保乳率，基于 2006—2011 年的数据，接受新辅助化疗后总体保乳率从 35.4% 提高到 50%。

新辅助化疗后，总体有约 40% 的患者能够达到腋窝淋巴结降期。乳腺癌的手术方式由最大可耐受向最小有效转变，不仅通过保乳，而且希望通过前哨淋巴结活检避免腋窝清扫，以达到创伤最小化。而对于新辅助化疗前腋窝淋巴结阳性者，接受新辅助化疗后降期为临床阴性，是否可以准确进行 SLNB？如果阴性，是否可以替代腋窝清扫，这些问题还没有获得足够共识。

基于 Z1071、SNFNAC、SENTINA 这 3 项研究，新辅助治疗前淋巴结阳性的患者经治疗降期后接受 SLNB，当检出个数 ≥ 3 个时，总体假阴性率可降至 10% 以下。通过双重示踪技术甚至靶向腋窝淋巴结切除术，假阴性率可以进一步降低到 5% 以下，这为新辅助后 SLNB 的准确性提供了保证。2017 年 NCCN 指南提到，对于淋巴结阳性新辅助化疗降期后淋巴结临床阴性的患者，推荐在某些选择性条件下进行 SLNB，但如何"选择"，语焉不详。在我国，2017 年 CSCO BC 指南与规范认为腋窝降期后行 SLNB 具有一定的假阴性率，作为有争议的适应证，在临床实践中，需要加强对淋巴结微转移的确认和评估，完善双重示踪、淋巴结标记夹植入，以及术前超声辅助定位等技术，以达到最低的假阴性率。

对于腋窝淋巴结降期后前哨淋巴结阴性而保留腋窝的患者，目前尚无其局部区域复发及远期生存的数据，一定程度上制约此背景下前哨淋巴结活检的实行，同时我国大多数专家不建议对新辅助化疗前腋窝淋巴结穿刺证实为转移、通过治疗降期后行 SLNB 为阴性的患者免于腋窝清扫。尽管争议仍然存在，更多的临床数据已经在提供支持，但无疑的是，新辅助治疗作为治疗平台，通过腋窝降期，为患者赢得豁免腋窝清扫手术甚至腋窝淋巴结评估，提供了契机。

最近，Surg 等发现对于 TNBC/HER- 2（+）且 cN0，进行新辅助化疗后获得乳腺 pCR 的患者，术后腋窝淋巴结阳性率＜ 2%，提示可以避免腋窝淋巴结评估，其研究结果发表在《美国医学会杂志》杂志上。

（2）新辅助化疗是否有助于远期预后预测？

早期乳腺癌患者接受新辅助和辅助化疗远期预后的荟萃分析结果发现，二者在乳腺癌特异性死亡率和全因死亡率方面无显著统计学差异。CTNeoBC 荟萃分析认为，乳腺癌同一分型达到 pCR 的患者相较于非 pCR 患者能够获得更好的远期生存。对于非 pCR 的乳腺癌患者，远期预后与病灶的残余肿瘤负荷明显相关，残余负荷越小，其 5 年无远处复发率越低。新辅助化疗后的淋巴结状态是局部区域复发率（locoregional recurrence，LRR）的重要预测因素，一项发表在 2012 年美国《临床肿瘤学杂志》中的研究表明，接受新辅助化疗后行全乳切除的患者，腋窝淋巴结分期为 ypN（-），无论其术前淋巴结状态或是否达到乳腺 pCR，其 10 年的 LRR 均在 10% 左右，远低于治疗前后淋巴结均阳性的患者（LRR > 25%）。因此，新辅助治疗提供了很好的疗效评估平台，有助于预测远期预后，对于后续临床治疗至关重要。

（3）新辅助化疗是否有助于指导强化治疗？

对于新辅助化疗后未达到 pCR 的患者，后续治疗策略应当如何优化？

CREATE-X 试验入组了 HER-2 阴性的早期乳腺癌患

者，结果表明未达到 pCR 的患者术后辅助卡培他滨治疗可显著提高 5 年 DFS 和 OS，疾病复发风险降低 30%，死亡风险降低 40%。因而指南也推荐，对于术前新辅助化疗后未达 pCR 的患者，尤其是三阴型乳腺癌，可考虑给予术后辅助卡培他滨治疗。因此，新辅助化疗提供了甄别高危患者并给予了强化治疗的机会。

（4）到底哪些患者可以最大程度上获得新辅助化疗的优势？

多项研究表明，不同分子分型乳腺癌的 pCR 率各有不同，其中以 HER-2 阳性（非 Luminal 型）和 TNBC 乳腺癌 pCR 率最高，与同类型未达 pCR 患者相比，可获得非常优异的生存预后。有研究显示，乳腺癌分子亚型是决定是否达到 pCR 的唯一因素，肿瘤大小、病理类型等并不是主要的预测因素。除了分子亚型，肿瘤浸润淋巴细胞越高，其达到 pCR 比例越高，其中对于 HER-2 阳性和三阴型乳腺癌的预测价值最高。

因此，2018 年 CSCO BC 指南指出，新辅助治疗的适应证不再仅仅依据临床分期，而应结合肿瘤分子分型、临床分期及患者意愿个体化确定，对于 HER-2 阳性和三阴型乳腺癌患者可选择新辅助治疗。

113. 各分型乳腺癌关注热点

（1）HER-2 阳性：双靶向是否为合理的选择？

新版指南将含曲妥珠单抗和紫杉类的方案作为 HER-2 阳性乳腺癌术前治疗的 I 类推荐。对于部分具有高危因素的患者，可考虑行曲妥珠单抗联合帕妥珠单抗的双靶向治疗。Neo-Sphere 研究发现，在蒽环、紫杉类基础上联合双靶新辅助治疗进一步提高了 pCR 率，其中激素受体阴性的人群获益最高。基于 NeoALTTO 研究，化疗联合曲妥珠单抗、拉帕替尼可获得较高的pCR率，从而具有现实适用性。

（2）TNBC：铂类作为方案组成的合理选择？

新版指南将含有铂类药物的 TP 方案作为对年轻三阴型，尤其是 *BRCA* 基因突变患者新辅助治疗的 II 类推荐。GeparSixto 及 CALGB 40603 研究都证实了蒽环联合紫杉醇基础上增加卡铂对于提高 TNBC 患者 pCR 率的价值。BrighTNess 研究是一项关于三阴型乳腺癌的新辅助研究，发现 pCR 率的提高得益于卡铂而不是 PARP 抑制剂——veliparib，卡铂的获益不依赖于 PARP 抑制剂。

根据相关临床试验结果，联合卡铂可考虑作为三阴型乳腺癌患者的新辅助治疗方案，但是目前并未作为常规推荐，更多有关卡铂的临床试验结果值得期待。

（3）HR（＋）乳腺癌：内分泌靶向联合是否可选？

指南提出，对于需要术前治疗而无法耐受化疗的、暂时不可手术或无需手术的激素受体阳性的患者，考虑行术前内分泌治疗。2016 年发表在《JAMA Oncology》上的 Meta 分析显示，对于雌激素受体阳性的乳腺癌患者，新辅助内分泌治疗的临床缓解率、影像学缓解率与新辅助化疗相当，甚至可获得更高的保乳率，并且其不良反应显著低于新辅助化疗。

NeoMONARCH 是关于 abemaciclib 联合内分泌用于绝经后 HR（＋）/HER-2（－）早期乳腺癌患者新辅助治疗的一项 II 期临床研究，结果显示 abemaciclib 联合内分泌治疗可显著降低病灶的 Ki-67 指数。另一项 II 期新辅助研究 NeoPalAna，发现哌柏西利联合阿那曲唑能够有效实现完全细胞周期阻滞，抑制乳腺癌的增殖，且不论 Luminal 亚型（A 或 B）、*PIK3CA* 状态。不远的将来，内分泌联合靶向或许可作为 HR（＋）阳性乳腺癌新辅助内分泌治疗的可选方案。

总体来说，乳腺癌新辅助治疗的主要目的是使局部晚期乳腺癌获得可手术机会，追求可手术患者的保乳机会。

此外，新辅助治疗作为抗肿瘤治疗的重要研究平台，可以在较短的时间内评估治疗方式的优劣，从中获得的信息可以更好地指导治疗，并优化治疗策略。

（福建医科大学附属协和医院　宋传贵）

CSCO BC 指南外科问题解读

CSCO 近期发布了最新版的乳腺癌诊疗指南。该指南结合国际最新进展，兼顾诊疗产品的可及性，完善和细化乳腺癌的系统治疗手段，实用性强，适合我国临床实际。本文针对指南中涉及到的外科焦点问题进行解读。

114. 乳腺癌新辅助化疗后外科问题

乳腺癌新辅助治疗指无远隔转移的乳腺癌患者，在常规手术等局部治疗前，首先进行全身系统治疗。乳腺癌的新辅助治疗包括新辅助化疗、新辅助靶向治疗及新辅助内分泌治疗。新辅助化疗是局部晚期乳腺癌或炎性乳腺癌的规范疗法，可以使肿瘤降期以利于手术或将不可能手术患者转变为可以手术者。NSABP B-18 和 NSABP B-27 研究结果显示新辅助化疗和常规辅助化疗相比，无病存活率和总存活率差异均无统计学意义。新辅助化疗获得 pCR 的患者无病存活率和总存活率得到显著改善。因此，新辅助化疗也被用于部分化疗敏感的 HER-2 阳性及三阴型乳腺癌，一方面，通过 pCR 判定预后；另一方面，对非 pCR 患者可考虑术后的强化治疗，改善预后。但新辅助化疗中仍然存在少部分患者在治疗中疾病进展甚至丧失手术时机的问题。有关新辅助化疗的手术时机、新辅助化疗后保乳治疗及前哨淋巴结活检等问题是近年关注的热点问题。

（1）新辅助化疗后手术时机选择

新辅助化疗应每 2 个周期进行一次全面的疗效评估，如 2 个周期化疗后肿瘤无变化或进展时，应根据实际情况考虑更换化疗方案或采用包括手术在内的其他治疗方法。对在治疗中有降期趋势或疾病稳定的患者，一般遵循新辅助治疗既定周期数（6 ～ 8 个周期）内最大疗效原则，推荐手术前完成既定周期数的新辅助化疗，手术后根据病理学检查结果决定后续辅助治疗方案。

（2）新辅助化疗后保乳手术

新辅助化疗可显著提高有保乳意愿乳腺癌患者的保乳率（约 20% ～ 30%）。NSABP B-18 研究显示，接受保乳手术患者乳腺癌局部复发率新辅助化疗组与对照组差异

无统计学意义（分别为 7.9% 和 5.8%，P=0.23)，NSABP
B-18 和 NSABP B-27 两项研究报告 10 年累计 LRR 分别
为 14.3% 和 12.2%。Meta 分析显示接受新辅助化疗的乳腺
癌患者保乳手术后 LRR 高于未接受新辅助化疗的患者，
新辅助化疗后保乳手术局部复发风险与初始肿瘤位置准确
定位、精准的病理评估、合适放疗选择、新辅助化疗前腋
窝淋巴结阳性、新辅助化疗后腋窝淋巴结阳性、新辅助化
疗后腋窝淋巴结阴性但乳腺病灶未获 pCR 及年龄 < 50 岁
等因素有关。MD Anderson 癌症中心研究显示初始淋巴结
状态 N2 或 N3、残留病灶 > 2cm、多灶及淋巴管脉管侵犯
与新辅助化疗保乳术后局部复发增加显著相关。ACOSOG
Z1071 研究显示，对新辅助化疗反应性较高的三阴型及
HER-2 阳性患者可获得更高的保乳率（分别为 46.8% 和
43.0%)，明显高于 HR 阳性、HER-2 阴性患者（34.5%)，
但三阴型患者新辅助化疗保乳术后 LRR 更高。新辅助化疗
后保乳率与肿瘤退缩模式相关，三阴型和 HER-2 阳性乳腺
癌的单中心退缩模式更容易获得较高的保乳率，而 HR 阳
性乳腺癌多中心退缩模式保乳率较低。保乳手术应根据肿
瘤的退缩模式决定手术范围，对于单中心退缩模式的患者
可以按新辅助化疗后肿瘤范围缩小手术切除范围；而对于
多中心退缩模式患者应按新辅助化疗前标记范围切除。在

2017 年的 St. Gallen 会议上多数专家认为新辅助化疗后保乳术后最小可接受切缘是浸润癌或导管内癌无墨染。

临床研究证实新辅助化疗后的保乳手术是安全可行的，应根据初始情况、分子亚型、肿瘤退缩模式等选择合适的手术切除范围，对于高危复发风险的患者亦可考虑行乳房重建手术。

（3）新辅助化疗后的前哨淋巴结活检

前哨淋巴结活检已经成为早期乳腺癌治疗的常规手术方式，在不增加 LRR 的情况下可显著减少因 ALND 而导致的上肢淋巴水肿及功能障碍。对于 SLNB 阴性患者可避免常规 ALND，Z0011 研究亦显示对于 1 ～ 2 枚 SLN 阳性患者也可在严格限定条件下避免 ALND。

对于新辅助化疗后是否可以行 SLNB 代替常规 ALND 是近期关注的热点。早期研究显示约 23% 的 cN1 和 cN2 乳腺癌患者在新辅助化疗后腋窝淋巴结获得 pCR，该结果为新辅助化疗后 SLNB 代替常规的 ALND 提供了理论依据。MD Anderson 癌症中心回顾性研究显示 3746 例 T1 ～ 3、cN0 的乳腺癌患者新辅助化疗前后 SLN 检出率分别为 98.7% 和 97.4%（$P=0.02$），假阴性率分别为 4.2% 和 5.9%（$P=0.48$），中位随访 47 个月两者 LRR 差异无统计学意义。

现有的循证医学证据显示 cN0 患者新辅助化疗后行 SLNB 准确可行。2017 St. Gallen 共识也认为超声和触诊腋窝淋巴结阴性的乳腺癌患者应常规行 SLNB，60% 专家认同新辅助化疗后 SLNB 的可行性。

对于初始腋窝淋巴结阳性患者是否可以在新辅助化疗后行 SLNB 目前争议较大。3 项大规模前瞻性研究 Z1071、SENTINA、SNFNAC 显示腋窝淋巴结阳性患者新辅助化疗后 SLN 检出率分别为 92.9%、80.1% 和 87.6%，显著低于新辅助化疗前的检出率（94%），新辅助化疗后 SLN 假阴性率分别为 12.6%、14.2% 和 8.4%，因此，安全性存在较大争议。对 3 项研究的亚组分析显示初始 cN1，新辅助化疗后降期为 cN0 的患者，随着 SLN 检出数量的增加，假阴性率显著降低，尤其是 SLNB 检出数目 ≥ 3 枚的患者，假阴性率达到 10% 以内的可接受范围。此外，采用双示踪剂标记 SLN 的方法也可以显著降低假阴性率。Z1071 的进一步研究分析还显示，在 cN1 患者新辅助化疗前用标记夹标记转移淋巴结可提高新辅助化疗后 SLN 检出率并显著降低假阴性率（6.8%），但仍存在部分标记夹无法检出等问题。Z1071 和 SNFANC 还发现通过进一步的免疫组化方法检测微转移及孤立肿瘤细胞等，也可有效降低假阴性率（8.7% 和 8.4%）。Z1071 研究中新辅助化疗后超声辅助腋窝淋巴结评估后 SLNB 可降低假阴性率至 9.8%。MD Anderson 癌症中心还通过术前 1 周 ^{125}I 标记的核素粒子标记淋巴结，靶向切除 SLN，假阴性率从常规 SLNB 的 10.1% 下降至 1.4%。而对于初始 cN2，新辅助治疗后降期的患者，目前认为不适合新辅助化疗后的 SLNB。

新辅助化疗后的 SLNB 目前尚存在很多争议。一般认为新辅助化疗后腋窝淋巴结降期，可以使一部分初始化疗反应较好、腋窝淋巴结转移肿瘤负荷较低的患者获得保留腋窝的机会，在严格限定情况下新辅助化疗后的 SLNB 是安全可行的。对于 cN0 患者可以在新辅助化疗前（或后）行 SLNB；而 cN1 降期至 cN0 的患者，应用双标示踪、增加淋巴结检出数目至 ≥3 枚、化疗前标记夹标记转移淋巴结、病理免疫组化检出微小转移灶、核素标记靶向切除等方法可很好的降低假阴性率，这类患者可考虑行新辅助化疗后的 SLNB；对于 cN2，新辅助化疗后降期的患者，目前不推荐行 SLNB。

115. 首诊Ⅳ期乳腺癌相关外科问题

约有 5% ~ 10% 的患者初诊时即诊断为Ⅳ期乳腺癌，5 年存活率约为 20%，中位存活约为 16 ~ 29 个月，仅

2% ～ 5% 的患者能够获得长期生存。Ⅳ期乳腺癌治疗策略以全身治疗为主，治疗目的是延长生存，提高生活质量。对于Ⅳ期乳腺癌的外科治疗，目前争议较大。

（1）原发灶的处理

回顾性研究对Ⅳ期乳腺癌原发灶手术是否带来生存获益尚存争议。2013 年的一项入组 10 项研究 28 693 例患者的 Meta 分析认为Ⅳ期乳腺癌手术切除原发灶可带来生存获益（3 年存活率：手术组 40% *vs.* 非手术组 22%），亚组分析显示原发病灶较小、并存疾病较少、转移灶肿瘤负荷较低的患者手术能带来更多的生存获益。但因回顾性研究存在自身局限性及选择性偏倚，其结果很难用于指导临床实践。为进一步评估初诊Ⅳ期乳腺癌外科手术切除原发灶的临床价值，国际上开展了一系列随机对照的临床研究。印度的 TATA 研究入组了首诊为Ⅳ期乳腺癌接受蒽环类药物为主的化疗，6 周期后获得客观缓解的患者为 350 例，随机分为局部治疗组（手术后放疗）和对照组，结果显示局部治疗并未带来 OS 获益（局部治疗组 41.9% *vs.* 对照组 43.0%）。2016 年 ASCO 会议发表了来自土耳其的多中心Ⅲ期随机对照 MF07-01 研究结果，该研究评估了原发Ⅳ期乳腺癌手术后接受系统治疗(138 例)与单纯系统治疗(136 例)

的生存情况，结果显示手术后接受系统治疗组生存率显著优于对照组（5 年总存活率 41.6% *vs*.24.4%，*P*=0.005），分层分析显示 ER（+）、HER-2（-）、年龄＜55 岁及单发骨转移等相对发展缓慢的乳腺癌患者手术切除原发灶后可显著改善患者生存，而对于多发肝转移尤其伴随肺转移患者手术可能促进肿瘤进展。MF 07-01 研究虽然获得了生存获益的结果，但也应该注意到该研究存在亚组间不平衡的问题，即系统治疗组与手术组相比，T4、三阴型乳腺癌等生物学行为较差的乳腺癌患者所占比例更多。2016 年的 ASCO 会议还发表了前瞻性的 TBCRC 013 研究，该研究将 112 例一线解救治疗后缓解的患者分为手术组和对照组，结果显示治疗后缓解的患者手术切除原发灶并不带来生存获益。美国杜克大学对 24 015 例患者的回顾性分析显示，系统治疗前（或后）加外科手术与单纯系统治疗相比，总存活率显著提高，提示对Ⅳ期乳腺癌个体化治疗可能带来生存获益。

对于首诊为Ⅳ期乳腺癌患者的外科治疗，现有的前瞻性临床研究因入组病例数较少、存在选择偏倚、晚期患者治疗难以标准化等原因，并未获得可指导临床实践的研究结果。从目前的回顾及前瞻性的临床研究结果分析，全身系统治疗仍是Ⅳ期乳腺癌的主要治疗手段，手术可能提高部分生物学行为较好的患者的生存，但对生存改善有限，手术切除原发灶更多的目的是改善部分患者生活质量。

（2）转移灶的外科处理

IV期乳腺癌转移灶的外科处理主要目的是改善生活质量，对于少数寡转移，手术、放疗、射频消融等局部治疗可能改善患者生存。

对于IV期乳腺癌骨转移的手术治疗，目的是解除神经压迫、减轻痛苦，恢复肢体功能。对骨转移患者应密切随访观察，对具有潜在病理性骨折的长骨是否需要手术做出恰当的判断，争取在骨折前和脊髓压迫前进行有效的外科治疗，以提高患者生存质量。对于肝转移和肺转移患者，病灶较小较局限，尤其单发病灶，在全身治疗有效的前提下，身体状态良好者可以考虑局部治疗。脑转移患者应在全身治疗的基础上，采用包括手术、全脑放疗、立体定向放射治疗等局部治疗。对于颅外病灶控制较好的患者，单发的颅内病灶可以考虑外科手术，但存在局部复发率较高的问题。

（中国医科大学附属第一医院　姚　凡　金　锋）

从 CSCO BC 指南看术后辅助治疗的新风向

对于早期乳腺癌的辅助治疗选择，原则上仍然是基于 HR 状态、HER-2 状态、淋巴结状态（LN）、组织学类型及肿瘤大小五项结果。结合 NCCN 指南、CSCO BC 指南和 St. Gallen 共识的最新版，早期乳腺癌辅助治疗目前有哪些新的方向呢？

116. 乳腺癌术后辅助化疗

新版 CSCO 指南建议乳腺癌可考虑辅助化疗的因素为（具备以下之一者）：腋窝 LN 阳性；三阴型；HER-2 阳性（T1b 期以上）；肿瘤 > 2cm；组织学分级 3 级。以上并非辅助化疗的绝对适应证，临床实践中还应综合考虑肿瘤的临床病理学特征、患者的生理条件和基础疾患、患者的意愿及潜在获益和不良反应。对于 HER-2 阴性乳腺癌，2018 年 V1 版 CSCO 指南将腋窝 LN ≥ 4 个、LN 1 ～ 3 个阳性并伴有其他复发风险及 TNBC 的患者归为高复发风险的患者，并将 AC-T 和密集型 AC-T 作为辅助化疗的 I 级推荐；LN 1 ～ 3 个且为 Luminal A 型、Ki-67 高表达 ≥ 30%、≥ T2 期及年龄＜ 35 岁的患者归为有一定复发风险但风险相对较低的患者，其 I 级推荐为 AC 或 TC 方案。

传统治疗决策不断完善，但不能覆盖全部患者的问题越来越突出，使得多基因检测在化疗决策及预测化疗疗效方面的作用越来越明显。NCCN 指南指出，对于 pT1、2、3，pN0，M0 中肿块＞ 0.5cm 的患者，可考虑 Oncotype DX® RS 评分来进行复发风险的评估，进而选择是否接受辅助化疗。此外，CSCO 指南也明确指出，可以通过多基因表达谱检测，如 21 基因检测、70 基因检测协助评估复发风险。

辅助化疗决策的另一难题是，新辅助化疗后未达到病理完全缓解的这类患者该如何选择辅助化疗？ CREATE-X 研究结果显示，新辅助化疗后未达到 pCR 的患者术后接受卡培他滨 6 ～ 8 个疗程，其 5 年 DFS 和 OS 均显著优于仅接受标准治疗的患者，而三阴型亚组获益更显著。基于上述研究结果，2017 年 St. Gallen 共识大会对于蒽环或紫杉类新辅助化疗后仍有＞1cm残留病灶和（或）LN阳性的TNBC，48.9%的专家投票推荐后续卡培他滨治疗。卡培他滨辅助治疗还被纳入NCCN指南和CSCO乳腺癌指南，成为蒽环或紫杉类标准新辅助治疗后浸润性肿瘤残留TNBC的推荐方案。

117. 乳腺癌术后辅助靶向治疗

临床上HER-2阳性乳腺癌患者呈现出"复发双峰"，即在术后1年和术后3年这两个时间点分别呈现出高复发趋势。那么在保持最优疗效的前提下，是否可以针对不同发病风险的患者采用不同强度的化疗加靶向治疗呢？

APHINITY研究结果提示，其4年随访结果表明HER-2阳性患者应用化疗联合曲妥珠单抗、帕妥珠单抗的双靶向方案，对比化疗联合曲妥珠单抗的单靶向方案，双靶向治疗组的3年iDFS提高了0.9%，其中LN阳性和HR阴性高危亚组获益更为显著，而两组的心脏毒性并无明显差别。ExteNET研究纳入HER-2阳性乳腺癌患者，完成标准曲妥珠单抗辅助治疗1年后给予来那替尼或安慰剂治疗1年，结果表明来那替尼组的2年iDFS较安慰剂组显著提高（93.9% *vs.*91.6%）。另外，HR阳性即"三阳性"乳腺癌患者从曲妥珠单抗序贯来那替尼辅助治疗中获益更为显著。

ASCO 指南指出，临床上可以将帕妥珠单抗联合曲妥珠单抗及化疗应用于早期高危 HER-2 阳性乳腺癌，尤其是 LN 阳性、HER-2 阳性的人群。ASCO 指南专家小组更倾向于来那替尼应用于 HR 阳性、LN 阳性的患者。与此同时，必须积极防治来那替尼引起的腹泻。此外，CSCO 指南也将双靶向治疗纳入 HER-2 阳性乳腺癌辅助治疗推荐，并指出高危因素为 N1 及以上，或 T2 及以上且合并其他危险因素。

118. 乳腺癌术后辅助内分泌治疗

HR 阳性的患者占全部乳腺癌的 60% 以上，存在术后约 2 ~ 3 年和 7 年两大复发高峰，提高内分泌药物强度、延长后续治疗时间则可能进一步降低早期乳腺癌患者的复发风险，延长患者的总体生存和无病生存。

针对绝经后乳腺癌患者，旨在对比他莫昔芬和阿那曲唑辅助内分泌治疗的国际多中心 ATAC 研究结果显示，5 年阿那曲唑相对于 5 年 TAM 显著改善了 DFS 并呈现出延续效应。BIG 1-98 试验同样也证实了起始使用来曲唑的疗效明显优于 TAM。CSCO 指南强调，AI 应作为绝经后早期乳腺癌患者辅助内分泌治疗的优选方案，并指出初始辅助 AI 治疗满 5 年且耐受性良好的 LN 阳性、组织学分级 3 级或具有其他需要行辅助化疗的危险因素的患者，应继续 AI 治疗。对于低危患者，初始辅助内分泌治疗使用 AI 满 5 年可以停药。

不同分子分型的患者可能呈现出不同的内脏转移时空规律，通过对 1662 名乳腺癌患者展开的随访研究发现，ER 阳性的患者在术后 5 年呈现出内脏转移高峰。ATLAS 研究的结果显示，TAM 治疗 10 年优于 5 年，其复发风险降低的获益出现在术后 7 年左右。DATA 研究入组了 TAM 辅助治疗 2～3 年的绝经后的 HR 阳性无复发转移乳腺癌患者，给予阿那曲唑治疗 6 年对比 3 年，结果表明 5 年 DFS 获得延长（83.1% $vs.$79.4%，HR=0.79，95% CI：0.62～1.02），其中 pT2、3、4，pN 阳性，HR 阳性和接受过新辅助化疗的患者显著获益。MA.17R 研究纳入了完成 4.5～6 年辅助 AI 治疗的绝经后 HR 阳性无复发的乳腺癌患者，给予来曲唑继续强化治疗或安慰剂治疗 5 年，发现延长来曲唑治疗组的 DFS 显著延长（95% $vs.$91%），且对侧乳腺肿瘤复发率降低 58%（HR=0.42）。因此，CSCO 指南推荐初始辅助 AI 治疗已满 5 年且耐受性良好，符合以下条件之一者，需要延长内分泌治疗：淋巴结阳性、G3、其他需要行辅助化疗的危险因素等，首选 AI 继续强化治疗，也可以备选转为 TAM 延长治疗。

对于绝经前 HR 阳性的乳腺癌患者，SOFT 研究结果表明 TAM 联合 OFS 治疗较 TAM 单药显著改善整体人群的 DFS（83.2% *vs.* 78.9%）。SOFT & TEXT 研究旨在评估辅助 AI 联合 OFS 是否优于 TAM 联合 OFS，结果发现 OFS 联合 AI 较联合 TAM 显著改善 5 年 DFS（91.1% *vs.* 87.3%），中位随访 9 年结果显示 DFS 持续改善，绝对获益为 4%。综上可以得到结论，对于绝经前 HR 阳性乳腺癌患者，AI 联合 OFS 优于 TAM 联合 OFS，优于 TAM 单药。

在最新 CSCO 指南中，绝经前 HR 阳性患者辅助内分泌治疗策略已将 OFS+TAM/AI 作为新标准，并指出具有以下危险因素之一者：① G2 或 G3；② 淋巴结阳性 1～3 个；③ pT2 及以上的患者，或者 LN 阳性 ≥ 4 个的患者，其 I 级推荐内分泌治疗为 AI 联合 OFS 治疗 5 年。对于初始治疗满 5 年且耐受性良好的患者，若 LN 阳性、组织学分级 3 级、确诊年龄 < 35 岁、Ki-67 高表达或 pT2 及以上，可考虑延长内分泌治疗；对于初始治疗为 TAM 治疗，完成 5 年后仍未绝经的患者，若 LN 阳性或组织学分级 3 级，可延长 TAM 治疗至满 10 年；对于内分泌药物联合 OFS 满 5

年治疗且耐受性良好的患者也建议延长辅助内分泌治疗时间。

综上所述，就化疗而言，应根据患者不同的复发风险给予不同强度的化疗，建议乳腺癌高危患者提高辅助化疗强度，尤其是 TNBC 者，可延长辅助化疗的时间；而低危患者可考虑免除化疗。对于 HER-2 阳性患者的靶向治疗，应根据不同的复发风险和不同的 HR 状态决定辅助靶向治疗方案的强度和持续时间。对于激素受体阳性患者的内分泌治疗，不同风险患者，可考虑延长辅助内分泌治疗的时间，绝经前患者联合 OFS 可显著提高治疗效果。

（上海交通大学附属仁济医院　陆劲松）

CSCO BC 指南辅助治疗更新解读

CSCO BC 指南于 2017 年首次颁布，在推动国内乳腺癌规范化诊疗方面发挥了非常重要的作用。2019 年 4 月 CSCO BC 指南在 2018 年版的基础上进行了更新，在此对辅助治疗更新部分予以浅解。

2019 年版 CSCO BC 指南在"辅助治疗前评估及检查"这一章节的"肿瘤相关评估"的"多基因检测"部分增加了"70 基因 MammaPrint"的推荐。原版中的 21 基因复发风险评估（Oncotype DX）仍然保留。基于 NSABP B-14 和 NSABP B-20 的前瞻性研究进行的关于 21 基因复发风险评估（Oncotype DX）RS 评分对临床治疗的指导，经前瞻性设计的 TAILORx 研究所验证，RS 评分中风险组化疗价值的研究结果进一步细化了 Oncotype DX 的临床应用。MammaPrint 是一种 70 基因的检测工具，无论是回顾性还是前瞻性研究，其作为预后生物标志物的价值已得到广泛验证。MammaPrint 通过分析 78 名早期乳腺癌患者新鲜冷冻样本，从最初约 5000 个基因中，最终筛选出与预后最相关的 70 个基因。对于 MammaPrint 检测能否使一部分高临床风险的乳腺癌患者避免化疗，MINDACT 研究结果提示 MammaPrint 70 基因检测可使部分临床高风险（MINDACT 研究中有明确定义）而基因低风险的患者免除化疗。

"HER-2 阳性乳腺癌的辅助治疗"的更新主要是增加了注释 11 "大量临床研究验证，短疗程曲妥珠单抗（6 月或 9 周疗法）并不能达到与 1 年标准疗法同样的疗效，尽管 PERSPHONE 研究验证了 6 个月疗法在某些人群中可以获益，但专家认为，目前尚无法精确定位最佳获益人群，因此，不做推荐"。经典的临床研究 HERA、NSABP B-31、NCCTCGN9831、BCIRG006 均证实了曲妥珠单抗辅助治疗 1 年是 HER-2 阳性早期乳腺癌患者的标准治疗。多项短疗程研究中，仅一项 Perspehone 研究得到非劣效结果。但 PERSPEHONE 研究时间跨度大，随机时间窗达 6 个月，纳入的患者多为预后相对较好的低危患者，紫杉与曲妥珠单抗同步使用的患者仅占 47%，与当前标准的紫杉与曲妥珠单抗同步治疗的模式不符，且非劣效界值为 1.31，相对较宽，这也意味着对于临床患者如接受短疗程曲妥珠单抗的治疗，需接受曲妥珠单抗短疗程所带来的 4 年 DFS 绝对值降低 2% ~ 3% 的结果，这对一个可治愈的早期乳腺癌患者来讲，是具有极大的风险的。目前尚无法明确短疗程的最佳获益人群，因此，1 年曲妥珠单抗仍是标准辅助靶向治疗疗程。

"绝经前患者辅助内分泌治疗策略"的"初始治疗"部分有如下更新"以 OFS+TAM 作为 I 级推荐适应证：删除或有辅助化疗指征，但不愿意接受化疗的患者"。SOFT 研究 8 年随访结果证明，OFS+TAM *vs.*TAM 显著改善整体人群 DFS（8 年时绝对获益 4.2%），*HR*=0.76，95% *CI*：0.62 ~ 0.93，*P*=0.009。未化疗亚组和化疗亚组患者的无疾病生存率趋势未见异质性。化疗亚组 OFS 联合他莫昔芬相较于他莫昔芬单药随访 8 年的无病生存率分别为 76.7% 和 71.4%，绝对获益率为 5.3%；未化疗亚组，8 年的无病生存率分别为 90.6% 和 87.4%，绝对获益率为 3.2%。是否需要化疗不应再作为 OFS 使用与否的界定。对于有辅助化疗指征，但不愿意接受化疗的那一部分患者，实际上为一个特殊治疗群体，目前缺乏临床研究数据可对其不接受化疗后的治疗予以推荐。因此，在 2019 年版指南中，该推荐予以删除。

"绝经前患者辅助内分泌治疗策略"的"延长治疗"部

分有如下更新"完成 OFS+AI 治疗，耐受性良好者：绝经者使用 AI 治疗由 Ⅱ 级推荐调整为 Ⅰ 级推荐"。众多研究证实了辅助内分泌治疗延长至 10 年的价值。ATLAS 研究证明，10 年的他莫昔芬较 5 年的他莫昔芬治疗可显著降低乳腺癌复发风险（$HR=0.75$）和死亡风险（$HR=0.71$）。那么 10 年的 AI 治疗和 5 年 AI 治疗是否有治疗获益呢？ AERAS 研究证明，在绝经后的早期乳腺癌患者中，10 年阿那曲唑相比于 5 年，显著降低复发风险 46%（绝对获益 7.5%），显著升高 DFS，绝对获益 2.9%。尽管目前对于绝经前患者使用 5 年 OFS+AI 治疗后的治疗方案尚未有临床研究数据，但是基于绝经后患者 10 年 AI 相比于 5 年 AI 的显著获益，推荐绝经前患者在接受 5 年 OFS+AI 治疗后，如果耐受性良好，且患者已经绝经，推荐继续给予 AI 进行延长治疗。

（中山大学肿瘤防治中心　王树森）

CSCO BC 指南放射治疗更新要点

119. 导管内癌放射治疗推荐

20 世纪末，临床试验显示 DCIS 术后全乳放疗可以降低约 50% 的同侧乳腺肿瘤复发，但是无 OS 的获益。但 DCIS 自然病程中的总体复发风险低于浸润性癌，低危 DCIS 患者是否可以豁免放疗受到关注。

长期以来，DCIS 局部治疗的推荐较多参考来自于回顾性分析的 Van Nuy Prognostic Index，根据患者年龄、肿块最大径、组织学分级和切缘进行评分而界定为低危（推荐单纯保乳手术）、中危（推荐保乳手术 + 全乳放疗）和高危（推荐全乳切除）。

RTOG 9804 是目前唯一针对低危 DCIS（钼靶筛查发现肿瘤 < 2.5cm、低中级别、切缘 ≥ 3mm），分析术后放疗

是否有获益的Ⅲ期随机对照试验，12 年随访结果发现放疗组较观察组可降低 8.6% 的 12 年 IBTR（2.8% *vs.*11.4%，*P*=0.0001），其中包含浸润性癌复发风险的降低（1.5% *vs.*5.8%，*P*=0.016）。研究提示低危的 DCIS 患者保乳术后放疗仍有明显获益。也是基于这个研究，目前在 NCCN 指南中，DCIS 术后 WBI 仍是 I 类推荐，而低危人群仅进行保乳手术是ⅡB 推荐，且无明确低危人群定义。根据这些研究结果，2019 年 CSCO BC 指南将 DCIS 保乳术后全乳放疗纳入 I 级推荐。

120. 保乳术后全乳大分割放疗数据日益成熟

全乳放疗可降低 2/3 的局部复发风险，降低 15.7% 的 10 年任何首次复发率，并以 4∶1 的比例转化为乳腺癌生存获益。在 WBI 基础上追加瘤床加量，可以进一步降低 40% 的 LRR。以 3 周方案为基础的大分割方案替代传统全乳 46 ～ 50Gy/23 ～ 25 次 /5 周序贯瘤床加量 10 ～ 16Gy/5 ～ 8 次、长达 5 ～ 7 周的疗程，是否可以在保证疗效和安全性的前提下缩短放疗疗程一直备受关注。

在 START Pilot 及 START A 以 LRR 为研究终点推算出

乳腺癌组织的 α/β 值约为 3.5Gy，提示了其对单次剂量的敏感性以后，加拿大的全乳大分割放疗的Ⅲ期随机对照研究、START B 研究都证实，42.5Gy/16 次 /22 天、40Gy/15 次 /3 周和 50Gy/25 次 /5 周方案的 5 年 LRR 均无明显差异。UK-IMPORT-LOW 对于低危保乳患者还证实了在保证瘤床 40Gy/15 次 /3 周方案基础上，对于全乳非瘤床背景剂量可以进一步做减法，疗效不减，而不良反应减少。基于上述系列研究，2018 年 ASTRO 指南放开了全乳大分割的适应人群，对年龄、分期、是否化疗不再进行限制，建议单纯 WBI 优选 40 ~ 42.5Gy/15 ~ 16 次的大分割方案。根据这些研究结果，本次 CSCO BC 指南中对于不包含区域淋巴结照射的单纯全乳照射，将大分割放疗纳入 I 级推荐。

表 4 归纳了目前发表的以 3 周方案为基础的全乳大分割研究主要入组标准和疗效结果。

表4 早期乳腺癌保乳术后全乳大分割研究

研究	年限	入组人数/例	入组标准	分组（人数/例）	瘤床加量	辅助化疗	主要终点	中位随访时间/年	疗效结果
Canada	1993—1996	1234	pT1~2N0M0,浸润性癌,BCS,切缘阴性	A.50Gy/25次/5周（612）;B.42.5Gy/16次（622）	否	无	LRR	10	LRR: 6.7% vs. 6.2%,疗效无差异
START A	1998—2002	2236	>18岁,pT1~3aN0~1M0,浸润性癌,保乳或全切,切缘≥1mm	A.50Gy/25次/5周（749）;B.39Gy/13次（737）;C.41.6Gy/13次（750）	允许10Gy/5次	是	LRR	9.3	LRR: 50Gy 与39Gy、41.6Gy；7.4% vs. 8.8% (P=0.41)，7.4% vs. 6.3% (P=0.65)
START B	1999—2001	2215	>18岁,pT1~3aN0~1M0,浸润性癌,保乳或全切,切缘≥1mm	A.50Gy/25次/5周（1105）;B.40Gy/15次/3周（1110）	允许10Gy/5次	是	LRR	9.9	LRR: 5.5% vs. 4.3% (P=0.21)，大分割组远期乳腺组织硬化、肿胀、美容外观影响等不良反应均低于长程组
IMPORT-LOW	2007—2010	2016	≥50岁,pT1~2aN0~1M0,浸润性导管癌,BCS,切缘≥2mm	WBI:全乳40Gy/15次（674）;阶梯减量:全乳36Gy/15次至40Gy/15次（673）;PBI:瘤床40Gy/15次（669）	是		LRR	6	累积LRR:1.1% vs. 0.2% vs. 0.5%,无明显差异

121. 区域淋巴结照射概念演变

EBCTCG 2014、MA20 和 EORTC 22922/10925 研究已证实，对于腋窝淋巴结阳性和符合研究定义的高危 N0 患者，区域淋巴结放疗可以显著降低 LRR 及远处转移风险。目前 NCCN 指南推荐所有淋巴结阳性患者行 RNI（包括锁骨区及内乳区）。在 2018 年的 SABCS 会议上，EBCTCG 发布了对 14 个 RNI（锁骨区，腋窝区及内乳区）临床研究的荟萃分析，结果显示 RNI 显著降低 LRR 及乳腺癌特异性死亡（breast cancer-specific mortality，BCSM）。在心脏剂量控制在 < 8Gy 的新研究（6 个）中，RNI 降低 23% 的淋巴结阳性 ≥ 4 枚患者的 BCSM（$P=0.001$），并提高了所有淋巴结阳性患者 10 年 2.9% 的总生存率（$P=0.0003$）。

在 cT1 ~ 2N0、前哨淋巴结阳性的 pN（+）患者中，比较腋窝放疗和腋窝清扫疗效及安全性的 AMAROS 研究 5 年随访结果发现，仅有 7 例腋窝清扫组和 4 例腋窝放疗组局部复发，两组 5 年 DFS 和 OS 无明显差异，且腋窝清扫组淋巴水肿发生率高于腋窝放疗组。2018 年 SABCS 会议更新了其 10 年结果，再次证实两组的累积同侧腋窝复发率、DFS、OS 均无明显差异，而腋窝放疗组的腋窝淋巴水肿持续显著低于腋窝清扫组（24.5% *vs.* 11.9%，*P*

< 0.001）。结合 AMAROS、Z0011 及 IBCSG 2301 等研究，本次 CSCO BC 指南保留在保乳术后前哨淋巴结活检阳性，但未行腋窝淋巴结清扫的患者根据风险高低而考虑全乳(高位切线野）放疗或者包括腋窝在内完整区域淋巴结放疗，同时对于乳房切除术后类似情况建议参照 AMOROS 研究进行胸壁和包括腋窝在内的区域淋巴结放疗。

中国医学科学院肿瘤医院开展的胸壁联合锁骨上下区淋巴结大分割放疗的Ⅲ期单中心非劣效研究显示，50Gy/25 次 /5 周和 43.5Gy/15 次 /3 周的 5 年 LRR 基本相似（8.3% *vs.*8.1%），且大分割组 3 级以上急性皮肤反应发生率更低（8% *vs.*3%，$P < 0.0001$），证实了（大分割区域淋巴结放疗）HF-RNI 在 pN2 高危患者的疗效及安全性。虽然该研究采用的是二维放疗技术，并且靶区没有包括内乳淋巴结，但仍然具有开创性意义，因此，本次指南更新在文字说明中补充了这个研究，并建议在现代放疗技术下相应的开展更多的临床研究。

122. 部分乳腺照射加速

保乳术后约 80% 的同侧乳腺复发位于瘤床及其周围区域。2016 年发表的 GEC-ESTRO 研究 5 年随访结果证实早期乳腺癌 APBI（组织插植）和 WBI 的 IBTR、早晚期 AEs、美容效果无明显差异。2017 年 ASTRO 共识更新 APBI 适用人群为 ≥ 50 岁、肿瘤 ≤ 2cm、切缘 ≥ 2mm、N0、LVSI 的早期乳腺癌，并且有条件纳入低危 DCIS（钼靶筛查发现肿瘤 < 2.5cm、低中级别、切缘 ≥ 3mm），后者也是 RTOG9804 的入组标准。

2018 年，APBI 的两大重磅研究—NSABP B-39/RTOG 0413 和 RAPID 均首次公布疗效随访结果。NSABP B-39/RTOG 0413 研究是一项Ⅲ期非劣效研究，随机分为 APBI 和 WBI 组，10 年随访结果显示，两组的 10 年累积 IBTR 分别为 4.6% 和 3.9%（HR=1.22，90% CI：0.94 ~ 1.58），其中照射野外 IBTR 分别为 2.7% 和 1.5%，未达到非劣效终点。尽管如此，APBI 组和 WBI 组 10 年累积 IBTR 和无复发间期绝对差值分别仅为 0.7% 和 1.6%，且 10 年 DFS、OS、远处转移率、3 ~ 5 级 AEs 均无明显差异。

RAPID 是一项应用 3D-CRT 技术的Ⅲ期非劣效研究，随机分为 APBI 和 WBI 组，中位随访 8.6 年，8 年 IBTR 分别为 3.0% 和 2.8%（HR=1.27，90% CI：0.84 ~ 1.91），达到非劣效研究终点，且两组的 DFS、无事件生存和死亡率均无明显差异。在不良反应方面，与 WBI 组相比，APBI 组的 2 度早期 AEs 发生率低，但 2 度晚期 AEs 发生率高，且远期乳房美容评价差。

这两项临床试验证实了对于低危患者，APBI 的疗效在一定程度上和全乳放疗相似，其分割方案可以进一步优化，以改善远期美容效果。根据上述 3 项大型研究和ASTRO 共识更新，本次 CSCO BC 指南更新不仅将低危浸润性癌 APBI 纳入 I 级推荐，而且增加了上述条件限制下DCIS 的 APBI 的 II 级推荐。

（上海交通大学医学院附属瑞金医院　陈佳艺）

CSCO BC 指南解救治疗更新解读

123. HER-2 阴性晚期乳腺癌的解救化疗

2019 年 CSCO 乳腺癌指南中"HER-2 阴性晚期乳腺癌的解救化疗"部分基本无改动。2018 年 HER-2 阴性晚期乳腺癌有多项重磅研究公布，包括我国自主研发的新型埃博霉素类似物 UTD-1、PARP 抑制剂和免疫检查点抑制剂均在 HER-2 阴性乳腺癌研究中初次告捷。相信随着临床数据的不断累积，在未来药物可及、经济可担的基础上，"HER-2 阴性晚期乳腺癌的解救化疗"指南更新将迎来更多的选择方案。

124. HER-2 阳性晚期乳腺癌的治疗

帕妥珠单抗、吡咯替尼在我国的上市对于 HER-2 阳性晚期乳腺癌患者无疑是一重大利好，使得晚期乳腺癌患者的一线双靶治疗成为可能，二线治疗具有更多选择。

（1）抗 HER-2 一线治疗——THP 方案高居 II 级推荐之首

在 APHINITY 研究的结果支撑下，鉴于我国入组例数较多，CFDA 批准帕妥珠单抗上市。其与曲妥珠单抗、化疗联合应用于具有高复发风险的 HER-2 阳性早期乳腺癌患者的辅助治疗。事实上，帕妥珠单抗获得 FDA 批准上市最早是源于晚期一线 CLEOPATRA 研究的优异疗效。该研究显示，多西他赛联合曲妥珠单抗、帕妥珠单抗组的 PFS 和 OS 均显著优于多西他赛联合曲妥珠单抗、安慰剂组：中位 PFS 分别是 18.5 个月和 12.4 个月（HR=0.68，$P < 0.001$），随访 50 个月时的中位 OS 分别为 40.8 个月和 56.5 个月（HR=0.68，P=0.0002）。我国人群中，THP 方案一线治疗 HER-2 阳性晚期乳腺癌的 ELAINA 研究也已入组结束，期待研究结果的公布，助力帕妥珠单抗治疗晚期乳腺癌的适应证在我国获批。

（2）抗 HER-2 二线治疗——吡咯替尼联合卡培他滨跻身 II 级推荐首选

吡咯替尼是首个由我国自主研发的新一代 HER-2 受体酪氨酸激酶抑制剂，2018 年 8 月 16 日正式获得 CFDA 批准用于 HER-2 阳性的晚期乳腺癌治疗。II 期研究结果显示，吡咯替尼联合卡培他滨对比拉帕替尼联合卡培他滨可以显著提高患者的 ORR（78.5% $vs.$ 57.1%，P=0.01）；吡咯替尼组的 PFS 达 18.1 个月，显著优于拉帕替尼组的 7.0 个月（$P < 0.0001$）。安全性分析显示，吡咯替尼组总体不良事件、严重不良事件均与拉帕替尼组相当。

125. 激素受体阳性晚期乳腺癌的内分泌治疗

随着内分泌耐药及细胞周期信号通路的阐明，"靶向药物 + 内分泌药物"的联合成为新的治疗模式。在众多靶向药物中，CDK4/6 抑制剂以优异疗效独占鳌头，疗效横跨绝经前及绝经后人群，贯穿一线及二线以上治疗，以不可阻挡之势更新国内外各大指南。

（1）未经内分泌治疗及 TAM 治疗失败后的 I 级推荐：
氟维司群优先于 AI

FIRST 研究在绝经后 HR 阳性的局部进展期或转移性
乳腺癌患者中，比较了一线应用氟维司群与阿那曲唑的疗
效，氟维司群组中位至疾病进展时间（TTP）（23.4 个月
$vs.$13.1 个月，P=0.01）和 OS（54.1 个月 $vs.$ 48.4 个月，
P=0.041）均显著延长。2016 年 ESMO 会议上 FALCON 研
究精彩亮相，氟维司群一线治疗较阿那曲唑显著延长 PFS
（16.6 个月 $vs.$ 13.8 个月，P=0.0486），OS 数据尚未成熟。

（2）TAM 或 AI 治疗失败后的 II 级推荐：增加"氟维
司群 +CDK4/6 抑制剂"

2018 年 7 月 31 日，哌柏西利在我国获批上市。III 期
PALOMA-3 研究观察了 CDK4/6 抑制剂——哌柏西利联合
氟维司群对于既往一线内分泌治疗进展后 HR 阳性 /HER-2
阴性转移性乳腺癌患者的临床疗效，共入组 521 例患者，
结果显示：氟维司群 + 哌柏西利较氟维司群 + 安慰剂显著
改善 PFS（11.2 月 $vs.$4.6 月，P < 0.000001），两组的 OS
分别为 34.9 个月和 28 个月（HR=0.81），呈现获益趋势，
但差异并未达到预期的统计学阈值。让人惊喜的是，在预
先分层的内分泌敏感亚组里（占到整体人群的 79%），哌

柏西利联合组的 OS 显著延长。

2019 版 CSCO 乳腺癌指南是在 2018 版基础上深度剖析高级别临床证据，并将其改良至适合我国国情的普适性更新，得益于我国临床药品研究的快速发展，新药审批不断完善，现今我国乳腺癌患者获得的诊疗策略与国际间的差距在不断缩小，更令人鼓舞的是，尽管诸多新型靶向药物目前只是崭露头角，但是相信在不久的将来会成为照亮指南更新的晨曦之光。

（江苏省人民医院　殷咏梅　黄　香）

从 CSCO BC 指南看晚期乳腺癌诊疗规范与挑战

CSCO BC 指南自 2017 年颁布以来，对推动我国乳腺癌的规范化诊疗发挥了非常重要的作用。每年 4 月 CSCO BC 指南都会进行更新，新版更加重视我国学者的研究成果和 CSCO 专家的意见，因此，更加贴合我国的临床实践。本文拟从 CSCO BC 指南来看晚期乳腺癌的诊疗规范与挑战。

126. 晚期乳腺癌的诊断规范与挑战

CSCO BC 指有对晚期乳腺癌的诊断规范强调了四个方面：一是为了明确晚期乳腺癌的侵犯及转移范围，应进行全面的影像学评估；二是强调了原发灶的病理会诊及复发转移灶的病理再评估；三是要注重患者全身器官功能状态及并发病的评估；四是要详细收集既往的诊疗史以进一步指导后续的治疗选择。但因晚期乳腺癌存在转移时点的差异性、转移部位的广泛性、分子指标的多变性等特点，所以晚期乳腺癌的诊断是一个较为复杂的过程。晚期乳腺癌的具体诊断需要注意处理以下几点挑战：一是复发转移性乳腺癌与多原发癌的鉴别；二是全面评估探究晚期乳腺癌的累及部位及范围；三是分子检测剖析晚期乳腺癌的生物学特征；四是病史追寻结合指标检测预测晚期乳腺癌对系统治疗的疗效。

127. 晚期乳腺癌局部治疗的规范与挑战

CSCO BC 指南对晚期乳腺癌强调系统性全身治疗的同时，提倡适时合理地应用一些局部治疗手段，以期最大限度地缓解症状、延长生存。但目前仍无法识别出适合局部治疗的患者，缺乏明确的预测手段、指南或共识来指导局部治疗在晚期乳腺癌中的应用。未来综合临床特点、病理特征和基因检测的分析也许可以辨识适合局部治疗的患者，以达到个体化、精准治疗的目的。

128. 晚期乳腺癌化学治疗的规范与挑战

乳腺癌各种新药的研发进行得如火如荼，不断丰富了晚期乳腺癌的化疗选择。但晚期乳腺癌的化疗仍然面临一系列的挑战，如化疗的合适时机及策略，以及如何克服化疗耐药提高疗效、如何减轻化疗的不良反应及不良反应的管理策略等。

同时，化疗药物的给药模式也在不断革新。节拍化疗是一种低剂量、短间歇的新型化疗方式，可通过抗肿瘤血管生成、免疫调节或直接作用于肿瘤细胞发挥抗肿瘤作用，具有不良反应少、治疗耐受性好等特点。2002年，Marco Colleoni 等人报道了 MBC 节拍化疗首个临床试验的结果：晚期乳腺癌患者一线口服低剂量环磷酰胺联合甲氨蝶呤节拍化疗，PFS 可达 21 个月。近年的研究提示卡培他滨联合长春瑞滨口服节拍化疗，PFS 能达到 5.6 ～ 10.5 个月，但缺乏生存获益的数据。2018 年 Wildiers H 等人发表在《柳叶刀·肿瘤》上的研究表明，对于老年体弱的 HER-2 阳性 MBC 患者，双重抗 HER-2 治疗联合节拍化疗比单纯双重抗 HER-2 治疗效果好且安全性可耐受。但节拍化疗领域仍存在一些关键问题尚未解答：①适用于节拍化疗的药物和最佳的节拍剂量？②是否有生物标志物可以预测节拍化疗的疗效？③节拍化疗如何与靶向治疗或免疫治疗进行联合？

129. 晚期乳腺癌内分泌治疗的规范与挑战

（1）单药内分泌治疗

既往多个临床研究表明对于 HR 阳性、HER-2 阴性 MBC 一线内分泌单药治疗的临床获益：氟维司群＞芳香化酶抑制剂＞他莫昔芬，奠定了氟维司群作为晚期乳腺癌最优内分泌治疗单药的地位。

（2）内分泌联合靶向治疗

FDA 批准用于晚期乳腺癌的 CDK4/6 抑制剂包括哌柏西利、ribociclib 和 abemaciclib。PALOMA-2、MONALEESA-2 等研究的结果表明：对于非 AI 耐药的 MBC 患者，一线治疗在 AI 基础上联合 CDK4/6 抑制剂可使中位 PFS 从 14 ～ 16 个月延长至 24 ～ 25 个月。而对于既往 AI 耐药的 MBC 患者，PALOMA-3、MONARCH-2 研究分别提示哌柏西利、abemaciclib 联合氟维司群较单药氟维司群可显著延长 PFS。MONALEESA-3 研究纳入了内分泌初治或接受过一线内分泌治疗后的患者，结果显示 ribociclib+ 氟维司群的中位 PFS 显著长于氟维司群

（20.5 个月 *vs.* 12.8 个月）。 MONALEESA-7 研究是首个将
CDK4/6 抑制剂应用于绝经前 / 围绝经期 HR 阳性、HER-2
阴性的晚期乳腺癌的大型临床试验，发现 ribociclib+TAM/
非甾体类 AI+OFS 组中位 PFS 显著优于安慰剂 +TAM/ 非甾体
类 AI+OFS 组（23.8 个月 *vs.* 13.0 个月）。CDK4/6 抑制剂在绝
经前 MBC 患者内分泌治疗方面初露锋芒。

　　基于 BOLERO-2 研究，目前指南推荐含 mTOR 抑
制剂的晚期乳腺癌治疗方案为依西美坦联合依维莫司。
TAMRAD 研 究 证 实 了 TAM 联 合 依 维 莫 司 的 疗 效。
PrECOG 0102 研究和 MANTA 研究则发现氟维司群 + 依维
莫司的 PFS 显著优于氟维司群单药。

　　靶向联合内分泌治疗大放异彩的同时，仍面临着许多
挑战：① CDK4/6 抑制剂安全性问题；② CDK4/6 抑制剂
目前并未获得 OS 获益的数据；③ HR 阳性、HER-2 阴性
晚期乳腺癌一线和二线最优的治疗方案有待探讨。

130. 晚期乳腺癌抗 HER-2 治疗的规范与挑战

　　目前 HER-2 阳性乳腺癌晚期一线治疗的首选是以曲妥
珠单抗为基础的治疗。CLEOPATRA 研究则奠定了紫杉类
药物联合曲妥珠单抗和帕妥珠单抗在 HER-2 阳性晚期乳腺

癌一线治疗中的地位。目前国际标准二线治疗的方案则是
T-DM1。

近年来抗 HER-2 治疗领域新药不断涌现，特别是
HER-2 靶向酪氨酸激酶抑制剂，主要包括来那替尼、
tucatinib（ONT-380）、吡咯替尼。来那替尼应用于 HER-2
阳性 MBC 的 III 期临床研究（NALA 研究）已完成入组。
tucatinib 的 II 期临床研究（CLIMB 研究）也正在进行中。
吡咯替尼是我国原研药，2017 年 SABCS 展示了吡咯替尼
II 期临床研究的结果：吡咯替尼组的中位 PFS 可达 18.1 个
月，显著优于拉帕替尼组的 7.0 个月，而且这种获益与是
否使用过曲妥珠单抗无关。

虽然硕果颇丰，但抗 HER-2 靶向治疗领域仍面临艰
巨的挑战。目前抗 HER-2 治疗耐药的难题尚未攻克，抗
HER-2 靶向药与其他靶向药物、免疫治疗药物的联合治疗
效果也值得进一步探索。

131. 晚期乳腺癌其他靶向治疗的进展与挑战

基于 III 期临床研究 OlympiAD，2018 年初 PARP 抑制
剂——奥拉帕利已获得 FDA 批准用于治疗乳腺癌。该研究
中期分析结果显示，对于 HER-2 阴性、携带胚系 *BRCA* 突

变的 MBC 患者，奥拉帕利组相比医生选择的标准化疗组，PFS 显著延长（7.0 个月 *vs*.4.0 个月），疾病进展风险显著降低 42%，客观缓解率也明显增加（59.9% *vs*.28.8%）。NCCN 指南随后也将 PARP 抑制剂纳入复发 / 转移性乳腺癌患者的治疗推荐。2018 年 ASCO 大会上，OlympiAD 研究的两项补充研究进一步发现，在不同内脏转移部位的亚组中，奥拉帕利组的 ORR 明显优于化疗组，且奥拉帕利组在不良反应方面的表现优于化疗组。

PARP 抑制剂的挑战主要在于①如何实现标准的 *BRCA* 检测；② PARP 抑制剂如何与其他药物联合；③对于体细胞突变患者的临床价值。

132. 晚期乳腺癌免疫治疗的进展与挑战

目前乳腺癌免疫治疗相关研究主要集中在 TNBC。KEYNOTE-012 是人源化抗 PD-1 抗体——pembrolizumab（MK-3475）的 I b 期研究，它首次证明了 PD-1 单抗单药治疗晚期 TNBC 的有效性。2017 年 ESMO 报道的 II 期临床研究 KEYNOTE-086 结果提示肿瘤间质内浸润性淋巴细胞（sTIL）水平、LDH 及研究队列是 pembrolizumab 单药治疗达到缓解的独立预测性因素；sTIL 水平可以识别出有更大机会通过 pembrolizumab 治疗达到缓解的患者。

atezolizumab 是一种抗 PD-L1 单克隆抗体。2015 年 SABCS 上公布的 I b 期临床试验结果显示，对于既往 ≤ 3 线治疗的 PD-L1 阳性的转移性 TNBC 患者，atezolizumab 联合紫杉醇治疗的总 ORR 为 42%。当然，关于乳腺癌免疫治疗的研究方向不局限于 TNBC。III 期 NRG-BR004 研究、II 期 KATE2 研究将分别在 HER-2 阳性 MBC 患者中探索 pembrolizumab、atezolizumab 的作用，结果让我们拭目以待。

乳腺癌免疫治疗的主要挑战在于 PD-1/PD-L1 抗体对乳腺癌整体人群疗效较差，如何选择免疫治疗的优势人群？免疫治疗如何与其他药物进行联合？

总体来说，近年来晚期乳腺癌的临床诊治规范取得了一系列的进展，分型治疗、综合治疗、维持治疗、全程管理等治疗策略的不断改进显著改善了晚期乳腺癌的诊治效果。但由于晚期乳腺癌临床诊治特有的复杂性，使得目前仍面临诸多挑战，有待更多基础、转化及临床研究使乳腺癌真正成为可管、可控的慢性疾病。

（中山大学肿瘤防治中心　王树森）

CSCO BC 指南乳腺癌骨转移解读

新版 CSCO BC 指南于 2019 年 4 月与全国肿瘤医生见面，在新版乳腺癌诊疗指南修订中对乳腺癌骨转移和脑转移部分进行了更新，在此谈谈骨转移部分的更新内容。

众所周知，复发转移性乳腺癌是一个不可治愈的疾病，治疗的目的是在改善患者生活质量的前提下尽可能延长患者的生存，并综合运用各种治疗手段，使转移性乳腺癌从危及患者生命的自然病程转变成为慢性病。晚期乳腺癌常见的转移部位有软组织转移、骨转移和内脏转移，软组织转移生存期相对较长，内脏转移生存期相对较短，骨转移介于二者之间。全身系统治疗需综合考虑乳腺癌的亚型、肿瘤负荷、既往治疗及疗效、患者的一般状况等，不同的转移部位的特殊性及对生存的影响不同，其临床特征、治疗方法也各有一定的特殊性，尤其是骨转移和脑转移。

骨转移可能更早出现骨痛症状、骨折、神经压迫等体征，但却不像内脏转移那样更容易危及患者的生命，因此，预后较好，患者的生存期相对较长。骨转移的诊断和疗效评价多年来存在着一定的误区，比如骨质的钙化常被影像科诊断为成骨性骨转移，骨质的过度钙化可能被判断为病灶增大增多而误将有效的治疗判断为疾病进展；将仅仅骨扫描提示放射性浓聚的患者诊断为骨转移；对可疑骨转移患者应用双膦酸盐治疗；对骨转移患者只应用双膦酸盐治疗等。在此之前，没有任何一部指南针对骨转移给出系统的诊疗规范，CSCO BC 指南在更新时做出了有益的尝试，对骨转移的初筛和确诊手段、骨转移的特征及骨相关事件等均进行了明确地阐述，对疗效评价中可能出现的误区、骨转移全身抗肿瘤治疗的层次、骨改良药物及骨的局部手术和放疗等都尽可能给予了清晰地指引，相信会对晚期乳腺癌骨转移的临床诊疗进一步规范化提供有益的帮助。我们一起来看看骨转移指南中的几大亮点。

亮点一：规范了骨放射性核素扫描（ECT）是骨转移初筛的诊断方法，其应用范围包括①乳腺癌患者若出现骨痛、高钙血症、碱性磷酸酶升高、乳酸脱氢酶升高、其他骨相关事件、常规复查发现不明原因的 CEA 和 CA153 升高、做其他部位检查时发现可疑骨转移等任一情况时，需及时进一步行骨 ECT 检查。②骨 ECT 检查还推荐用于乳腺癌分期等于或高于 T3、N1、M1 的乳腺癌患者的常规检查，但一般不建议用于 T1～2N0M0 患者的常规检查。明确指出仅骨 ECT 检查异常，或仅碱性磷酸酶或乳酸脱氢酶升高，而 MRI、CT 或 X 线未发现异常者，不能诊断为骨转移，建议 3 个月内复查骨 ECT，如浓聚部位增多者，进一步行确诊检查。该原则尽可能地规范了诊疗行为，避免了过度诊断及因过度诊断导致的过度治疗。

亮点二：明确指出骨 ECT 用做疗效评价时出现浓聚部位增多不一定是病情进展的表现，需加做 CT 骨窗，如原溶骨病灶转变为骨质钙化，新增部位也为骨质钙化表现者，应评价为治疗有效。如新增部位为溶骨性破坏，则判断为病情进展。指出乳腺癌骨转移多见多发性溶骨性病变，有些患者溶骨病变治疗后的修复可以在影像学中表现为过度钙化而被误诊为成骨性改变，对这部分患者应追溯其首诊时的影像片（X 线或 CT）是否有溶骨性改变。该原则解决了溶骨性转移治疗后过度钙化为治疗有效的表现，而不是转变为成骨性骨转移或成骨性骨转移病情进展，避免将有效的治疗误判为无效，浪费了患者有效的治疗手段。

亮点三：指出对单发可疑病灶，有条件患者可考虑骨活检，无法行骨活检患者考虑密切随访。在临床实践中，骨 ECT 发现单部位骨放射性浓聚无法行骨活检证实的患者，部分经长期随访无明显变化，因而排除骨转移。该原则提示单发可疑病灶的诊断应慎重，避免过度诊断和过度治疗。

亮点四：对乳腺癌骨转移的全身抗肿瘤治疗给出了分层次的治疗指导原则，乳腺癌骨转移一般不直接构成生命威胁，不合并内脏转移的患者生存期相对较长，因此，对激素受体阳性、疾病进展相对缓慢、非内分泌原发耐药的患者应优先考虑内分泌治疗；对 HR 阴性、术后无病间隔期短、疾病进展迅速及对内分泌治疗原发耐药者的单发骨转移或合并无症状内脏转移患者应优先考虑单药化疗，仅对需快速控制症状或合并有内脏转移症状的骨转移患者可考虑联合化疗；对 HER-2 阳性骨转移患者与其他部位转移患者相同，应优先考虑抗 HER-2 治疗。

亮点五：骨改良药物是乳腺癌骨转移的特殊治疗手段，指南详细给出临床常用的骨改良药物的使用方法、用药注意事项、需联合应用的药物及停药指征，方便临床医生查询使用。比如唑来膦酸 4mg，静脉滴注大于 15 分钟，每 3 ～ 4 周注射 1 次。对于病情稳定者，连用 2 年后可改为每 3 个月 1 次。

亮点六：对骨转移的局部治疗手段给出了原则性的建议，比如骨科手术的治疗目的及方法、放射治疗的目的和方法，包括放射性核素治疗等，便于肿瘤医生决策在适当的时机组织多学科的会诊及相关学科的参与。

CSCO BC 指南自 2017 年第一版首次发布后，其很强的实用性和可操作性得到了肿瘤医生的广泛认可，在全国范围内的指南巡讲得到基层医生的高度评价，但在巡讲的过程中也发现了指南中不尽完善的地方，CSCO 乳腺癌专家委员会基于循证医学证据，兼顾产品的可及性，根据患者病情分层给出专家推荐等级，同时反馈了全国肿瘤医生的需求疑惑的指南，更适合我国的临床实际。而口袋书的形式方便医生携带，仿佛身边伴随着一个国家级专家，相信会对每一个认真阅读指南的医生有所助益。

（河南省肿瘤医院　闫　敏）

CSCO BC 指南脑转移治疗解读

　　乳腺癌全身抗肿瘤治疗的进步使得患者的生存期有了很大改善，加上 MRI 等筛查手段的应用，便于更早发现较小脑转移灶。乳腺癌脑转移占所有脑转移的比例为 10% ~ 15%，仅次于肺癌（40% ~ 50%），而乳腺癌尸检脑转移发生率则高达 36%。其中三阴型乳腺癌脑转移瘤发生率为 25% ~ 46%；HER-2 阳性乳腺癌脑转移发生率 30% ~ 40%；HR 阳性乳腺癌脑转移发生率 5% ~ 10%。乳腺癌脑转移主要发生于大脑，约占 80%，其次为小脑及脑干。发生脑转移主要的危险因素包括：HER-2 阳性、HR 阴性、组织学分级高、高增殖活性、年轻、转移瘤负荷大、EGFR 过表达、BRCA 突变。临床常见的表现：头痛（40% ~ 50%），癫痫发作（10% ~ 20%）、脑血管意外症状（5% ~ 10%）、局灶神经功能障碍、认知障碍。在脑转移的诊断方面欧洲神经肿瘤协会（European Association for Neuro-Oncology，EANO）也做出了推荐：可以应用 MRI 检查、PET-CT，必要时可行脑脊液检查。

乳腺癌患者一旦出现脑转移，将对患者的生存时间及生活质量产生很大影响。随着治疗手段的不断进步，主要包括局部治疗和全身治疗，近年来在综合治疗方面取得了较多新进展。现结合 EANO 推荐及 NCCN 指南及乳腺癌脑转移治疗方面的最新进展，对 CSCO BC 指南脑转移部分进行解读。

脑转移瘤的主要治疗方法：手术治疗、全脑放疗、SRS、药物治疗、支持治疗。对于新诊断的脑转移，其治疗方法应遵循表 5。

表 5　新诊断脑转移瘤的主要治疗方法

分层	Ⅰ级推荐	Ⅱ级推荐
脑转移病灶数目 1~3 个	颅外疾病控制好，KPS ≥ 60 分 ①手术切除（ⅠA），术后残腔部位进行 SRS； ②因为缺乏生存获益数据，且有神经认知障碍风险，手术或 SRS 治疗后，不常规推荐全脑放疗 颅外疾病控制差，KPS 评分低考虑全脑放疗或支持治疗	①直径≤ 3 ~ 3.5cm 病灶，考虑 SRS（ⅠB）； ②不能手术病灶，考虑 SRS（ⅠB）； ③ HER-2 阳性患者，可以考虑药物治疗（ⅡB）
> 3 个脑转移病灶	全脑放疗或 SRS 治疗	HER-2 阳性患者，可以考虑药物治疗（ⅡB）
脑膜转移	放射治疗（ⅠA）	鞘内注射（ⅡB）

脑转移的药物治疗主要为化疗及靶向治疗。放疗及手术治疗是乳腺癌脑转移的重要治疗手段，当这些手段无法控制肿瘤进展或因患者体能状态无法承受这些治疗方式时，细胞毒药物治疗显得尤为重要。但许多化疗药物治疗脑转移瘤时无法通过血－脑脊液屏障，也不清楚脑转移瘤是否破坏血－脑脊液屏障。已有研究发现部分化疗药物如卡培他滨、5-氟尿嘧啶、顺铂联合依托泊苷、拓扑替康和苯达莫司汀可选择性通过血－脑脊液屏障，均可抑制肿瘤生长。此外，替莫唑胺生物利用度高，可透过血－脑屏障，具有抗中枢神经系统肿瘤的作用，已用于治疗复发性恶性脑胶质瘤，但对于乳腺癌脑转移的作用有待进一步证实。

HER-2 阳性乳腺癌脑转移的靶向治疗：对转移性乳腺癌的回顾性分析显示，曲妥珠单抗推迟了患者发生中枢神经系统转移的时间，也延长了脑转移患者的总生存。小分子酪氨酸激酶抑制剂——拉帕替尼不同于曲妥珠单抗的抗 HER-2 机制，其可穿透细胞膜结合于细胞内端 HER-2/EGFR 双靶点，通过血－脑屏障的潜能更大。土耳其研究者的一项回顾性研究包含 111 例脑转移患者，对比拉帕替尼联合卡培他滨与曲妥珠单抗为主方案两组患者脑转移诊断后的总生存，结果表明：拉帕替尼联合卡培他滨较曲妥珠单抗为主的方案显著延长脑转移后生存 7.1 个月（19.1个月 $vs.$ 12 个月，P=0.039）。

既往研究结果显示，单用 WBRT 治疗脑转移的缓解率为 27%～50%，基于先前接受 WBRT 后应用拉帕替尼联合卡培他滨的研究结果，一项发表在《柳叶刀》上的对WBRT 前 HER-2 阳性脑转移乳腺癌患者使用拉帕替尼联合卡培他滨的 II 期研究，将目标缓解率设定为 20%。这是第一个评估未经治疗（WBRT）的 HER-2 阳性脑转移患者应用化疗联合靶向治疗的前瞻性研究。研究目标是评估拉帕替尼联合卡培他滨对于之前未进行全脑放疗的 HER-2 阳性乳腺癌脑转移的疗效。主要终点：CNS-OR（中枢神经肿瘤缩小≥50%）；次要终点：TTP, OS, extra-CNS-OR 等（中枢神经系统客观缓解定义：没有增加激素用量的基础上脑内病灶容积减少 50% 及以上、无神经系统体征的进展和其他中枢神经系统疾病的进展情况）。结果显示拉帕替尼联合卡培他滨对 CNS 和 CNS 外病灶均显示确切疗效（CNS-OR=65.9%，extra-CNS-OR=44.1%）；拉帕替尼＋卡培他滨先于 WBRT 仍然有 17 个月的总生存，推后 8.3 个月再行WBRT 似乎并不影响总疗效。

T-DM1 是一种新型抗体 – 细胞毒素偶联物，对颅外病灶有良好的抗肿瘤效果，并被批准用于治疗 HER-2 阳性晚期乳腺癌患者。EMILIA 临床试验的数据发现在基线合并脑转移的患者中，与拉帕替尼和卡培他滨相比，T-DM1 可显著提高患者的总生存率。

2014 年 ASCO 指南指出：如果患者为未接受过放疗的无临床症状脑转移瘤，尽管放疗仍是标准选择，前期进行拉帕替尼联合卡培他滨治疗也是可选方案。其他可尝试的药物（基于 I/ II 期临床试验）包括：卡培他滨单药、拉帕替尼单药、拉帕替尼＋卡培他滨、铂类药物、替莫唑胺等。其他潜在的治疗乳腺癌脑转移的药物正在进行临床研究，如贝伐单抗、依维莫司、尼洛替尼、阿法替尼、来那替尼等。随着医学的快速发展，分子学诊断、基因检测、靶向药物，这些与精准医疗相关的治疗方式离我们越来越近，相信对特定的人群进行研究，成功率会更高。

此外，对于脑转移患者也需要进行相关的支持治疗，如加用地塞米松减轻症状；不推荐预防性给予抗癫痫治疗；手术患者可以预防性抗凝治疗；贝伐单抗可考虑应用于有症状的放射性脑坏死患者。

乳腺癌脑转移发病率逐年升高，多学科合作模式是乳腺癌及脑转移诊治的主流。脑转移精准治疗还在路上，乳腺癌患者应定期复查，一旦发现脑转移，应以积极地局部治疗为主，发挥肿瘤内科、肿瘤外科、神经外科、放疗科等多学科诊疗模式，提高患者的生存质量、延长生存期。

（解放军总医院第五医学中心　王　涛）

下篇

专家共识

乳腺癌改良根治术专家共识及手术操作指南

中华医学会外科学分会乳腺外科学组

　　随着理念的更新、外科手术技术的进步，在乳腺癌外科治疗中，乳腺癌标准根治术（Halsted's radical mastectomy）已很少被采用，更常被实施的是能够取得相同疗效，且能明显提高患者生活质量的改良根治术（modified radical mastectomy，MRM）。其中，以 Patey 手术和 Auchincloss 手术为代表的乳腺癌改良根治术是目前最主要的术式。尤其是 Auchincloss 术式不仅能够达到 R0 切除的目的，还具有减轻胸肌支配神经损伤的优点，因此，在临床上获得了更为广泛的应用。

　　目前，我国保留乳房手术的比例不高，即使在专科乳腺肿瘤诊治中心也仅占 30% 左右。对绝大多数伴有淋巴结转移的早期乳腺癌患者的治疗仍然以行 Auchincloss 术式为主。随着对乳腺癌区域淋巴结清扫范围合理性认识的不断加深，要求行乳房重建以提高生活质量的患者不断增加，这也对手术切口的设计提出了新的要求。同时，高频电刀、超声刀等能量平台的应用也为提高手术技术、安全性提供了有益的帮助。为规范我国乳腺癌改良根治术的临床应用，中华医学会外科学分会乳腺外科学组组织国内部分专家针对 Auchincloss 手术的理论基础和技术细节提出具体意见，旨在为国内乳腺外科医师的临床实践提供借鉴和参考。

133. 专家共识

1894 年，Halsted 在《Annals of Surgery》上介绍了乳腺联合胸大肌、胸小肌切除，同时实施同侧腋淋巴结及锁骨下淋巴结清扫的乳腺癌根治手术方式，首次完成了早期乳腺癌 R0 切除的手术实践，手术后复发率由 58% ~ 85% 降至 6%，5 年总存活率达 30%。该术式的切除范围包括：①全部乳腺组织及肿瘤表面皮肤；②胸大肌、胸小肌；③腋淋巴结及锁骨下淋巴结。在随后的近一个世纪，该术式作为乳腺癌标准根治手术得到普及。但是，手术导致的严重的胸壁畸形，以及患侧上肢的淋巴水肿影响了患者的生活质量。进入 20 世纪后，R0 切除与提高生活质量并重的理念日益受到临床关注，更加合理地设计手术范围并减轻损伤的乳腺癌改良根治术应运而生。1948 年，Patey 等人介绍了 Patey 术式，要求切除全部乳腺，并通过保留胸大肌来改善胸壁畸形。同时，切除胸小肌可以完成胸肌间淋巴结清扫且方便显露锁骨下区域淋巴结。但是，切除胸小肌可能导致支配胸大肌的运动神经损伤并造成术后胸大肌萎缩，这是该术式的不足。1963 年，Auchincloss 提出切除全部乳腺，保留胸大肌和胸小肌，并联合腋淋巴结清扫。该术式采用游离胸大肌与胸小肌之间间隙的方法完成胸肌间淋巴结清扫，有效地避免了运动神经损伤和胸大肌萎缩，更好地保证了胸壁外形。但是，肥胖患者锁骨下区域显露不充分是其不足。

两种术式均要求完成患病器官解剖学的完整切除。手术切除范围包括乳头乳晕复合体在内的全部乳腺，并根据病期不同实施不同水平的淋巴结分期。临床实践证实，Patey 术式更易导致胸大肌萎缩而影响生活质量，而 Auchincloss 术式得到更多人的认同。

（1）Auchincloss 术式适应证

①不适宜保留乳房的早期乳腺癌。②证实腋淋巴结转移。③临床评价可以行 R0 切除。

（2）Auchincloss 术式禁忌证

①不能耐受手术。②不能行 R0 切除。

（3）腋窝解剖

①血管与神经

腋动脉源自锁骨下动脉，以胸小肌为标志分为 3 段，第 1 段从第 1 肋外缘处至胸小肌上缘，第 2 段被胸小肌覆盖，第 3 段从胸小肌下缘至大圆肌下缘。腋静脉位于腋动脉的前内侧。腋动脉在第 1 段或第 2 段发出胸肩峰动脉，并分为胸肌支和肩峰支等分支，前者沿胸大肌、胸小肌之间下行，分布于胸大肌、胸小肌及乳腺，胸外侧神经与之伴行。腋动脉发出胸肩峰动脉后，依次发出胸外侧动脉及肩胛下动脉，并有 2～3 支无名动脉向乳腺提供血供。无名血管及胸外侧动脉为乳腺和胸壁提供血供，术中可结扎切断便于淋巴结清扫。肩胛下动脉自腋动脉第 3 段发出后即发出回旋走行的旋肩胛动脉，主干向背阔肌延续称为胸背动脉，胸背神经与之伴行。肩胛下动脉还发出小分支为上臂提供血供，应避免损伤。胸长神经贴近胸壁走行支配前锯肌运动，应加以保护。肋间臂神经为感觉神经，于胸壁前、外侧移行处附近由胸小肌下缘后内侧第 2 肋间隙穿出，横过腋窝，穿行于腋静脉下方的脂肪组织内，与臂内侧皮神经分支结合后穿出深筋膜，分布于上臂后内侧面的皮肤，该神经在腋窝区域常有淋巴结与之伴行，在清除淋巴结过程中易造成神经损伤，并引起术后腋窝、上臂内侧及胸壁感觉异常，应仔细解剖、加以保护。

②腋淋巴结

传统解剖学将收纳相应区域淋巴回流的腋淋巴结分为外侧群、肩胛下群、胸肌群、中央群和尖群。其中，沿肩胛下血管排列的淋巴结为肩胛下群。沿胸肩峰动脉胸肌支血管分布的淋巴结为胸肌间淋巴结（Rotter 淋巴结）。1955年，Berg 依据胸小肌上缘和下缘将腋淋巴结分为 3 个水平，其中，胸小肌下缘以外为第Ⅰ水平，胸小肌下缘和上缘之间为第Ⅱ水平，胸小肌上缘以内为第Ⅲ水平（锁骨下区域）。自 1986 年开始，日本乳癌研究会《乳癌诊治规范》（第 8 版）在 Berg 标准的基础上，通过解剖学图示准确标记了腋动脉及各属支与胸小肌"投影"位置及不同水平淋巴结的关系。其中，胸肩峰动脉起始部相当于胸小肌上缘"投影"位置，二者内侧区域均为第Ⅲ水平（锁骨下区域）。

胸外侧动脉起始部对应胸小肌下缘投影位置，其外侧区域同属第Ⅰ水平淋巴结，而胸肩峰动脉与胸外侧动脉起始部之间的区域等同于胸小肌上缘与下缘之间范围，同属第Ⅱ水平淋巴结（图8）。为临床医生准确依照动脉标识，完成肿瘤学淋巴结清扫手术提供了更加严谨的依据。

　　3种腋淋巴结区域划分在乳腺癌临床实践中并不矛盾。以脉管系统解剖为依据分析收纳淋巴液来源，是解剖学理论对腋淋巴结群的宏观定义，但对于乳腺癌外科实施淋巴结清扫手术的实用性不足。Berg标准对不同"水平"的描述符合传统解剖学腋动脉的定义范围。以胸小肌的"投影"为标志，界定不同"水平"淋巴结区域为临床医生提供了直观的标准。但是，这与以动脉为依据实施淋巴结清扫的肿瘤外科手术理念不相符合。而日本乳癌研究会通过进一步详细描述腋动脉及其属支的位置及与胸小肌的关系，使Berg标准中不同"水平"淋巴结的范围既可以沿用传统的胸小肌"投影"位置定义，也具备了以动脉为标志划分肿瘤区域淋巴结的肿瘤外科学理论依据。

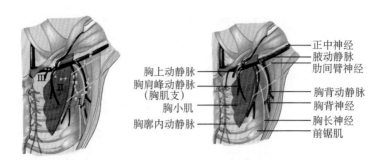

图 8　腋窝解剖示意图（彩图见彩插 1）

（4）腋淋巴结分期

对具有 Auchincloss 手术适应证的患者推荐行第 II 水平淋巴结清扫，至少应切除 ≥ 10 枚淋巴结才能完成准确的病理学 N 分期。在第 II、第 III 水平淋巴结出现明显的肉眼转移时进行第 III 水平腋淋巴结清扫。

（5）并发症及其防治

①出血

A.术中出血　常见原因为患者凝血功能异常、术中血管损伤等。应严格掌握手术适应证，术前应该对有凝血障碍的患者进行积极纠正。术中充分显露解剖结构，保护重要血管，仔细止血。

B.术后出血　常见原因除患者凝血功能异常外，多与术中处理相关，包括术中止血不彻底、结扎线或凝血痂脱落。因此，手术中应彻底止血，尤其应重视经胸大肌的细小穿支血管止血。对术后出血的患者，一般可选择局部压迫止血。对出血得不到缓解的患者应及时清创止血。

②切口感染　进行手术时应严格遵循无菌操作的原则。高龄、糖尿病、营养状况不良及新辅助化疗是导致切口感染的高危因素。长期留置引流管也是导致感染的原因之一。一旦发生感染，应按照外科感染的基本原则处理。对新辅助化疗后具有感染高危因素的患者应预防性应用抗生素。

③皮瓣坏死　皮瓣血运障碍是皮瓣坏死的根本原因。皮瓣游离过程损伤真皮下血管网、切口设计不合理导致皮瓣缝合张力大、术后包扎局部压力过大都是导致皮瓣血运障碍的常见原因。同时，皮下积液及合并感染会加快皮瓣坏死过程。合理设计皮肤切口，降低皮瓣缝合张力；直视下锐性分离皮瓣并注意保护真皮下血管网；仔细止血，淋巴清扫时注意结扎淋巴管，以减少血肿和淋巴漏；常规放置负压引流管且保证引流管通畅；术后适度加压包扎促进皮瓣与胸壁贴合等都是防治皮瓣坏死的重要措施。对已经发生皮瓣坏死的患者，可根据坏死的范围选择重新游离皮瓣减张缝合或植皮。

④皮下积液　肥胖、高龄、低蛋白血症、新辅助化

疗、大范围淋巴结清扫、使用大功率电刀游离皮瓣引起脂肪液化、止血不彻底造成血肿及引流管不通畅是造成皮下积液的常见原因。其中，彻底止血和保持良好的负压引流是减少皮下积液的关键。

⑤皮肤感觉异常　手术后上臂内侧和腋窝皮肤感觉异常是常见的术后并发症，引起上述并发症的主要原因是手术造成的肋间臂神经损伤。在清扫淋巴结过程中应仔细操作，主动显露神经并加以保护。

⑥上肢水肿　上肢水肿可发生于手术后即刻，也可在术后数月或数年发生。术后即刻上肢水肿与术后过度包扎导致静脉回流障碍有关。晚期上肢淋巴水肿的主要原因是上肢淋巴回流障碍。其中腋淋巴结清扫、放疗是主要诱因。预防措施包括规范前哨淋巴结活检技术，避免不必要的腋淋巴结清扫手术；提高精确定位的放疗技术；科学指导上肢功能锻炼、避免患侧上肢过度负重和患侧上肢静脉穿刺等诱发因素。对严重的上肢淋巴水肿须通过综合治疗处理。

134. 手术操作指南

（1）术前准备

同一般手术，确定无手术禁忌证。签署知情同意书。

（2）体位选择

患者仰卧位，患侧上肢外展 90°。

（3）麻醉

推荐行全身麻醉。

（4）操作过程

①切口　横行切口有利于隐蔽手术瘢痕。切口应包括乳头乳晕复合体及肿瘤表面皮肤，并切除穿刺针道。切缘距肿瘤边缘应＞ 2cm 以保证皮肤切缘的安全。切口设计推荐采用"平行四边形法"或"S"型（图 9），降低皮肤张力以便缝合，皮肤切口内侧不宜超过胸骨中线。外侧切口应尽量避免进入腋窝，以减轻瘢痕挛缩，尽量不影响上肢活动。

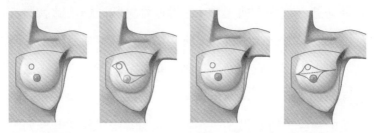

图 9　乳腺癌改良根治术（Auchincloss 术式）切口示意图（彩图见彩插 2）

②皮瓣游离　皮瓣游离范围的确定以完全切除乳腺腺

体为原则。一般上界在锁骨下方 1～2 cm，下界至肋弓水平，内侧界在胸骨中线，外侧界至背阔肌前缘。皮瓣游离应在乳房组织浅筋膜浅层进行，在分离过程中保留真皮下血管网是皮瓣存活的基本标准。高频电刀分离皮瓣具有出血较少，术野清晰的优点。在顺利完成皮瓣分离的前提下，建议选择较低的输出功率以避免热损伤。

③腺体切除　皮瓣游离完成后，将全部腺体、胸大肌筋膜及部分腹直肌前鞘一同切除。术中应避免损伤胸大肌纤维。近胸骨旁的第 2、第 3 肋间有胸廓内动脉穿支动脉，应注意结扎或电凝止血，从胸大肌穿出多支细小穿支血管是造成术后出血的原因之一，应充分止血。

④腋淋巴结分期　将乳腺向外翻起并拉紧，同时，向内牵拉胸大肌形成对应张力，沿胸大肌外缘与乳腺组织分界处切开，在胸大肌上中 1/3 附近可见胸肩峰动脉胸肌支从胸小肌后方绕胸小肌外缘进入胸大肌，该血管周围的脂肪淋巴组织即为胸肌间淋巴结，锐性分离胸大、胸小肌间的间隙以完成该区域淋巴结清扫。同时应注意保护支配胸大肌的神经，避免损伤。在胸大肌与背阔肌间切开深筋膜可以良好显露腋静脉。向内侧牵开胸大肌和胸小肌，锐性分离腋静脉表面的脂肪结缔组织可清晰显露胸肩峰动脉起始部，并完成第 II 水平淋巴结清扫。第 II 水平的内侧界线

为胸小肌上缘（即胸肩峰动脉起始部），上界为腋静脉，肩胛下动脉起始部为第Ⅰ水平的外侧界线标记。胸外侧动脉起始部相当于胸小肌下缘，该动脉与肩胛下动脉构成第Ⅰ水平的内侧和外侧界线，并与胸肩峰动脉构成第Ⅱ水平的外侧和内侧界线。根部结扎切断胸外侧动脉是第Ⅱ水平淋巴结清扫的必要步骤。肩胛下动脉主干周围的肩胛下组淋巴结属于第Ⅰ水平切除范围。从内到外或从外到内完整清扫上述区域的淋巴脂肪组织，最终连同乳腺腺体一同切除。在清扫腋淋巴结期间应注意保护与胸背动脉伴行的胸背神经及贴近胸壁走行的胸长神经，这两支神经均支配相应肌肉的运动，前者损伤会导致背阔肌萎缩，后者损伤会导致前锯肌萎缩而影响生活质量。肋间臂神经属于感觉神经，分布在上臂内侧和后部的皮肤，该神经穿过肋间肌和前锯肌向外侧行走在腋静脉下方，损伤后会出现相应区域的感觉异常，也应注意保护。

⑤止血和引流　切除乳腺组织并完成腋窝淋巴结清扫后，应确认止血是否彻底，腋下和胸骨旁各放置1枚多孔引流管，抽吸引流管为负压状态。敷料覆盖伤口，酌情加压包扎。

（5）注意事项

①切口设计　在切缘安全的情况下，应考虑上、下皮瓣宽度对称合理，并留有足够的皮瓣以减少缝合张力，其中，横行切口有利于乳房重建、隐蔽手术瘢痕。

②淋巴结清扫　伴有腋淋巴结转移的早期乳腺癌患者推荐选择第Ⅱ水平清扫术。应检出 ≥ 10 枚淋巴结才能准确评价腋淋巴结状况。锁骨下方 2 cm 横行切开胸大肌可以更为充分地显露锁骨下区域，在直视下实施第Ⅲ水平淋巴结清扫。此方式更适合肥胖患者。

执笔者：刘荫华，刘真真，王翔

绘　图：王冠群，余之刚

参加编写及讨论（按汉语拼音排序）：曹中伟，陈德滇，段学宁，范志民，傅佩芬，黄建，姜军，蒋宏传，金锋，康骅，凌瑞，刘锦平，刘克，刘荫华，刘运江，刘真真，罗永辉，马榕，毛大华，欧江华，屈翔，任国胜，宋爱琳，宋尔卫，唐利立，田兴松，王川，王建东，王殊，王水，王翔，吴炅，吴克瑾，叶京明，余之刚，张柏林，张建国，张瑾，张景华，张雅芳，赵毅，赵作伟，朱玮，邹强

超声引导下真空辅助乳腺活检手术专家共识及操作指南

中华医学会外科学分会乳腺外科学组

随着微创外科理念和技术的进步，对乳腺疾病的手术治疗也逐渐向减轻损伤和微创方向发展。其中，通过微创方法诊断乳腺可疑病灶并治疗已经确定性质的良性病灶已获得认可。在空芯针活检基础上，真空辅助乳腺活检系统已被广泛用于临床。目前，不同品牌的 VABB 系统已经可以在超声、X 线及 MRI 引导下对临床乳腺可疑病灶进行活检和对良性病灶进行切除。但是 VABB 作为一种新型的乳腺疾病手术方式，由于操作者对手术适应证、操作要点等方面的理解和掌握不尽相同，在临床应用过程中尚存在一些问题，有可能影响该项技术的规范化开展。为此，中华医学会外科学分会乳腺外科学组组织国内部分专家进行了多次讨论，在此基础上，特制定本共识和手术操作指南。

本共识主要针对超声引导下 VABB 对乳腺可疑病灶活检及良性病灶切除手术。不包括 X 线摄影和 MRI 引导下 VABB 乳腺病灶手术。

135. 专家共识

VABB 系统是影像学引导的乳腺活检系统，由真空泵和旋切刀组成。旋切刀通常采用中空管腔设计，旋切刀的凹槽通过负压吸住待切除部位并完成旋切过程。真空装置由电脑控制保持负压抽吸乳腺病灶，进行旋转切割；通过标本运送系统将切取的标本运出体外。通过单次穿刺就能准确、简便地收集多个连续样本。超声引导下 VABB 是一种多数在局部麻醉下进行的微创手术，皮肤切口仅 3～5mm；在超声定位引导下将活检探针穿过皮肤，到达目标病灶下方；在负压吸引下，将病灶组织吸入旋切刀的收集槽中进行旋切，直到完成拟定的切除操作。整个过程是在高分辨率声像图监控下的可视性操作，其定位准确，操作便利，具有良好的美容效果，可达到临床诊断和治疗的目的，已经成为乳腺外科常用的操作技术。

（1）超声引导下 VABB 适应证

①超声可见的乳腺可疑病灶活检。②对有手术指征的乳房良性病灶（病变最大径≤3cm）进行切除。③新辅助化疗后的疗效判定。

（2）超声引导下 VABB 禁忌证

①有出血倾向、凝血机制障碍等。②合并严重的心脑血管、肝脏、肾脏等原发性疾病，难以耐受手术。③加压包扎困难。

如为靠近乳头乳晕区皮肤的病灶及临近乳房假体的病灶，VABB 易引起皮肤及假体副损伤。另外，伴有粗大钙化的病灶易引起旋切刀损伤。因此，对于上述情况，操作者应根据经验严格选择。

136. 手术操作指南

（1）术前准备及评估

①无手术禁忌证。

②影像学资料完整。

③术前超声定位。

④签署知情同意书。

（2）体位选择

根据病灶部位以方便操作为前提，建议选择平卧位或 45°侧位。

（3）操作过程

①消毒　常规消毒。

②定位　以无菌套罩住超声探头，超声体表定位，确定探针最佳进针方向。

③设备准备　准备旋切刀，并检测负压及传动效果。

④麻醉　选择局部麻醉时，尽量使针体与探头长轴平行，在病灶周围浸润；或直接注射在乳腺与胸大肌之间的间隙。麻醉范围应超过旋切刀顶部位置。

⑤置入旋切刀　在超声引导下，将旋切刀的收集槽置于肿物下方，特别注意置入过程中收集槽应处于关闭状态，避免对皮肤及周围组织造成副损伤。

⑥活检或切除　确认定位无误后，调整收集槽在取样或活检状态，选择操作手柄或脚踏控制板控制设备，对病灶进行旋切，直至在超声监控下完成既定操作。

⑦复检　切除操作结束时，超声复查确保病灶无残留。

⑧压迫止血　将残腔中的残留血抽吸干净，自乳腺表面压迫残腔 10～15 分钟，确认无活动性出血后，自乳腺表面压迫纱球，也可经切口放置引流条，或伤口置缝线，延迟打

结，术毕乳腺加压包扎，包扎持续时间应不少于 24 小时。

　　⑨送检　切除标本送病理学检查。操作过程见图 10、图 11。

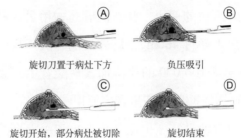

A. 在超声引导下将旋切系统标本收集槽放置在病灶的正下方；B. 旋切系统的真空装置将部分病灶吸附在旋切槽中；C. 旋切刀后退将标本传送到体外；D. 旋切结束。

图 10　VABB 手术操作示意图

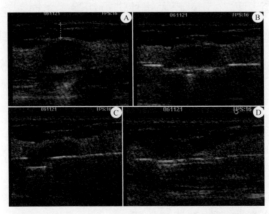

　　A. 复核超声，定位病灶；B. 在影像学实时引导下将旋切系统标本收集槽放置在病灶的正下方；C. 旋切进行中，旋切刀推进切除部分病灶；D. 旋切手术结束，原病灶位置无肿瘤残留。

图 11　影像学引导下 VABB 手术实际操作图片

（4）注意事项

①切口选择　兼顾就近及美观原则，对多发病灶应尽量减少切口。

②麻醉药物的使用　注意局麻药物用量，利多卡因单次使用上限不超过 400mg；局部浸润麻醉药物中可以按照 1:200 000 或 1:100 000 的比例加入盐酸肾上腺素，以预防出血，高血压、心脏疾病患者应慎用。

③旋切刀型号　须根据肿物大小和手术目的选择合适型号旋切刀。

④进针深度和角度　穿刺过程中注意进针深度和角度，避免出现刺入胸腔等意外损伤。

⑤旋切程序　对较大病灶进行切除手术时，推荐在病灶基底部逐步作扇形、旋转、多方位切割，使切割平面从底部逐步上移；并且注意仔细分辨切除标本与正常腺体的区别。

⑥双侧乳腺病灶或多发性病灶　应考虑意外恶性肿瘤引起的污染问题。禁止使用同一个旋切刀切除双侧乳腺病灶。

（5）并发症的防范与处理

①出血　出血是 VABB 手术最常见的并发症。出血

原因除患者自身凝血机制障碍以外，多为术后处理不佳，包括按压时间不够、包扎松脱或移位等。因此，应严格掌握适应证和禁忌证以减少该并发症的发生。对于已经发生术后活动出血者，经压迫无缓解应及时切开止血，并清除血肿。

②皮肤、胸壁的损伤　对于小乳房、病灶表浅或深在的患者，进行 VABB 手术会增加损伤皮肤和胸壁的风险。在病灶周围与正常组织之间注射局麻药物或生理盐水以建立良好的组织间隙，有利于减少损伤发生。

③感染　VABB 术后较少出现伤口感染。术中应注意无菌操作；一旦发生感染，应按照外科学感染处理原则处理。

④气胸　气胸的发生率极低。VABB 操作应在超声引导下谨慎进行。

⑤乳腺外观改变　多因切除过多组织量所致，除严格掌握手术适应证外，病灶较为表浅时尤应注意。

⑥病灶残留　对拟行切除的良性病灶，应严格掌握手术适应证，病灶不宜过大。术中无法确认能否切净病灶时，可改行开放手术。

⑦针道肿瘤的残留　有文献报道经 VABB 确诊为乳腺癌的患者，有针道残留肿瘤细胞的可能，建议再次手术时

切除穿刺针道。

⑧疼痛　局部麻醉时，在麻醉药物中加入适当比例的肾上腺素（1∶100 000 或 1∶200 000）可以帮助延长麻醉时间；如术后患者疼痛逐渐加重，应警惕手术区血肿的可能，应及时查看伤口、给予处理。

执笔：范志民，王建东，华彬，郝晓鹏

绘图：王冠群，余之刚

参加编写及讨论者（依姓氏汉语拼音为序）：曹中伟，陈德滇，崔树德，段学宁，范志民，傅佩芬，华彬，黄建，郝晓鹏，蒋宏传，金锋，姜军，康骅，凌瑞，刘克，刘锦平，刘运江，刘荫华，刘真真，罗永辉，马榕，毛大华，欧江华，屈翔，任国胜，宋爱琳，宋东，宋尔卫，唐利立，田兴松，王川，王冠群，王建东，王殊，王水，王翔，吴炅，吴克瑾，余之刚，张瑾，张建国，张景华，赵毅，赵作伟，朱炜，邹强

乳腺癌植入式静脉输液港临床应用专家共识及技术操作指南

中华医学会外科学分会乳腺外科学组

中心静脉作为一种安全的输液途径已经成为共识。1982 年，Niederhuber 等人首次提出将植入式静脉输液港应用于临床。由于具有血管并发症少、局部感染和导管移位发生率低且不需要换药等优点，PORT 在乳腺癌临床领域得到广泛应用。为规范 PORT 的临床应用，中华医学会外科学分会乳腺外科学组组织国内部分专家讨论并制定本共识和操作指南，旨在为国内乳腺癌及其他专业医师提供参考借鉴。

137. 专家共识

PORT 是一种可供反复穿刺的全植入式血管通道装置，可以长期或间歇性使用。理论上，全身各中心静脉都可以植入。本共识推荐优选经皮颈内静脉及锁骨下静脉穿刺置管，也可选择贵要静脉、股静脉等。

（1）适应证

PORT 的适应证包括：①需输入化疗药物。②需长期输入高渗透性或黏稠度较高的药物。③需使用加压泵快速输液。④需长期输液和保留静脉通路。⑤每日需多次静脉采血检查。

（2）禁忌证

PORT 的禁忌证包括：①不能耐受手术。②凝血机制障碍。③对导管所含成分过敏。④拟植入部位皮肤感染。⑤拟植入部位有放射治疗史，或局部组织影响 PORT 稳定性。⑥拟植入深静脉有静脉炎和静脉血栓形成史。

（3）并发症及其防治

PORT 的并发症按照发生时间分为术中并发症和术后并发症。

1）术中并发症

①常见并发症

PORT 植入过程中常见并发症包括：气胸和（或）血胸、空气栓塞、动脉损伤、心包填塞、心律失常、胸导管损伤、神经损伤、导管移位、导管无法植入等。

②术中并发症的防治

预防术中并发症是 PORT 操作的关键。其中，手术医师应经过培训，熟悉血管解剖并严格掌握适应证和操作规范。推荐术前对穿刺静脉进行超声定位或术中使用超声引导下的静脉穿刺；坚持通过细针试穿确定静脉的位置和插入最佳路径的原则；沿导丝送入血管鞘管动作应轻柔；注意左侧颈内静脉穿刺时鞘管深度一般不超过 10cm；注意避免导管开口处于开放状态而导致空气栓塞。沿鞘管送入导管过程中，患者配合屏气动作是有效增加中心静脉压力的方法，可以降低空气进入血管的发生率；注意术中辨认穿刺回抽血液颜色及观察穿刺针溢出血液的流速；必须在术中透视或术后 X 线胸片确认导管头端位于上腔静脉近右心房处，距离心包投影 2cm 左右。

2）术后并发症

①常见并发症

PORT 植入后常见并发症包括：感染或非感染原因导

致的皮肤、软组织损伤，静脉炎导管相关性感染，导管断裂或破裂、导管异位，导管相关性血栓、导管阻塞、药物外渗等。

②术后并发症的防治

A. 局部皮肤损伤　囊袋表浅或注射座较大，穿刺部位液体外渗或综合因素导致囊袋感染，均可能导致局部皮肤、组织损伤。严重者可以发生 PORT 外露。为避免此并发症发生，应注意以下问题：a. 术前仔细评估患者穿刺及注射座部位，避免在活动度较大的肌肉旁建立注射座。b. 应根据患者皮下组织厚度选择 PORT 型号，防止注射座高出皮肤引起张力过高或受衣服摩擦而引起不适，尤其肥胖体形的患者受同侧乳房的挤压导致注射座上移，更易导致摩擦，甚至导管脱落和断裂。c. 肥胖患者手术预留皮下脂肪厚度应 < 2cm。d. 避免在经受放疗和乳房切除侧胸壁安放注射座。e. 避免在锁骨下缘安放注射座，因为注射座与导管连接处邻近锁骨下缘，易与锁骨发生摩擦。f. 避免在同一部位反复进行穿刺。

B. PORT 感染　可能与多种因素相关，包括患者自身体质弱或免疫功能低下、导管腔外附壁血栓、导管内纤维蛋白凝集或血块形成引起栓塞。常见的导管培养细菌为皮肤菌群。近年来，革兰阴性杆菌及念珠菌引起的导管感染发生率也不断升高。临床表现包括局部感染和全身感染。局部感染主要发生在穿刺部位、隧道和囊袋，表现为局部红、肿、热、痛甚至皮下积脓等；全身感染主要表现为发热、白细胞升高等。留置 PORT 患者出现注射座周围局部症状、原因不明的发热或败血症等全身症状，需警惕导管相关性感染的可能。对可疑导管相关感染应至少取 2 份血标本进行培养，包括外周血及 PORT 留置处。确诊导管相关性感染需满足以下至少 1 项：a. 一次半定量或定量的血培养阳性，PORT 留置处血标本和外周血标本培养出相同微生物（包括种属及抗生素敏感性）。b. PORT 留置处血标本和外周血标本血培养菌落数≥ 5∶1。c. 有血培养阳性时间差。d. PORT 留置处脓液培养菌与外周血培养菌一致。若不能满足以上条件，在排除存在其他感染病灶的前提下，以下情况可作为临床诊断依据：导管培养阳性，临床表现为脓毒血症，且拔出导管 48 小时内症状减轻；导管培养阴性，有至少 2 次血培养阳性，且为皮肤共生菌。

处理原则：根据局部炎症反应程度酌情处理。轻度、局部感染可使用碘酒、酒精消毒，更换敷料。怀疑为 PORT 引起的全身感染，需拔出导管并对其尖端做细菌培养，同时，应监测外周血与导管细菌培养结果，观察生命体征，考虑全身应用抗生素。警惕是否合并感染性心内膜炎。

C. 导管相关性血栓　导管相关性血栓（catheter related thrombosis，CRT）是指导管外壁或导管内通路中血凝块形成，发生率为 2%～26%。要避免 CRT 的发生，重在预防。应选择合适的血管和适宜型号的导管，防止因导管管径过粗造成局部血流速度减慢，或作为异物刺激导致静脉炎；应注意置入导管的头端位置，推荐上腔静脉近右心房处，距离心包投影 2cm 为宜，此处血流流速快，可以对导管头端起到冲刷作用。

血栓形成与多种因素相关：a. 血管内膜损伤：穿刺时损伤血管内膜，尤其是重复静脉穿刺时。b. 血流量减少及流速减慢：留置导管后静脉血流减慢促进血栓形成。c. 高凝状态：常见于老年、肿瘤患者。d. 长期卧床。e. 某些抗肿瘤药物也会增加血栓风险。f. 导管材质。

CRT 表现为输液速度降低，导管回抽无血。PORT 植入侧肩部、颈部可出现疼痛，上肢可出现肿胀、疼痛、皮肤颜色改变和肢端麻木，部分患者可出现发热症状。若出现不能解释的呼吸困难或心动过速，须警惕肺栓塞的可能。血管超声、静脉造影、肺 CT 血管造影等检查有助于诊断，其中，静脉造影是诊断的"金标准"。多普勒血管超声检查对临床怀疑 CRT 的诊断准确率为 82%～95%，也是诊断 CRT 的首选方法之一。

对已明确诊断为 CRT 的患者首选抗凝、溶栓治疗。对有抗凝禁忌证的患者，须考虑拔除导管。不常规推荐 PORT 植入患者行预防性抗凝。

D. 导管断裂或破裂　导管断裂或破裂往往是 PORT 临床应用过程的严重并发症，发生率为 0.1% ~ 2.1%。留置时间 > 40 个月，对存在移除难度的 PORT，移除导管时导管破裂的可能性更大。

导管位置不佳常造成导管断裂，最常见于"夹闭综合征"（pinch-off syndrome），主要是由于导管经皮锁骨下静脉穿刺置管，进入第 1 肋骨和锁骨之间的狭小间隙时，受第 1 肋骨和锁骨挤压而产生狭窄或夹闭而影响输液，持续夹闭最终可致导管破损或断裂。夹闭综合征发生率约为 1%，但其导致的导管断裂的发生率约为 40%。其他危险因素还有：频繁大幅度活动手臂和肩部的过程中压力和角度改变、炎症或血肿、注射座与导管接口处的位置不当、快速输液的压力、不适当的导管护理。导管断裂部位包括：PORT- 导管连接部位、皮下隧道部位、导管插入静脉部位、静脉内部分。静脉内导管断裂患者的断裂导管会沿血流迁移至上腔静脉、右心房、右心室、下腔静脉，少数进入肺动脉。X 线胸片或 CT 检查可以明确导管断裂部位。

血管外导管部分发生导管断裂的典型临床表现是输液后液体外渗，特别是断裂部位邻近浅表皮下区域时，表现为局部肿胀和波动感、皮肤红斑、局部疼痛和压痛，并出现淤斑或血肿。若未及时发现，还会导致蜂窝织炎和皮肤坏死等严重并发症。静脉内导管断裂患者，还可出现感染肺脓肿、心律失常、上腔静脉压迫综合征、右心房穿孔，甚至猝死。大部分断裂的导管紧贴血管壁，从而使患者无任何临床不适表现，常在 X 线或 CT 检查时被意外发现。

PORT 置管患者出现回抽无血或输液阻力增加，须警惕导管断裂可能，必要时需行影像学检查确认导管位置和连通情况。一旦发生导管断裂，不论有无临床症状，必须谨慎地完全移除 PORT，并通过介入等手段取出断裂导管，以防出现更严重的并发症。

E. 导管异位 又称导管移位，发生率为 0.2% ~ 1.7%。包括导管断裂导致导管末端移位及导管末端进入非上腔静脉的其他血管，如颈内静脉或锁骨下静脉。

导管末端进入非上腔静脉的其他血管主要是由于导管过短，导管末端在锁骨下静脉或上腔静脉上 1/3 处时，导管尖端移位的风险增加。手臂和肩部运动，咳嗽或呕吐引起的胸内压增加，充血性心力衰竭和强力的冲洗均可引起导管移位。移位导管可出现扭结、螺旋、环绕和卷曲。

大多数导管异位患者无症状，可表现为输注药物后注射座周围疼痛或药物推注不畅。其他常见症状有咳嗽、心悸，或注射座周围区域由于输液外渗引起肿胀。异位至颈内静脉的导管尖端可导致颈部、耳周或肩区疼痛或感觉异常。当冲洗导管时，患者可能会闻及怪声。对异位导管必须采用介入技术处理，以避免血栓栓塞。通过 X 线胸片检查识别导管，可以进行早期干预。

F. 导管阻塞　导管阻塞是常见并发症。发生率约为 0.8% ～ 9.0%。常出现回抽无血或推注阻力大，不能输液。原因包括：注射座或蝶翼针移位；导管扭曲或打折；药物沉积于导管内；纤维蛋白鞘形成；血栓形成。

患者多无不适主诉。一旦发现血液回抽困难，应行 X 线胸片检查或导管造影以明确导管情况。持续性导管阻塞多由血块、CRT、肠外营养液中的沉淀物、药物、注射座释放的颗粒物质阻塞管腔所致。表现为血液回抽、液体输注均受阻。在明确原因的情况下可采取以下措施：a. 确认专用蝶翼针是否插至注射座侧壁上，是否插入过深或过浅，如回抽无血应旋转针头方向或重新插入。b. 活动患者上肢或更换体位，因为导管末端有可能贴于血管壁。c. 将 3 ～ 5 ml 肝素盐水注入注射座内，保留 1 小时后用 20 mL 注射器回抽；若仍不成功，则使用纤维蛋白溶解药物（如尿激酶 5000kU/L，3 ～ 5mL 封管，20 分钟抽回血）。d. 药物沉积导致的导管阻塞，特别是因输注两种不相容药物形成的沉淀物导致导管阻塞时，可根据药物的酸碱度选择弱盐酸或碳酸氢钠进行中和；若为脂肪乳剂导致的导管阻塞，可使用 75% 乙醇清除；如仍回抽无血，不应强行冲洗，因为压力过大可能导致导管断裂。以上方法都不能奏效时，须取出 PORT。

G. 药物外渗　指药物自 PORT 渗漏至周围组织，发生率为 0.3% ～ 4.7%。可能为导管原因或注射座原因。导管原因包括：a. 纤维蛋白鞘形成了包裹导管，输注液体时，液体经由鞘腔反流至静脉穿刺点处。b. 导管破裂或断裂。注射座原因包括：a. 专用蝶形针穿刺不到位。针头一侧贴着注射座的液态硅胶，另一侧贴在注射座边缘，导致专用针的针头不能被完全包裹在注射座硅胶里，从而发生液体外渗。b. 注射座穿刺隔受损，多发生于较频繁地使用 PORT 的患者，专用针穿刺间隔较短。c. 专用针两侧翼与注射座中间留有空隙，穿刺针松动，由于患者手臂、肩关节的活动及港座周围肌肉的收缩，使穿刺针在注射座穿刺隔中出现轻微摆动，从而导致针头松动。

输液时发现液体渗漏或囊袋肿胀，甚至在拔针后液体从针孔外渗，一般可明确诊断，必要时需行导管造影明确渗液点。一旦发现药物外渗，应立即停止输液并回抽药物，尽量减少局部药物浓度，减轻药物对局部组织的刺激和侵蚀，为下一步治疗争取时间。对于局部疼痛的患者可予局部封闭治疗，用生理盐水 5ml+ 地塞米松 10mg+2% 利多卡因 10ml 在超出外渗部位 0.5 ~ 1.0cm 处进行局部软组织注射，每日 1 次，连续 3 天。还可局部外用糖皮质激素减轻炎症扩散，促进组织修复。也可用 50% 硫酸镁或 95% 的酒精持续湿敷，配合理疗，减轻红肿等局部症状。后期如果局部组织完全坏死又难以自愈，一般须切除坏死组织，再行植皮整形手术。

（4）日常维护

使用过程中加强护理和观察。注射座穿刺应由接受过培训的护士实施，穿刺应使用专用针，且严格遵守无菌操作。输注药物前注意观察回抽是否顺畅，输注是否有阻力，怀疑导管阻塞时须行相应检查。对非耐高压 PORT 要避免高压输注。输液结束后用 20mL 生理盐水脉冲式冲洗 PORT，因冲洗产生的湍流可以将附于导管壁上的血液或药物冲刷干净。规范冲洗、封管是预防导管阻塞的关键，使用 100 kU/L 肝素盐水 3 ~ 5 mL 封管可有效预防纤维蛋白鞘形成，当注射器内所剩液体为 0.5 ~ 1.0mL 时，宜边推边撤离注射器，以达到正压封管的目的。

每日使用 PORT 的患者，建议每周更换穿刺针 1 次；精确浓度的肝素冲洗、封管可预防血栓形成。对于高凝状态的患者，可考虑预防性抗凝；不使用时推荐每 1 个月冲洗、封管 1 次；平时注意保持注射座处皮肤清洁，可用肥皂水清洁皮肤后用酒精消毒。

应告知患者避免肢体过度活动，因肌肉挤压血管可能导致机械性静脉炎；推荐定期行 X 线胸片检查，定位 PORT 位置并确认有无导管断裂。不再使用的 PORT 应及时取出。

138. 手术操作指南

实施 PORT 植入手术的医师应有资质要求，操作医生须经过培训。手术前应预评估穿刺部位情况，确认无手术禁忌证并签署知情同意书。推荐经皮颈内静脉及锁骨下静脉穿刺置管，亦可选择贵要静脉、股静脉等。推荐选择 B 超引导下穿刺或术前超声定位。目前，临床常见装置有普通型、防反流型和耐高压型，可根据患者实际需要进行选择。

操作前应检查 PORT、穿刺针、穿刺鞘等设备，确保安全无误，导管和注射座用肝素盐水（250kU/100L）冲洗并排空空气。

（1）经皮颈内静脉穿刺置管

经皮颈内静脉穿刺，根据操作者的熟练程度可选择前、中、后入路（图 12）。

1）中入路穿刺方法

①体位及操作准备　平卧位，肩部垫高，头后仰使颈部充分伸展，面部略转向对侧。确定由胸锁乳突肌胸骨头、锁骨头及锁骨内 1/3 构成的三角，以三角顶点作为穿刺点。用标记笔标明穿刺点和注射座安放区域。消毒，铺无菌巾。

②试穿　1% 利多卡因局部麻醉；5 mL 注射器试穿，进针方向与胸锁乳突肌锁骨头内侧缘平行，针尖指向同侧乳头；针身与皮肤呈 45°～ 60°角，刺入皮肤后回抽并以负压前行；一般刺入 1.0 ～ 1.5cm 可见回血，辨识回抽为静脉血并确认穿刺方向及进针深度。

③静脉穿刺　更换穿刺针，沿原路进针，见回血后推进 0.1 ～ 0.2cm；置入导丝约 10 ～ 15cm，撤出穿刺针，术中 X 线透视显示引导丝进入上腔静脉。注意不要进入过深，以防发生心律失常。

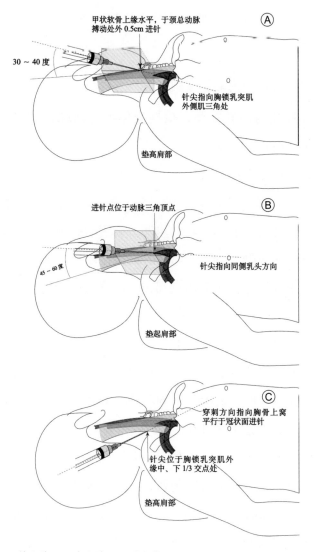

甲状软骨上缘水平，于颈总动脉
搏动处外 0.5cm 进针

(A)

30～40 度

针尖指向胸锁乳突肌
外侧肌三角处

垫高肩部

进针点位于动脉三角顶点

(B)

45～60 度

针尖指向同侧乳头方向

垫起肩部

(C)

穿刺方向指向胸骨上窝
平行于冠状面进针

针尖位于胸锁乳突肌外
缘中、下 1/3 交点处

垫高肩部

A. 前入路；B. 中入路；C. 后入路

图 12 经皮颈内静脉穿刺置管入路（彩图见彩插 3）

④置入穿刺鞘　扩大穿刺点周围约 0.5cm 长切口，以辅助手固定穿刺点皮肤，沿导丝置入插管鞘（包含穿刺鞘和内芯），注意向前旋转推送穿刺鞘和内芯防止穿刺鞘损伤血管。

⑤置入导管　松开穿刺鞘和内芯之间的连接接口，撤出内芯，以拇指堵住穿刺鞘开口，嘱患者摒住呼吸；沿穿刺鞘送入导管至预定长度，确定回抽静脉血通畅，术中 X 线透视显示导管头端位于上腔静脉近右心房处，距离心包投影 2cm 左右处；拔出穿刺鞘；撤出导丝。

⑥确定囊袋　锁骨下方中外 1/3 处行局部麻醉，切开皮肤、皮下组织，距皮肤表面 0.5 ～ 2.0cm 处向下钝性分离脂肪纤维组织，形成囊袋。注意：切口和囊袋大小依照 PORT 型号而定，囊袋不宜过浅，注射座植入在切口下方 1cm 为宜。

⑦建立皮下隧道　自穿刺点平行向外延长 1cm 切口至皮下，隧道针自囊袋至穿刺点切口最外侧点连通皮下隧道，将导管套入隧道针头并沿隧道将导管牵引至囊袋切口，注意导管弧度，避免形成锐角或急弯影响导管通畅。

⑧连接导管和注射座　导管锁套入导管，注意导管锁放射显影标记应在远离注射座的一端；按照确定的导管长度，垂直导管 90° 修剪导管，保证断缘平滑，避免剪出斜

面和毛刺；用手将导管推送至略过导管接口的突起部位，再将导管锁推进至底端，此过程注意保持导管腔和汪射座接口对接时成一条直线。

⑨安放注射座 安放注射座于囊袋内，再次调整颈部及皮下隧道内导管的走行和弧度。无损伤针试穿注射座，回抽血液确认港路通畅，用 10mL 以上肝素盐水进行脉冲式冲洗，查看注射座与导管连接处有无渗漏。缝合固定注射座和周围组织。缝合囊袋切口及颈部切口，用无菌敷料包扎。

如术中无 X 线透视设备，须在术后拍摄 X 线胸片了解导管头端位置。

2）前入路穿刺方法

于胸锁乳突肌前缘中点，甲状软骨上缘水平，触摸到颈总动脉搏动并推向内侧，离颈总动脉搏动外缘 0.5cm 处进针，针身与皮面呈 30°～40°角，针尖指向胸锁乳突肌三角处，其余步骤同中入路穿刺。

3）后入路穿刺方法

在胸锁乳突肌的外缘中、下 1/3 交点处进针，针身保持水平位，针尖指向胸骨柄上窝。其余步骤同中入路穿刺。

（2）经皮锁骨下静脉穿刺置管

经皮锁骨下静脉穿刺置管可采用锁骨上或下入路（图 13）。

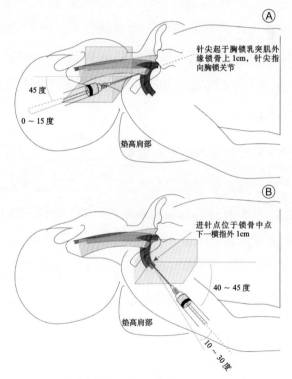

A. 锁骨上入路；B. 锁骨下入路。

图 13　经皮锁骨下静脉穿刺置管入路（彩图见彩插 4）

①锁骨上入路穿刺方法　在胸锁乳突肌锁骨头外侧缘，锁骨上方约 1.0cm 处进针，针身与矢状面及锁骨各呈

45°角，在冠状面呈水平或稍向前略偏 15°角，针尖指向胸锁关节，一般进针 1.5 ～ 2.0 cm 即可进入锁骨下静脉。

②锁骨下入路穿刺方法　锁骨中点下缘下方一横指偏外 1cm 处为穿刺点，进针时针尖先抵向锁骨，然后回撤，再抬高针尾，紧贴近锁骨下缘负压进针。一般进针 4cm 左右可见回血，见到暗红色静脉血回流后，再轻轻推进 0.1 ～ 0.2cm，使针尖斜面向下。其余步骤同上述经皮颈内静脉穿刺置管。

（3）经皮贵要静脉穿刺置管

贵要静脉在锁骨下方汇入腋静脉，进入腋静脉处有较大角度，可能有分支与颈静脉相连，偶有导管反折进入颈静脉的情况，需要注意。

①体位　患者平卧，手臂外展与躯干成 90°角，测量导管尖端所在位置；上臂港由于植入长度更长，植入前应测量拟定导管植入长度，导管植入长度（cm）＝ 拟定穿刺点至同侧肩峰距离（cm）＋ 肩峰至胸锁关节距离（cm）＋ 胸锁关节至同侧胸骨旁第 2、第 3 肋间距离（cm）。

②穿刺点位置　推荐选择超声血管定位。由于囊袋多置于穿刺点下方，推荐在肘上两横指以上选择穿刺点，避免位置过低影响肘关节活动。

③穿刺置管流程　测量上臂臂围基础值。消毒铺单，上臂扎止血带，局部浸润麻醉，穿刺针回抽血液，放低穿刺角度并松开止血带。自穿刺针处置入导丝。切开皮肤及皮下组织，沿导丝置入扩皮器，抽出导丝，置入导管。当导管进至肩部时，嘱患者头转向穿刺侧，下颌靠肩以防导管误入颈内静脉。置管成功后皮下做囊袋并连接导管。

（4）注意事项

①避免在同一部位反复穿刺。穿刺过程中，若需改变穿刺方向，须将针尖退至皮下，以免损伤血管。②误穿动脉后应给予较长时间的压迫止血。③使用 PORT 套件前需用肝素盐水预冲洗，排空空气；揉搓导管头端三向瓣膜开口处，以保证瓣膜功能开启；穿刺成功后应缓慢推注肝素盐水或生理盐水，以免血液在导管内凝固，阻塞管腔。④缝合囊袋切口时应避免让注射座位于切口正后方。

（5）日常维护

①非手术期间　在非治疗期间应每4周进行1次维护。操作的医护人员应具有相应资质。

②患者准备　应携带 PORT 患者维护手册。

③操作流程　评估患者 PORT 处皮肤情况；患者采取平卧位，暴露 PORT 处皮肤，头偏向对侧；消毒铺无菌

单。20mL 空注射器抽取生理盐水 15mL，连接蝶翼针预冲生理盐水并排气，非主力手拇指、食指及中指固定注射座，主力手持蝶翼针柄，针头从中点垂直刺入，有落空感时停止，避免因穿刺力度过大致针尖弯曲，抽吸回血 2～3mL，证实蝶翼针位于注射座内，夹闭蝶翼针延长管处拇指夹，取下注射器，再将另一支注射器连接蝶翼针，脉冲式注入生理盐水 20mL。再次更换注射器，用 5mL 肝素盐水封管，最后 1mL 边推边夹闭蝶翼针延长管处拇指夹，用非主力手拇指、食指固定注射座皮肤，主力手稍用力将蝶翼针垂直拔出，小纱布按压穿刺点 3～5 分钟；撤去孔巾，手术敷贴遮盖；48～72 小时后去除敷料。将 PORT 使用情况分别记录于患者维护手册及临床处置观察记录表内，记录内容包括穿刺时间、有无回抽血、局部皮肤情况等，并签名。

（6）PORT 的取出

①适应证　a. 结束治疗或不适宜继续保留 PORT 的患者。b. 出现 PORT 周围感染，可考虑在感染得到控制后再行手术。

②操作流程　术前查看局部皮肤有无感染情况、注射座和导管走形是否异常。

患者取平卧位，局部消毒铺无菌巾，1% 利多卡因局部浸润麻醉，梭形切除原手术瘢痕，暴露 PORT 注射座、导管锁及部分导管；切开包裹注射座的纤维包膜组织，向周围分离，使其完全暴露并游离注射座，将导管缓慢自静脉及皮下隧道中取出，最后一并移除整套 PORT 装置；也可先切开导管锁及导管周围的纤维包膜组织，将导管自静脉及皮下隧道内取出，再游离并取出注射座。

PORT 取出后，查看装置是否完整，皮下隧道开口处 "8" 字缝合，静脉穿刺处压迫 5 分钟；清除注射座周围的纤维包膜组织，严密止血，缝合皮下组织和皮肤，用无菌敷料覆盖手术切口。

执笔：刘运江，屈翔，葛智成，马力

参加编写及讨论者（依姓氏汉语拼音为序）：曹中伟，陈德滇，崔树德，段学宁，范志民，傅佩芬，葛智成，黄建，蒋宏传，金锋，姜军，康骅，凌瑞，刘克，刘锦平，刘倩，刘运江，刘荫华，刘真真，罗永辉，马力，马榕，毛大华，欧江华，屈翔，任国胜，宋爱琳，宋东，宋尔卫，唐利立，田兴松，王殊，王水，王翔，王川，王建东，吴炅，吴克瑾，辛灵，余之刚，张瑾，张建国，张景华，赵毅，赵作伟，朱炜，邹强

早期乳腺癌染料法前哨淋巴结活检专家共识及技术操作指南

中华医学会外科学分会乳腺外科学组

腋淋巴结评价是乳腺癌临床病理学分期的重要指标之一。研究证实，前哨淋巴结活检与传统腋窝淋巴结清扫相比具有并发症少和创伤小的优势。NCCN 指南以 I 类证据推荐腋淋巴结阴性的早期乳腺癌患者优先选择 SLNB 作为腋淋巴结分期的标准方式。

SLNB 常用的示踪方法包括染料法、核素法、染料联合核素法及荧光示踪法。由于操作医生资质、示踪剂制备、需要专业仪器检测及费用等原因，在我国开展核素法及荧光法受到限制。染料法操作简单，经过学习培训后容易掌握，是目前国内应用最多的乳腺癌 SLNB 示踪方式。

为规范开展乳腺癌染料法 SLNB 技术，中华医学会外科学分会乳腺外科学组组织国内部分专家深入讨论，制定本共识及操作指南，旨在为国内乳腺外科医师临床工作提供参考借鉴。

139. 专家共识

自 1894 年 Halsted 开创乳腺癌根治性手术以来，ALND 已经成为准确评价乳腺癌患者腋窝淋巴结状态和获得 R0 切除的标准术式。但是，ALND 可能导致患者发生上肢水肿、皮肤感觉异常和肩关节功能障碍等并发症，影响生活质量。近年来，随着临床早期乳腺癌患者比例不断提高和综合治疗手段不断进步，乳腺癌患者的整体预后得到了显著改善。探索更合理的手术方式受到广泛关注。

前哨淋巴结是指最早接受肿瘤区域淋巴引流和发生肿瘤转移的 1 枚（或几枚）淋巴结。SLNB 技术首先被应用在阴茎癌和黑色素瘤外科治疗中。20 世纪 90 年代初，采用放射性核素示踪法及异硫蓝染料法进行乳腺癌 SLNB 获得成功。随后的前瞻性研究证实，ALND 不能改变腋淋巴结阴性乳腺癌患者的生存时间。同时，SLNB 具有创伤小、上肢水肿等并发症发生率显著降低的优势。而且，该项技术能够更准确地进行乳腺癌腋淋巴结分期评价。目前，国内外指南和共识一致认为，SLN阴性的早期乳腺癌患者可以免除ALND，SLNB已成为腋淋巴结阴性早期乳腺癌患者腋淋巴结评估的优选术式。

（1）早期乳腺癌SLNB的医生培训

染料法SLNB不需要特殊的仪器和手术条件。临床外科医师在独立完成染料法SLNB前需要经过相应的学习曲线训练，以提高成功率和降低假阴性率。

（2）早期乳腺癌SLNB的适应证

①临床检查腋淋巴结阴性的早期乳腺癌患者。②病理学诊断无法排除伴有浸润癌的导管内癌。

（3）早期乳腺癌SLNB的禁忌证

①炎性乳腺癌。②穿刺活检证实腋淋巴结转移。③染料过敏。④妊娠期。

（4）常用淋巴示踪染料

① SLNB染料选择　人类毛细血管内皮细胞间隙仅为30～50nm，排列相对紧密，而毛细淋巴管内皮细胞排列间隙较大，为100～500nm。因此，SLNB染料示踪剂直

径过小不仅会同时进入毛细血管和血循环，而且容易在淋巴管和淋巴结扩散而影响 SLNB 准确性。

常用于 SLNB 的染料包括专利蓝、异硫蓝、亚甲蓝和纳米炭，前两者的临床应用尚未在我国获得批准。目前，我国临床常用的 SLNB 示踪剂为亚甲蓝及纳米炭。

②亚甲蓝　是一种芳香杂环化合物。其化学名称为3，7-双（二甲氨基）吩噻嗪 -5- 翁氯化物，分子质量为373.90u。又称亚甲基蓝、次甲基蓝、次甲蓝、美蓝、品蓝，常用于化学指示剂、染料、生物染色剂和药物使用，经静脉注射后基本不经过代谢即随尿排出。亚甲蓝注射液为亚甲蓝的灭菌水溶液，需遮光、密闭保存。

《中华人民共和国药典》规定，亚甲蓝用于皮内和静脉注射，不能用于皮下、肌肉或鞘内注射，前者可引起组织坏死，后者可造成患者瘫痪。同时，文献报道亚甲蓝可能导致过敏及胎儿畸形，妊娠期乳腺癌患者是否可以使用存在争议，另有个案报道使用亚甲蓝引起了血清素综合征（serotonin syndrome）。

③纳米炭　该染料颗粒平均直径为 150nm，具有高度淋巴系统趋向性，不易进入毛细血管，在国外已被用于乳腺癌 SLNB。目前，国内批准使用的纳米炭混悬注射液（carbon nanoparticles suspension injection）由纳米炭、

聚乙烯吡咯烷酮和生理盐水制备而成，有 1mL ： 50mg 及 0.5mL ： 25mg 两种规格，其理化特性稳定，可以在常温下长时间保存，禁止冷冻保存。由于纳米炭不易进入毛细血管，尚未见到相关不良反应的报道。目前，纳米炭已在国内肿瘤临床得到应用。纳米炭可用于皮内或皮下注射，由于组织液与淋巴液之间的压力差和巨噬细胞吞噬作用，其可迅速、特异性地进入淋巴管，并转运至淋巴结中聚集，从而使淋巴结呈现肉眼可识别的黑色，便于 SLN 检出。纳米炭不进入毛细血管，在 SLN 停留时间长，淋巴示踪剂污染其他淋巴结可能性小。

（5）早期乳腺癌 SLNB 评价及处理原则

①推荐对 SLN 行术中冰冻病理学检查。② SLN 数量应＜ 6 枚。③早期乳腺癌 SLNB 阴性及微转移可以避免行 ALND。④如 SLNB 检出失败，须根据病情接受 ALND。⑤ SLN 宏转移的患者，且同时满足以下全部标准可以避免 ALND，否则应接受 ALND。标准包括：T_1 或 T_2；SLN 宏转移 1 ～ 2 枚；行保乳手术；计划行全乳放疗；未行新辅助化疗。

140. 手术操作指南

（1）术前准备

①确认患者无手术禁忌证，腋窝备皮。②签署知情同意书。

（2）体位选择

推荐平卧位，患侧上肢外展90°并外旋置于手术床托手板或平桌上，充分暴露腋窝区域。

（3）操作过程

①常规消毒铺无菌单。②麻醉：单纯SLNB手术可酌情采用局部浸润麻醉或全身麻醉。③染料注射：推荐在乳晕外上选取1～3个点注射，推荐使用1mL注射器，总量约0.1～0.3 mL。根据选择的染料，选择皮内或皮下注射，适当按压5～10分钟后开始手术。④切口选择：切口位置对于准确寻找染色SLN至关重要，推荐在腋毛下界，胸大肌外缘和背阔肌前缘连线作皮肤切口，长度3～4cm。切开皮肤及皮下组织即可见到染色的一条或多条淋巴管，循染色淋巴管找到染色淋巴结。乳房全切除手术也可以在完成乳房上皮瓣游离后，沿皮下染色淋巴管解剖至腋窝后完

成 SLNB。⑤手术要点：浅表淋巴管位于真皮层深方，向腋窝方向回流进入浅筋膜深层，最终经胸喙锁筋膜深层汇入腋窝淋巴结。因此，切口位置选择靠近胸壁时，切开皮肤及皮下脂肪后即可见到染色淋巴管，但是，需要沿染色淋巴管解剖更长路径才能找到 SLN；相反，切口位置偏向上臂时，该切口可能已经超过 SLN 所在水平而找不到染色淋巴管，此时，向胸壁方向解剖即可发现染色的淋巴管。或者需要切开浅筋膜深层，直接寻找深层的染色淋巴管甚至只能找到染色的淋巴结。自乳晕染料注射部位至腋窝，可以发现 1 条或多条染色淋巴管，1 条或多条被染色的淋巴管可以共同染色 1 枚 SLN 或分别染色几枚 SLN。找到染色 SLN 后应连同周围少量脂肪组织完整切除送检。寻找染色淋巴管及 SLN 的过程中应尽量避免切断淋巴管以防染料污染术野，对保乳手术患者，结扎淋巴管断缘可以减少淋巴漏的发生。⑥ SLN 确认：被染色的 1 枚或数枚淋巴结即为 SLN。多条淋巴管染色时须注意各自首先到达的染色淋巴结。⑦手术引流：单纯 SLNB 术后间断缝合关闭术野后无须留置引流。

（4）并发症

①出血　SLNB 手术切口较小，对于腋窝脂肪丰满或

伴副乳房的患者，手术区域视野不佳，手术医师经验不足或对局部解剖不熟悉均可能误伤血管导致出血，影响 SLN 检出。因此，针对手术操作困难的患者应酌情扩大切口，充分暴露手术区域，并注意逐层精细解剖和严格止血。

②伤口血肿　淋巴管及淋巴结走行是脉管系统的一部分，应注意 SLN 供应血管的严格止血。如果淋巴结供应血管处理不当，可能发生术后出血并形成血肿。

③血清肿　SLNB 时结扎切断的淋巴管，关闭胸喙锁筋膜及浅筋膜有助于避免术后乳房淋巴液回流在切口深方形成血清肿。

④上肢水肿　SLNB 也可能导致上肢水肿，术中应避免不必要的组织损伤和切除。

141. 乳腺癌 SLNB 病理学检查规范

（1）乳腺癌 SLN 病理学诊断

①术中 SLN 病理学诊断　推荐采用术中冰冻组织切片进行 SLN 病理学检查。细胞学印片操作简易，特异度高，但敏感度低。冰冻组织切片可准确测量转移灶大小，并观察是否存在结外侵犯。术中 SLN 病理学检查也存在局限性，文献报道术中冰冻组织切片 SLN 病理学诊断假阴性率

约为 10% ~ 20%。标本规范取材对于控制假阴性率至关重要，对冰冻切片剩余组织应再行石蜡包埋制片检查。

②术后 SLN 病理学诊断　常规石蜡包埋 HE 切片组织学检查是 SLN 诊断的金标准，不能采用分子学诊断加以替代，尤其应注意保证标本量充足。所有肉眼宏转移必须经组织学检查确定，不推荐常规采用免疫组织化学技术筛查 SLN 微转移和孤立性肿瘤细胞簇（isolated tumor cellclusters，ITCs）。

（2）术中 SLN 大体标本检查及取材

① 肉眼阳性 SLN 大体标本检查及取材　对肉眼可识别转移病灶的淋巴结标本，应测量淋巴结大小和转移灶大小。沿最大面平行切片，取材至少有 1 块包含最大转移灶的组织，尽量包含结外浸润部分。

②肉眼阴性 SLN 大体标本检查及取材　因 SLN 宏转移对预后至关重要，应尽可能检出所有宏转移。对每枚淋巴结沿最大面平行切片，每片厚度应≤ 2mm（避免漏检宏转移），并全部进行组织学检查。每片至少制备 1 张满意的 HE 染色切片。规范取材组织片≤ 2mm 时，不推荐进行多水平切片。

（3）SLN 评估标准

① SLN 检出数目　临床送检的全部 SLN 均应行组织病理学检查，SLN 数量平均为 1～3 枚，推荐送检 SLN 总数 < 6 枚， > 6 枚不能使用 SLN 脚注"sn"。

② SLN 状态评估　宏转移、微转移、ITCs。宏转移及微转移定义为 SLN 阳性；ITCs 及无转移情况定义为 SLN 阴性。

A. SLN 阳性　包括宏转移定义：肿瘤沉积灶（tumor deposit）最大径 > 2.0mm，分期 pN1 及以上。微转移定义：肿瘤沉积灶最大径 > 0.2mm，但 ≤ 2.0mm；或 1 个淋巴结切面上的肿瘤细胞多于 200 个。不论累及几枚淋巴结，若均为微转移时，分期均为 pN1mi。

B. SLN 阴性　ITCs：指肿瘤细胞散在单个或最大径 ≤ 0.2mm 小簇状分布时，1 个淋巴结切面上 ≤ 200 个肿瘤细胞的情况，常无恶性活性证据（如无增殖性或间质反应），分期为 pN0（i+）。无转移（no metastasis）：切片中未找到肿瘤细胞。

执笔者：郭宝良，李挺，刘荫华，叶京明，张虹，张建国

参加编写及讨论人员（按姓氏汉语拼音排序）：曹中

伟，陈德滇，段学宁，范志民，傅佩芬，郭宝良，黄建，姜军，蒋宏传，金锋，康骅，亨挺，凌瑞，刘锦平，刘克，刘荫华，刘运江，刘真真，罗永辉，马榕，毛大华，欧江华，屈翔，任国胜，宋爱琳，宋尔卫，唐利立，田兴松，王川，王建东，王殊，王水，王翔，吴炅，吴克瑾，叶京明，余之刚，张虹，张建国，张瑾，张景华，赵毅，赵作伟，朱玮，邹强

腔镜手术在乳腺癌外科的应用与前景

乳腺癌外科治疗理念转变过程就是"从最大可耐受创伤的治疗,过渡到最小创伤的有效治疗"。随着时代的发展、观念的更新,越来越多的患者希望减少和美化乳房表面的手术瘢痕,甚至提出进行"无痕化"治疗的要求。乳腺癌外科治疗中腔镜技术的应用在很大程度上体现出了这一特征。本文将结合乳腺癌腔镜手术技术特点,就腔镜手术在乳腺癌外科的应用与前景进行探讨。

142. 乳腺癌腔镜手术技术特点及安全

由于乳腺腔镜技术在外科治疗中的应用在包括手术入路、技术路径、术野视角等方面颠覆了传统治疗理念,腔镜手术能否用于乳腺癌治疗，引发了乳腺外科同行在可行性和安全性方面的广泛讨论。

（1）乳腺癌腔镜手术可行性

①利用腔镜延展性。腔镜手术器械较开放手术器械更长，可通过远离乳房表面甚至隐藏在腋窝的短小切口或戳孔，完成远处病变的手术操作。②利用腔镜放大性。通过腔镜放大 4 ～ 7 倍的特性，使肋间臂神经、蓝染的前哨淋巴结等组织结构，更加清晰和形象，从而防止损伤重要结构、便于切除病变部位。③利用腔镜解构性。众所周知，膜解剖是手术的基础。通过吸脂步骤，外科医生可以在切除等操作前，获得各层膜结构的提前"分层"，从而在完整而清晰的膜结构之间，进行分离等操作，从解剖的角度做到真正的"精准"分离、减少出血和对正常结构的破坏。

（2）乳腺癌腔镜手术的安全性

对腔镜乳房皮下腺体切除术的溶脂过程中，是否存在潜在癌细胞脱落转移之嫌，曾存在争议和讨论。解决和避免此问题的决定性因素是严格掌握手术适应证，即腔镜乳房皮下腺体切除术仅适合早期乳腺癌的治疗，只有术前影像学检查提示病变未突出腺体层表面的乳腺癌，才有可能选择腔镜手术；而 T3 ～ T4 等局部晚期乳腺癌不适合腔镜手术。如此选择适应证的目的是避免溶脂和建腔过程中对肿瘤的触碰，与开放手术过程中减少对肿瘤的揉搓与挤压原理相同。笔者中心比较了行乳腺癌腔镜皮下腺体切除术与开放手术的结果，显示二者有同样可靠的安全性。

另一个有关安全性的争论焦点是腔镜腋窝淋巴结清扫是否会因溶脂操作而导致癌细胞种植转移、是否符合肿瘤整块切除的标准。文献通过随机对照临床研究证实，腔镜腋窝淋巴结清扫术的肿瘤学安全性等同于开放手术。此外，腔镜腋窝淋巴结清扫术的安全性同样可以通过严格控制适应证来做进一步保证。笔者团队对临床怀疑存在腋窝淋巴结转移，尤其是 cN2 的患者，予避免进行腔镜腋窝淋巴结清扫。通常临床检查无腋窝淋巴结转移，而进行腔镜前哨淋巴结活检并经冰冻病理学检查证实存在前哨淋巴结转移时，笔者才选择继续经由腔镜前哨淋巴结活检的戳孔完成腔镜腋窝淋巴结清扫。术后对溶脂液进行过滤、将滤过组织送病理学检查，可以进一步保证腋窝淋巴结分期的全面和准确。另外，腔镜腋窝淋巴结清扫范围与开放手术相同，但通过溶脂与吸脂，使得腋血管鞘、背阔肌外缘、胸背神经血管束、胸长神经甚至肋间臂神经的显露比开放手术更清晰，且与需要清扫的腋窝淋巴脂肪组织之间的界限更加分明，从而更容易进行彻底清扫、避免遗漏。同样

亦有研究证实，对于适合的病例，腔镜保乳手术的安全性
不劣于传统开放手术。

综上所述，对符合适应证的患者，可以安全地利用腔
镜技术，完成乳腺癌的手术。

143. 腔镜技术在乳腺癌手术中的应用

（1）腔镜保乳手术

笔者中心自 2014 年起开展单孔法腔镜保乳手术。选择
病变未突出腺体层表面的患者，术前以美蓝于病变环周注
射，以标记预切除范围。在腋窝选择一长度仅约 2.5cm 单
孔切口，用以置入腔镜手术器械和完成前哨淋巴结活检。
利用溶脂后充气法或悬吊法或两者联合的方法建立腔镜手
术所需腔隙。腔镜下完成病灶的局部扩大切除术，手术范
围与开放手术相同。使用腔镜下缝合技术，利用缺损周围
的腺体瓣转移，完成切除后的腺体缺损的整复。

腔镜保乳手术前注射美蓝，避免了术中为确定切除
范围、不停触摸和挤压癌肿造成肿瘤播散的顾虑，在镜下
沿蓝染的标记范围进行手术，可较为精准地切除病变，病
变在标本中很少呈现"偏心"的表现；利用一个隐藏在腋
窝的小切口，完成病变的局部扩大切除和腋窝淋巴结分期

两个手术，不仅缩短了手术切口长度，同时减少了切口数量，可以使患者在术后完全没有外露的手术瘢痕。

（2）腔镜前哨淋巴结活检与腔镜腋窝淋巴结清扫

同样有溶脂后充气法与非溶脂法两种建腔方法。其中以溶脂后充气法最为常用和易于掌握。

在溶脂和吸脂操作后，前哨淋巴结、深层腋窝淋巴脂肪组织、腋血管、胸背神经血管束、胸长神经、肋间臂神经等，均已清晰显露和逐一分开，故可很容易地进行分离和清扫的操作。

实际工作中，笔者较少单独使用这两项技术。而更多的是将腔镜前哨淋巴结活检、腔镜腋窝淋巴结清扫和腔镜乳房皮下腺体切除术结合使用。即利用同一个单孔或3个戳孔，完成腔镜前哨淋巴结活检和腔镜乳房皮下腺体切除术。对于出现前哨淋巴结转移的病例，同样利用上述单孔或戳孔，进一步轻松地完成腔镜腋窝淋巴结清扫。

（3）腔镜乳房皮下腺体切除术

腔镜乳房皮下腺体切除术可利用溶脂后充气法或悬吊法建腔。以最常用的溶脂后充气法为例，浅筋膜浅层的Cooper's韧带、锁骨下韧带、胸骨旁韧带和形成乳房下皱襞的三角集束韧带在腔镜下清晰可见，依次切断上述韧带即完成腺体完整切除。该手术方法完全是通过切断腺体周边的韧带来游离腺体，做到了解剖意义上的"精准切除"，既不会遗留腺体造成复发，也不会损伤皮瓣。对乳房体积较小的患者，单纯使用腔镜乳房皮下腺体切除术即可达到良好的外观。另外，由于皮瓣厚度均匀、真皮血管网损伤较少，术后乳头乳晕复合体坏死率也较低；最后，笔者发现利用腔镜进行乳房皮下腺体切除术，术后引流量很少、拔管时间很早（平均4～5天），术后极少发生血清肿等并发症。其原因可能有：①吸脂操作后的手术在已经分离显现的膜解剖之间进行、膜结构得以完整保留，使得组织渗出液减少。②吸脂操作后残腔内脂肪含量大幅减少、不易脂肪液化。这些预期之外的收获，减少了术后并发症的发生、促进了患者术后的快速康复过程。由于胸部正面的皮肤完整连续，弹性和延展性与术前相比没有改变，因此，术后患肢外展和抬举功能不受影响，提高了患者生活质量。

（4）腔镜乳房重建术

传统的乳房重建术需要在胸壁表面遗留一条巨大的手术瘢痕，这不仅影响了术后的美容效果，而且由于切口处于张力最大的位置，容易导致切口裂开和随后的假体外露。解决这一问题最安全的方法，是将切口转移至没有张力的侧方甚至腋窝。腔镜手术使这一设想成为现实。腔镜乳房重建术是利用腔镜乳房皮下腺体切除的技术，将乳房表面的切口转移到腋窝或体侧的方法。随后将自体或异体组织，置入形成的囊袋中。

①腔镜假体植入乳房重建术　利用腔镜乳房皮下腺体切除术的单孔或 3 个戳孔，在腔镜下游离胸大肌、胸小肌间隙。同样在腔镜下完成人工补片材料与胸大肌下缘和乳房下皱襞的缝合，从而形成完整包裹假体的囊袋。经单孔或适当扩大的戳孔，置入假体，完成假体植入乳房重建手术。术后假体表面是完整的乳房皮肤，而切口隐藏在假体外侧的腋窝或体侧，避免了假体对切口造成张力、减少了切口裂开和假体外露的机会（图 14）。

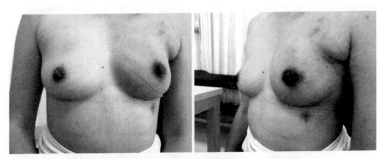

图 14　腔镜假体植入乳房重建术：切口隐藏在侧方，
不处于张力最大的假体表面（彩图见彩插 5）

②腔镜带蒂大网膜乳房重建术　在腔镜乳房皮下腺体

切除术后，对乳腺体积很小（＜120 ml）的患者，可以直接将腔镜获取的带蒂大网膜（保留胃网膜右血管作为血管蒂），经皮下隧道转移到乳房缺损的区域，作为自体组织完成乳房重建。

对多数乳房体积适中或偏大的患者，大网膜的体积常不足以填充起乳房缺损，这时大网膜组织主要应用于替代人工补片材料。人工补片材料除有昂贵的价格外，也有增加血清肿甚至发生假体取出并发症发生率的报道。腔镜带蒂大网膜乳房重建是将大网膜经皮下隧道转移至乳房缺损后，与胸大肌下缘缝合，替代人工补片材料形成囊袋，从而完成对假体的包裹和乳房重建的手术。由于大网膜有强大的吸收功能，术后不但不会提高血清肿的发生率，反而会降低术后引流量、缩短拔管时间并降低血清肿发生率；作为自体组织，大网膜也节省了人工补片材料的费用，并且不存在异体脱细胞真皮基质补片致敏引起的"异体脱细胞真皮基质综合征"等并发症。

③腔镜背阔肌肌瓣乳房重建术　最适合应用于不需要背部皮肤的背阔肌乳房重建术。在腔镜乳房皮下腺体切除术后，利用溶脂后充气法或悬吊法建立腔镜手术所需腔隙，利用腋窝的单孔切口，完成随后的背阔肌瓣的获取（图15）。随后，利用同一个切口，将背阔肌瓣经腋窝转移到乳

房的缺损处，完成背阔肌乳房重建术。

这种手术方式，不仅消除了背部手术切口瘢痕，并且由于背部没有皮肤的缺失和缝合后的张力，背部皮肤易于贴合在深层背部组织、不易产生腔隙，从而减少了背部供区血清肿的发生率。

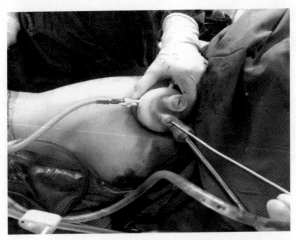

图 15　腔镜背阔肌肌瓣乳房重建术：利用腔镜乳房皮下腺体切除术的同一个腋窝切口，进行腔镜背阔肌获取（彩图见彩插 6）

144. 乳腺癌腔镜手术发展前景的思考

从改良根治术到保乳手术，从腋窝淋巴结清扫到前哨淋巴结活检，乳腺癌的手术一直在做减法。乳腺癌腔镜手术只是继续顺应这一趋势而已。相对此前的术式，乳腺癌腔镜手术几乎没有改变手术切除的范围或清扫的内容。腔镜技术赋予乳腺癌手术的减法，是切口数量与切口长度的减法，是肋间臂神经等组织损伤的减法，是血清肿、切口裂开、假体外露等并发症的减法，也是对患者术后康复时间和心理生理创伤的减法。

与其说乳腺癌腔镜手术是一种新的手术方式，不如说是一种新的手术入路与手术理念。这种全新的手术入路将切口缩短为一个单孔或几个小的戳孔，并将乳房表面的切口和腋窝切口合二为一，从而避免了视觉上的冲击与假体对切口的不良影响；这种手术理念强调在吸脂充气后显露潜在的天然间隙，在膜解剖的基础上利用腔镜进行分离与清扫，从而实现真正的精准切除。

保乳手术与前哨淋巴结活检逐步替代了改良根治术和腋窝淋巴结清扫，成为乳腺癌局部控制与腋窝淋巴结分期的首选术式，与此相比，乳腺癌腔镜手术并不会替代任何一种术式。相反，乳腺癌腔镜手术提供了新的手术入路与手术理念，将注定是现有术式非常有力的一个补充。

纵观乳腺癌手术的发展历史，始终呈波浪式前行、向更加微创发展。乳腺外科的微创治疗的定义，也逐渐由缩小生理创伤本身，向最小化心理创伤和最快速恢复家庭、社会功能的层面迈进。相信乳腺癌腔镜手术这一能使切口更为隐蔽、外观更为美观、功能保留更为充分的技术，将逐渐发展成为一项被更多乳腺外科医生掌握的手段，从而令医生和患者均获得更多选择。

（北京友谊医院　屈　翔　王子函　王劲夫　张忠涛）

可视化经皮穿刺乳腺病灶定位标记夹的临床应用

当下乳腺外科治疗已迈入精准化、个体化时代，在保证无瘤原则基础上，遵循最小有效原则，进一步减少患者伤害，是目前精准乳腺外科面临的重要挑战。随着影像学技术的进步，临床上触诊阴性的早期乳腺癌越来越多，如何定位和切除是临床难题。现多采用定位导丝联合美兰染色进行术前定位，但可能过度切除正常腺体而影响患者生活质量。影像学技术进步带来的另一重要困扰是同一病灶在不同影像学技术手段下具有不同的表现和分类，甚至仅在特定影像学手段下可见，如何标记此类乳腺病灶以利于后续随访及手术治疗也是目前乳腺外科领域的困境。此外，新辅助化疗后原发肿瘤灶或转移淋巴结在大小形态上产生了诸多改变甚至达到病理学完全缓解，一方面给术前的影像学评估及随访带来困难；另一方面也给术中的解剖和组织病理学评估切缘或精确切除转移淋巴结提出了挑战，需要更合适的乳腺标记技术在进行新辅助化疗前或后的病灶标记定位。

乳腺病灶定位标记夹（breast tissue marker clip），简称乳腺 Marker，是一类可经皮在乳腺靶病灶放置的含金属标记物，用于固定标记病灶位置。20 世纪 90 年代开始，已有学者开始研究经皮活体组织检查（活检）后使用金属标记物标记乳腺靶病灶，此后相关产品日益丰富，出现了可以在乳腺超声、乳腺 X 线摄影和乳腺 MRI 引导下进行病灶定位标记的乳腺 Marker，逐步应用于乳腺可疑病灶的随访，乳腺癌原发病灶的术前定位和转移淋巴结的定位与定向切除，也可用于动态观察新辅助化疗期间乳腺癌病灶和转移淋巴结变化。有研究认为，由于经皮穿刺活检后的局部改变很容易掩盖原发病灶，尤其不可触及肿块，因此，活检后的患者均有使用乳腺 Marker 的必要。目前在法国和加拿大部分地区，乳腺 X 线摄影引导下活检后放置乳腺 Marker 已成为标准做法，可为进一步随访或手术治疗提供参考。

为此，笔者复习相关文献，对乳腺 Marker 的历史沿革、产品分类和置入方法等进行归纳总结，对其在乳腺疾病诊疗中的临床适应证、安全性及价值进行探讨，并根据国内乳腺 Marker 的应用现状，结合笔者中心的使用经验，探索乳腺 Marker 进一步临床实践方法。

145. 乳腺 Marker 的基本介绍

（1）乳腺 Marker 的历史

1997 年，美国的 Burbank 和 Forcier 在《Radiology》杂志提出了一种放置在活检部位的金属 Marker，可通过一枚 11G 穿刺针经皮置入乳腺腺体组织中，以定位活检部位，并为后续的手术切除提供参考。此后，由于各种聚合包埋材料的 Marker 相继问世并在临床广泛应用，经皮置入的纯金属 Marker 因存在缺陷逐步被取代。

（2）乳腺 Marker 的产品分类

乳腺 Marker 按照制造材料的不同，目前可分两类：纯金属 Marker 和聚合物涂覆的 Marker。纯金属 Marker 是第一代乳腺 Marker，通常是由不锈钢或纯钛制成，在乳腺 X 线摄影、MRI 中可见，类似结扎血管夹，可通过空芯针释放。在此基础上，随后发展出了蒙特利尔改良型乳腺 Marker，以进一步降低成本。

聚合物涂覆的乳腺 Marker 是在金属 Marker 的基础上涂覆生物可吸收高分子材料，如胶原蛋白、聚乳酸、聚乙醇酸等。聚合物涂覆的乳腺 Marker 存在如下优势：①生物相容性聚合物可激活凝血因子的级联反应，起到止血及固定效果，减少后续标记夹移位可能性。②通过生物相容性涂覆材料减少金属伪影，提高影像学显像性。

不同乳腺 Marker 及其在不同影像学检查下的图像和形状见图 16。

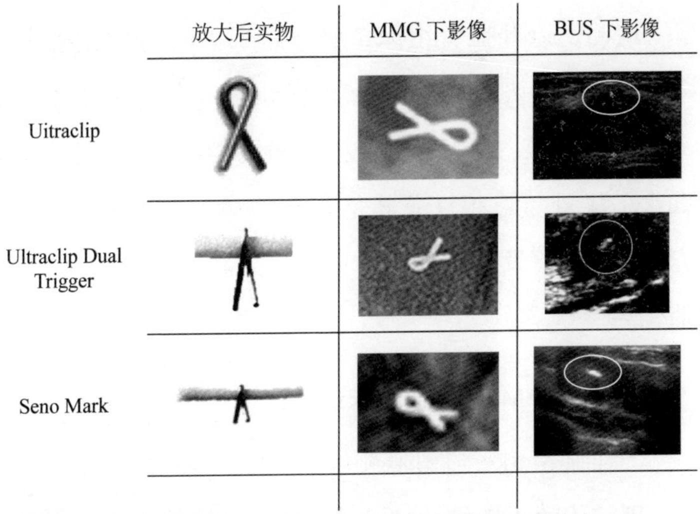

	放大后实物	MMG 下影像	BUS 下影像
Uitraclip			
Ultraclip Dual Trigger			
Seno Mark			

MMG：乳腺 X 线摄影成像；BUS：乳腺超声；圆圈处为乳腺 Marker。

图 16 乳腺 Marker 放大后形状及其在不同影像学检查下的图像

146. 乳腺 Marker 的临床应用

（1）乳腺 Marker 的置入方法

乳腺 Marker 的整个放置过程仅需几分钟，其常规操作方法如下：①常规消毒铺巾，局部利多卡因浸润麻醉。②可利用超声、X 线摄影、MRI 等影像学检查技术定位，目前认为超声引导较 X 线摄影可更精确地放置 Marker。③影像学技术直视下引导穿刺针至乳房靶部位，参照引导针上的刻度标记（以 1cm 为刻度），将引导针放置到目标部位近侧，避开血管组织。④通过引导针激发置入乳腺 Marker。⑤确认乳腺 Marker 在病灶内，应记录患者放置 Marker 的体位、Marker 距乳头的时针方向及距离、放置 Marker 数量与形状（尤其是存在多病灶病变时）。图 17 显示在乳腺原发灶和腋窝淋巴结置入乳腺 Marker 后的影像图像。

（2）乳腺 Marker 的临床适应证

①乳腺 Marker 在乳腺靶病灶定位中的应用

目前依赖于影像学技术的发展，乳房病变范围定位和描绘越来越精确，在此基础上，乳腺 Marker 可以精准置入、定位病灶，并最大限度地减少手术时不必要的乳腺组织或乳房切除。对于不可触及的病灶，乳腺 Marker 指导

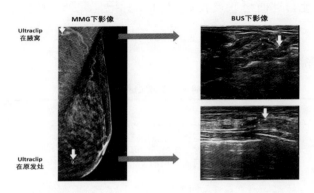

MMG：乳腺 X 线摄影；BUS：乳腺超声；箭头指示为乳腺 Marker。

图 17 在乳腺原发灶和腋窝淋巴结置入乳腺 Marker 后的影像图像

下的精准切除可降低手术切缘阳性率。根据《中国抗癌协会乳腺癌诊治指南与规范（2017 年版）》，对不能触及的病灶应在手术前行超声、X 线摄影或 MRI 定位，必要时应在活检部位放置乳腺 Marker。据文献报道，依靠 X 线摄影下导丝定位的切缘阴性率为 31% ~ 62%，而使用了乳腺 Marker 后，切缘阴性率可以提高到 90%。综合最新文献，采用乳腺 Marker 定位的适应证汇总见表 6。

A. 超声下定位 据报道，超声下定位放置乳腺 Marker 的放置精度较 X 线摄影下定向更高（平均靶距 1.1mm vs.5.0 ~ 10.0mm）。当病灶较小，或为囊性病变时，通过真空辅助活检系统超声引导下活检，病灶存在模糊甚至消失可能，此时可放置乳腺 Marker 标记。此外，怀疑活检后的局部变化或血肿掩盖靶病变，也可放置乳腺 Marker 以指示活检部位。

表6　活检时置入乳腺 Marker 的适应证

操作类型	适应证
X 线摄影引导下活检	①单次活检会完整切除病灶； ②存在多个活检部位需要区分； ③活检后需要 MRI 对靶病变进行有针对性的第 2 次评估
超声引导下活检	①＜5mm 的复杂囊性病变； ②单次活检会完整切除病灶； ③存在多个活检部位需要区分； ④活检后需要 MRI 对靶病变进行有针对性的第 2 次评估
MRI 引导下活检	对仅 MRI 上可见的病变，建议行 MRI 引导下乳腺 Marker 置入

B. X 线摄影下定位　当 X 线摄影引导下定向活检导致病变被完全切除时，特别是在仅一处微小钙化灶的情况下，应放置乳腺 Marker。此外，对于仅在一个方向投影上可见的腺体内病变，也可放置乳腺 Marker 作为标记。

C. MRI 下定位　对仅在 MRI 上可见的可疑病变，建议行 MRI 引导下的活检并放置乳腺 Marker，以确保在随后的 MRI、X 线摄影、超声随访中可见。此外，对 MRI 引导下放置乳腺 Marker 的区域，建议 X 线摄影以进一步定位，方便后续随访。

如活检前考虑病灶为恶性，且患者有保乳意愿时，放置乳腺 Marker 可为后续手术提供更精准的靶病灶定位，以利于保证手术切缘阴性。当影像学检查发现的乳腺病灶在活检过程中被切除，放置乳腺 Marker 可为后续手术和随访提供明确的定位标记。

②乳腺 Marker 在标记新辅助化疗病灶中的应用

随着近年来乳腺癌新辅助化疗转化率的逐步提高，乳腺靶病灶和（或）转移淋巴结存在化疗后缩小甚至 pCR 的可能，给后续进一步手术切除造成了困难。据报道，在接受新辅助化疗的患者中，影像学检查下完全缓解率达到 20% ~ 57%。因此，为确保新辅助化疗后原发和（或）淋巴转移灶位置可精确定位，在新辅助化疗前应用乳腺 Marker 标记尤为重要。根据 MD Anderson 中心的随访 5 年回顾性研究，373 例保乳手术患者中，145 例新辅助化疗前放置乳腺 Marker 的患者有更好的 5 年局部控制率（98.6% vs.91.7%）。至于乳腺 Marker 的放置时机，建议在新辅助化疗前穿刺活检时或在新辅助化疗 2 周期后肿瘤有缩小时放置。

此外，对新辅助化疗前存在临床可疑转移淋巴结，应置入乳腺 Marker 以提高后续转移腋窝准确切除的可能性。美国 Mayo 诊所主持开展的 Z1071 临床试验表明，对阳性淋巴结放置标记夹可降低新辅助化疗后前哨淋巴结的假阴

性率，亚组分析进一步提示乳腺 Marker 标记于前哨淋巴结
且 > 2 个的对应假阴性率最低（前哨淋巴结假阴性率6.8%，
未标记假阴性率 13%），而采用新近发展的靶向腋窝淋巴
结切除术则假阴性率进一步降低至 2%。国内乳腺癌新辅
助化疗后的病理诊断专家共识同样建议对新辅助化疗前腋
窝淋巴结穿刺证实转移者应放置乳腺 Marker。图 18 显示
为乳腺 Marker 有效标记新辅助化疗期间乳腺原发灶。

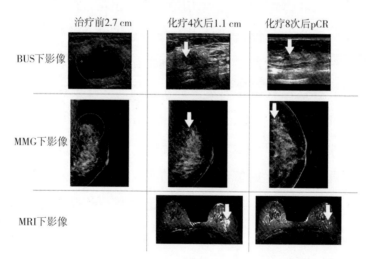

MMG：乳腺 X 线摄影；BUS：乳腺超声；pCR：病理学完全缓解；圆圈
处为原发灶；箭头指示为乳腺 Marker。

图 18　乳腺 Marker 有效标记新辅助化疗期间乳腺原发灶

③乳腺 Marker 在手术定位中的应用

乳腺 Marker 可以在影像学技术下清晰显示靶病灶，为术前定位提供了一个可靠的标志，有利于手术计划的制定，在处理多部位病变时存在较大优势。对于较大的病变，建议最好在肿块四周进行标记，以便精确估计术中须切除的组织体积。对于肿块不可触及的患者进行手术时，可利用术前定位的乳腺 Marker 指导手术切除并降低切缘阳性率，切缘阴性率提高至 89.3%，再切除率从 42.1% 降低到 10.7%，且切除的组织量更少，显著减少了对患者的创伤。

目前仍建议标本离体时摄片观察乳腺 Marker 存在和四周切缘情况，评估靶病灶在标本上的确切位置并确定是否需进一步切除及范围。对于新辅助化疗后达到病理学完全缓解的病灶，乳腺 Marker 可以帮助提示病灶位置，允许病理学家选择乳房切除标本的关键切片进行显微放大分析。值得注意的是，有研究显示 170 例患者中有 29 例术中无法定位到标记夹。

④乳腺 Marker 在随访追踪中的应用

在利用不同影像学手段观察同一病变时，乳腺 Marker 可以清楚标识病变位置。Meissnitzer 等研究发现 80 例在超声引导下活检病理学结果提示良性的患者，放置乳腺

Marker 后接受 MRI 随访，5 例最终仍诊断为乳腺癌。因此，放置乳腺 Marker 可以有针对性地利用其他手段进一步检查并活检，以提高病灶检出率、降低漏诊率。

对于乳腺内存在多个病灶或局部广泛病变的患者，可放置不同形状的乳腺 Marker 来区别。对于多部位病变，一些需要切除，而另一些只需要持续监测，乳腺 Marker 的存在允许随访和手术同时开展，并避免在不同医疗机构检查时反复活检。此外，当利用真空辅助活检装置切除良性结节如纤维腺瘤时，其标记的乳腺 Marker 也被一并移除，有利于后续随访。

147. 乳腺 Marker 的安全性

（1）乳腺 Marker 的移位

放置乳腺 Marker 后，最主要的问题是乳腺 Marker 的移位，目前认为乳腺 Marker 应放置在预设位置 10mm 以内。有研究回顾性分析 111 例 X 线摄影下放置乳腺 Marker 的患者，复查 X 线摄影发现 56％的乳腺 Marker 和靶病灶距离＜5 mm，16％距离在 6 ～ 10 mm，28％距离＞10mm，建议在放置乳腺 Marker 后立即复查 X 线摄影以评估乳腺 Marker 位置的准确性。目前认为可能导致乳腺

Marker 移位的主要原因如下。

①手风琴效应　由于乳房在空心针穿刺活检过程中被压缩，Marker 放置后，组织恢复到正常状态，乳腺 Marker 随组织扩张而出现移位。手风琴效应分为即时移位和延迟移位两种，既可在放置 Marker 后即刻发生，也可在后期随访时发现。留置后即刻检查乳腺 Marker 位置可明确手风琴效应影响。

②留置时未固定　在穿刺留置 Marker 时，如果 Marker 没有准确固定在活检腔壁上，而是自由漂浮在穿刺活检导致的血肿中，也是导致移位的重要原因。根据 Perlet 等研究结果显示，留置乳腺 Marker 时出血较多的患者发生移位的概率更高，且多发生在穿刺入路上。为了减少血肿导致的移位，留置乳腺 Marker 时须确保固定在腔壁上。一旦发生移位，最好立刻在超声引导下根据血肿定位，重新放置乳腺 Marker。

③留置于脂肪中　如留置乳腺 Marker 时将其置于靶病变附近脂肪组织中，由于脂肪组织的相对光滑松动，容易发生晚期移位，这一情况多出现在标记可疑淋巴结时。

④组织牵拉移位　在新辅助化疗后，肿瘤缩小导致周围纤维组织牵拉引起乳腺 Marker 移位。或在放置乳腺 Marker 后，患者经历了其他腺体切除或整形手术，导致移

位。对这些导致移位的原因，临床医生须在随访期间密切关注并及时评估记录。

因此，在活检过程中，必须仔细记录标记 Marker 的准确位置，一旦发生移位，应在病史中详细记录，并通过超声和 X 线摄影来确定靶病灶是否改变，尽可能在术前于靶病灶附近重新留置乳腺 Marker 或行导丝定位。

（2）乳腺 Marker 的过敏

目前仅有少数病例报道纯金属乳腺 Marker 发生过敏反应。对于聚合物涂覆的乳腺 Marker，其中的胶原蛋白、凝胶等嵌入材料也可能导致部分过敏反应。一旦发生过敏反应，建议在穿刺负压抽吸下移除。

（3）乳腺 Marker 的伪像

乳腺 Marker 可能会造成一些 X 线摄影和 MRI 上的局部伪像，部分金属标记物在后续 X 线检测中可能被误认为新的微小钙化灶，从而干扰影像科医师读片，故建议所有金属标记物的放置均须详细写入病史，并在每次影像诊断前告知。

（4）乳腺 Marker 的丢失

乳腺 Marker 的丢失多发生在术中，术前丢失极其罕见。据报道，对 2 ～ 3 mm 的乳腺 Marker 而言，约 5% 的病例在术中发生丢失，一旦发生，须术中反复寻找乳腺 Marker，必要时术中拍片或在术后几天再次行 X 线摄影检查。为了减少术中丢失，可术前在超声或 X 线摄影定位下，在乳腺 Marker 旁置入定位导丝或局部注射核素或染料如美兰、吲哚菁绿等示踪剂，必要时双定位，以提高术中检出率。

148. 国内应用乳腺 Marker 的现状及讨论

（1）适合人群及放置部位的选择

对于乳腺 Marker 的适合人群及放置部位，根据笔者经验，现主要用于如下几方面：①用于乳腺可疑小肿瘤或不可触及乳腺癌的标记；②用于新辅助化疗的肿瘤原发灶的定位和切缘标记，可改善乳腺肿瘤局部控制率；③用于新辅助化疗的腋窝可疑转移淋巴结的标记，以指导化疗后腋窝淋巴结 TAD。目前认为，对于新辅助化疗后的前哨淋巴结，只要检测数目在 2 枚以上，其假阴性率即处于较低水平；检测数目在 3 枚以上，其假阴性率与无术前化疗者相似。因此，建议如符合上述情况，应该行乳腺 Marker 进行标记和定位。

（2）新辅助化疗时放置时机的选择

目前对于新辅助化疗时乳腺 Marker 的放置时机仍存在争议，部分医师选择化疗前放置，也有医师选择在证实有化疗疗效后放置。笔者认为，由于目前国内乳腺 Maker 的价格相对较高，新辅助治疗达到缓解的比例各中心差异较大，建议可在新辅助化疗 2 周期后视原发乳腺病灶变化放置乳腺 Maker 定位。建议对新辅助化疗前腋窝淋巴结穿刺病理学检查证实为转移的腋窝淋巴结予超声下再定位放置乳腺 Marker。但也有在超声评估临床怀疑转移的淋巴结予以放置乳腺 Marker 定位，其具体效果尚待进一步临床试验证实。

（3）乳腺 Marker 放置数目的选择

就乳腺 Marker 的放置数目而言，大部分医生习惯于在靶病灶的中心放置乳腺 Marker。但放置几枚 Marker 没有定论，主要涉及费用等问题。临床上使用时，建议结合患者病情及医疗费用权衡决定。

随着目前乳腺肿瘤治疗水平的不断提高，乳腺 Marker 在临床上的应用日益广泛。对乳腺癌不可触及的小病灶或新辅助化疗后明显退缩或 pCR 的病灶，乳腺 Marker 是实现乳腺癌指导手术和全程管理的得力助手，可以帮助术前定位和切缘确定，随访跟踪，新辅助疗效评估，提升乳腺精准外科水平。但仍存在术前术中 Marker 再定位问题。此外，目前国内乳腺 Marker 的应用较国外仍有一定差距，缺乏相应的指南和规范，需要更多的临床研究予以补充。

（浙江大学医学院附属第二医院　陈武臻　陈志烨

于秀艳　王　科　姜晶鑫　黄　建）

乳腺癌前哨淋巴结活检的若干问题和处理方案

　　了解早期乳腺癌腋窝淋巴结状态是确定分期、预测预后和指导个体化综合治疗最重要的因素之一。传统的腋窝淋巴结清扫作为乳腺癌外科治疗的一个重要组成部分，可以提供准确的腋窝分期和区域控制，但同时也存在着诸多问题。一方面，临床腋窝淋巴结阴性病例的腋窝淋巴结转移率仅为20%～35%，因此，有65%～80%的患者接受了不必要的手术；另一方面，ALND可以导致严重的上肢淋巴回流障碍等并发症发生。因此，前哨淋巴结活检应运而生，其理论基础是乳腺淋巴回流有规律可循。乳腺癌淋巴转移是通过腋窝的第一个（站）淋巴结，即所谓的前哨淋巴结转移后再向下一站转移。近20余年的RCT确认了对于临床腋窝淋巴结阴性的早期乳腺癌病例，SLNB可以在保乳手术或乳房切除手术时安全实施，其在 DFS 和 OS 方面与 ALND 差异并无统计学意义，而且极大地减少了 ALND 的并发症并避免了过度治疗，目前已成为各种权威指南，如 NCCN 指南，ASCO 指南，St.Gallen 共识和中国抗癌协会指南首选推荐的标准术式。本文将探讨目前 SLNB 在具体实施中所面临的若干实际问题和解决方案。

149. 乳腺癌 SLNB 适应证和禁忌证

2005 年 ASCO 发布了《早期乳腺癌前哨淋巴结活检指南》，其主要适应证是临床腋窝淋巴结阴性的 T1/T2 肿瘤，包括老年、肥胖、男性和需要评估内乳淋巴结的患者。在既往 RCT 和回顾性研究的基础上，2014 年 ASCO 更新了指南，主要有以下 3 项推荐：①临床腋窝淋巴结阴性的早期乳腺癌仍然是 SLNB 的首选适应证，SLN 阴性可以免除补充性 ALND（completion ALND，cALND）。②对于 1 或 2 枚 SLN 阳性病例，如果接受保乳手术和全乳放疗，符合 ACOSOG Z0011 研究入组标准者，可以免除 cALND。③接受全乳房切除手术，SLN 阳性的病例应该施行 cALND。该版指南同时将 SLNB 适应证进行了扩展，将一些以往认为不适合或有争议的病例纳入其中，如多中心乳腺癌，全乳房切除的导管原位癌，既往乳腺有接受诊断性或切除活检史，有接受腋窝手术史，因非肿瘤原因接受缩乳、隆乳或乳房重建者，新辅助治疗前或后的病例。T3 或 T4 肿瘤、炎性乳腺癌、妊娠期乳腺癌和计划行保乳手术的 DCIS 病例仍然是 SLNB 的禁忌证。2016 年，ASCO 又对指南进行了更新，其推荐内容与 2014 年版基本一致，但循证医学证据又有更新。

内乳淋巴结是否需要 SLNB 尚存争议。目前的研究结果表明，位于内乳淋巴链的 SLN 与位于腋窝的 SLN 具有相似的预后意义，如果腋窝的 SLN 阴性，内乳淋巴结转移的发生率很低。目前认为腋窝淋巴结的状态同样可以反映内乳淋巴结状态，内乳淋巴结的切除可能不会改变治疗策略，尤其是对存在腋窝淋巴结转移需要进行内乳淋巴结放疗的病例。目前大多数外科医生并不常规应用伽马射线探测仪来寻找内乳淋巴链的 SLN，评估其状态，除非内乳淋巴结在术前的影像学检查中出现增大或异常。

150. SLNB 示踪剂的特点和选择

根据示踪剂的物理特性和作用机制，可分为染料和核素示踪剂两大类。不同类型示踪剂的作用原理、注射部位和注射时间有所不同。

(1) 染料示踪剂

包括亚甲蓝、异硫蓝、专利蓝等蓝染料示踪剂，纳米炭黑染示踪剂和以吲哚菁绿为代表的荧光示踪剂。

亚甲蓝、纳米炭等传统染料示踪剂的分子直径均在 50 ~ 500nm 之间，可通过毛细淋巴管内皮细胞间隙，又不会进入血管，具有相似的 SLN 检出率。其优点是使用过程中不需要特殊设备辅助，有利于基层医院开展此项手术。目前，亚甲蓝是国内应用最广泛的一种染料示踪剂。根据《中华人民共和国药典》颁布的使用方法，亚甲蓝仅可用于皮内注射，但目前临床也多用于皮下注射，因此，在应用时需要警惕皮肤坏死、硬化和罕见的过敏等不良反应发生。由于亚甲蓝曾有胎儿畸形的报道，因此，妊娠期乳腺癌患者不推荐使用。纳米炭可用于皮内或皮下注射，由于组织液与淋巴液之间存在的压力差和巨噬细胞吞噬作用而迅速、特异性进入淋巴管，转运至淋巴结内聚集，使 SLN 呈现肉眼可识别的黑色。上述传统染料示踪剂可在注射后适当按摩注射部位，于 5 ~ 10 分钟后即可开始手术。

荧光示踪剂是通过注射荧光物质发出可以穿透皮肤软组织的近红外荧光，利用特定近红外光装置激发和接收，计算机处理成像而显示淋巴管和定位淋巴结。吲哚菁绿是应用最多的荧光示踪剂。目前市售的吲哚菁绿剂型为粉剂，每支 25 mg，使用前先用 10mL 灭菌注射用水溶解，溶解后质量浓度为 2.5g/L。取 2.5g/L 的吲哚菁绿 0.2mL，用灭菌注射用水稀释至 1mL（即 0.5g/L），作为使用的质量浓度。将稀释后的吲哚菁绿于乳晕区进行皮内注射，轻轻按摩注射部位 2 ~ 5 分钟后用荧光探头进行探测，乳房皮下淋巴管即可荧光显像。

（2）核素示踪剂

目前临床常用的是 ^{99m}Tc 标记的硫胶体。核素示踪剂对患者及医务人员均是安全的，无须特别防护。在注射3 ~ 18 小时后即可开始手术。可皮内、皮下或乳腺腺体内注射。SLNB 术前可行淋巴显像，有助于确定腋窝以外的 SLN。但术前淋巴显像对于腋窝 SLN 的完全检出并非必须。

根据所选示踪剂的不同，示踪剂可注射在乳晕区的皮下或皮内、肿瘤表面的皮下或皮内、肿瘤周围的乳腺腺体内。既往认为 SLN 是接受肿瘤区域淋巴引流和发生肿瘤转移的一个（或几个）淋巴结，因此，要求在肿瘤周围注射示踪剂。目前观点则认为 SLN 是收纳整个乳腺区域淋巴引流和发生肿瘤转移的一个（或几个）淋巴结，因而多选择乳晕区分 2 ～ 4 点注射示踪剂，不要注射到瘤体内或活检的残腔内。Meta 分析结果显示，单用蓝染料时 SLN 的假阴性率较高，而核素与蓝染料示踪剂的联合使用可以显著降低假阴性率。在《中国抗癌协会乳腺癌诊治指南与规范（2017 年版）》中推荐首选联合使用蓝染料和核素作为示踪剂。如果进行内乳区 SLNB，须应用核素示踪剂并确保其注射于乳晕周围的腺体层内。

151. SLNB 切口的选择和术中处理要点

无论使用单一还是双示踪剂，切口均可选择在胸大肌外缘和背阔肌前缘连线间、腋褶线下两横指处，长度为 3 ～ 4cm。应用荧光法示踪时，如果淋巴管显示良好，可以在指向腋窝的淋巴管消失点上方 1 ～ 3cm 处做切口。应用核素法示踪时，切口可选择在热点下方 1 ～ 2cm 处。行全乳切除手术的病例，可在游离上皮瓣后，看到从乳晕区发出走向腋窝的着色淋巴管（多为 1 条），沿此寻找 SLN，不必在腋下另开切口。如果原发病灶位于外上象限，可通过一个切口进行 SLNB 和保乳手术。

切开皮肤及皮下组织，循着色淋巴管解剖至腋窝寻找 SLN。乳腺外上象限皮下浅层淋巴管走行位置相对固定，位于真皮层深方，向腋窝方向回流进入浅筋膜深层，最终经胸喙锁筋膜深层汇入腋窝淋巴结。大部分病例的浅层淋巴管从乳晕区直线走行至胸喙锁筋膜，沿此淋巴管分离多数病例可找到 SLN。应用染料法示踪时，通常可以发现 1 条着色淋巴管，但有时会发现有多条着色淋巴管存在，这些着色淋巴管可能殊途同归汇聚到一处，共同着色于 1 枚 SLN，也可分别着色 1 枚或多枚 SLN，因此，要沿着每条来自乳晕区的着色淋巴管，即点（注射处）-线（淋巴管）-点（SLN）的规律来寻找 SLN 以免遗漏。完整切取 SLN 时应附带周围少量脂肪组织，避免钳夹，既符合无瘤要求也有利于病理科医生判断有无结外侵犯存在。术中尽量避免中途切断淋巴管造成染料对术野的污染，可结扎淋巴管断缘以减少淋巴漏的发生。应用荧光染料时，所有发光淋巴结都是 SLN。应用核素法时，超过最高计数 10% 以上的所有淋巴结都是 SLN，都应予以切除。应用染料法和（或）核素法检出 SLN 后，在术野区若可触及到可疑肿大淋巴结时，也应予以切除送检，因为受累的淋巴结可能因淋巴管阻塞而不能接受示踪剂。SLN 的平均数是 1～3 枚，有研究显示 SLN ≥ 3 枚会降低假阴性率，联合染料法示踪时的 SLN 平均数有时会达到 3 枚以上。需要注意的是，目前国内临床常用的染料或荧光示踪方法，因示踪剂分子量小，注射后走行速度快，所以应在注射后的规定时间内实施手术，否则可能出现切除过多的非 SLN（non SLN，nSLN）而失去了 SLNB 的目的。

如果切口远离腋窝，切开皮肤及皮下脂肪后即可见到着色淋巴管，但需要沿着色淋巴管解剖更长路径才能找到 SLN；相反，若切口位置靠近腋窝，则可能已经越过 SLN 所在水平而无法找到着色淋巴管，此时应反方向仔细解剖寻找着色的淋巴管。部分病例因 langer 弓的存在而遮盖正常的着色淋巴管走行途径，使之发生偏移或迂回，有时需要离断该肌束使术野更加清晰显露。少数病例的着色淋巴管走行位置较深，于皮下无法找到，此时需向深层组织进行解剖来仔细寻找。SLN 通常位于水平 I，水平 II 和水平 III 的区域罕见。SLNB 的手术残腔不大，可间断缝合关闭术野而无需留置引流；否则，需留置局部引流管一根。

SLNB 失败或术中切取的淋巴结不确定是否为 SLN 时，应施行 ALND。

152. 术中和术后病理学检查结果的解读和处理原则

（1）孤立肿瘤细胞

孤立肿瘤细胞的定义：单个细胞或最大径 ≤ 0.2mm 的小细胞簇；单张组织切片不连续或接近连续的细胞簇 ≤ 200 个细胞，淋巴结不同纵 / 横切片或不同组织块不能累计计数；通常没有或很少组织学间质反应；可通过常规组织学或免疫组织化学法检出。记录 ITC 受累淋巴结数目，标记为 pN0（i+）或 pN0（i+）（sn）。

SLN 仅存在 ITC 时，无论是保乳还是全乳切除手术的病例均不需要 cALND。尽管有文献报道 ITC 对患者预后有不良影响，但与微转移一样可以从全身辅助治疗中获益。

（2）微转移

微转移定义：肿瘤病灶最大径 > 0.2mm，但 ≤ 2.0mm，或单张组织切片不连续，或接近连续的细胞簇 > 200 个细胞。记录只发现微转移（无宏转移）的淋巴结数目，标记为 pN1mi 或 pN1mi（sn）；多个转移灶时，测量最大转移灶的最大径，不能累计。

SLN 存在 1 枚或多枚微转移时，如果患者接受的是保乳治疗（联合放疗），可不施行 cALND。仅行全乳切除无放疗时，腋窝处理建议同宏转移患者。

（3）SLN 宏转移

SLN 定义：淋巴结内存在 1 个以上 > 2 mm 肿瘤病灶；仅有 ITC 的淋巴结不作为 pN 分期阳性淋巴结，但应另外记录为 ITC。仅依据 SLNB 分期或 SLN 加 nSLN < 6 枚，加标记（sn），如 pN1（sn）；SLN ≥ 6 枚，不再另加标记（sn）。

各指南对于符合 ACOSOG Z0011 试验入组标准：未接受过新辅助治疗的 cT1/T2、临床腋窝阴性、SLN1 ~ 2 枚宏转移且接受后续进一步辅助放疗及全身系统治疗的保乳患者，均推荐不需要 cALND。对于存在 SLN 1 ~ 2 枚宏转移的全乳切除手术的病例，是否需要 cALND 还存在争议。AMAROS 试验中有 18% 的病例是接受全乳切除手术的早期乳腺癌病例，结果显示这部分病例接受术后放疗也可获得与 cALND 一样的腋窝控制。《中国抗癌协会乳腺癌诊治指南与规范（2017 年版）》推荐对于该类患者如果 cALND 获得的信息不改变治疗决策，且患者同意不行 cALND 的情况下，腋窝放疗可以作为 cALND 的替代治疗。2017 年 St.Gallen 共识指出，该类患者可以选择术后放疗或

cALND。

对于不符合上述标准，如 SLN 阳性数 3 枚以上，或
1 ～ 2 枚阳性但不能接受术后综合治疗等情况下，需要常
规 cALND。

153. 新辅助治疗前或后的 SLNB

新辅助治疗前或后施行 SLNB 因其有各自的优缺点
而争议较多。前者的优点是：在最初诊断时提供精准的腋
窝分期；通过治疗的反应，提供预后信息；为辅助放疗决
策的制定提供信息。其缺点则是：如果 SLN 阳性，无论
新辅助治疗效果如何，均须行 ALND；需要接受两次手
术；SLNB 的并发症可能会延迟化疗；随后 ALND 在技
术上的难度增加。新辅助治疗后 SLNB 的优点是：基于
治疗效果指导后续治疗；根据新辅助治疗效果，筛选出可
避免 ALND 的病例。其缺点则是：最初的腋窝淋巴结状
态是不确切的；假阴性率较高；SLNB 失败率增加。2017
年 St.Gallen 共识中对于腋窝淋巴结临床阴性且接受新辅
助治疗的病例，专家组建议在新辅助治疗后进行 SLNB 是
合适和获益的。笔者认为：①新辅助治疗前腋窝淋巴结临
床阴性，在新辅助治疗前行 SLNB。SLN 阴性，在新辅助

治疗结束后行乳腺手术时可免除 cALND；如果 SLN 存在 ITC、微转移或宏转移，后续手术必须施行 cALND，因为目前二次 SLNB 的发现率低、假阴性率高。②新辅助治疗前腋窝淋巴结临床阴性，在新辅助治疗结束后行 SLNB，如果 SLN 阴性，可免除 cALND；如果 SLN 存在 ITC、微转移或宏转移，则必须施行 cALND。③新辅助治疗前腋窝淋巴结阳性，在治疗后转为临床阴性，SLN 阴性，经与患者充分沟通，满足以下条件，即 cT1～3N1、双示踪剂显像、检出≥3 枚 SLN、新辅助化疗前穿刺活检阳性的腋窝淋巴结放置标记夹并于术中检出时，可以免除 cALND。④新辅助治疗前腋窝淋巴结阳性，在治疗后仍为临床阳性，或转为临床阴性，但 SLN 存在 ITC、微转移或宏转移，应该施行 ALND/cALND。当然对于 ITC 或微转移病例是否需要施行 cALND 目前仍存在分歧。支持 cALND 的观点认为，腋窝受累的淋巴结在新辅助治疗后的转阴模式目前并不清楚，SLN 存在微转移甚至 ITC 均预示着肿瘤耐药。该类患者是否能从术后放疗获益还有待于进一步研究。

一个阴性的 SLNB 等同于一个阴性的 ALND 已得到共识和推荐。但是，如果通过术前影像学或其他有效手段能够确定出腋窝淋巴结阴性的患者，是否可以放弃 SLNB？正在进行的 SOUND 试验可能会回答这一问题，它用于评估保乳手术＋放疗的术前超声提示为腋窝淋巴结阴性的患者，对腋窝进行观察不进行手术，是否可获得与 SLNB 一样的效果。而 NSABP B-51/Radiation Therapy Oncology Group（RTOG）1304 试验（NCT01872975）正在探索新辅助化疗前 cT1～3N1 的病例（通过细针穿刺或粗针穿刺来确定腋窝淋巴结状态），术后病理学检查证实为淋巴结阴性者，区域淋巴结放疗是否会提高无乳腺癌局部复发率（包括局部、区域和远处复发，以及乳腺癌导致的死亡）。ALLIANCE A011202（NCT01901094）试验则探讨新辅助化疗后 SLN 为 ypN（+）者不施行 cALND，仅进行 RNI，是否能获得不劣于 ALND＋放疗的治疗效果。

早期乳腺癌的外科治疗已从过去的惟一治疗手段融入到目前的个体化综合治疗体系中。随着对肿瘤生物学行为认识的深入和化疗、放疗、靶向治疗等综合治疗的发展，腋窝的处理也发生着变化，从 SLNB 成为腋窝临床阴性早期乳腺癌的标准处理方案，逐步延伸扩展到 SLN 阳性和新辅助治疗等领域，再到有选择性的放弃 SLNB，即按照"巨创"－"微创"－"无创"的方向发展，以达到外科精准治疗的目的。

（吉林大学第一医院　吴　迪　范志民）

人工材料在乳腺癌假体乳房重建中应用进展

　　乳房重建是乳腺癌外科治疗中不可或缺的组成部分，目前以假体为基础的乳房重建已成为主要的重建方式。19世纪80年代，IBBR开始应用于乳房切除的患者，由于术中将假体直接植入皮下，术后假体移位、皮瓣坏死、感染，以及明显的包膜挛缩等并发症发生较多，一度影响了IBBR的开展。1982年，Radovan开拓了胸肌下假体植入的方式，利用胸大肌作为假体的覆盖和支撑，明显减少了上述并发症的发生，并在过去的25年中成为经典的IBBR术式。但由于胸大肌的覆盖面积受限，不足以覆盖假体外侧和下缘部分，近年来将人工材料作为胸大肌延伸覆盖，甚至替代胸肌完成IBBR，得到了越来越多的应用，而人工材料的发展和应用也成为临床关注的热点之一。

154. 人工材料的种类与特性

IBBR 常用的人工材料分为生物源性材料和人工合成材料两类。其中生物源性材料为脱细胞真皮（acellular dermal matrix，ADM）。ADM 保留了真皮的基质骨架，不含有原有细胞，可来源于人尸、猪、牛、牛心包组织等。这种生物骨架使宿主的血管及细胞在其上快速增殖，与宿主完全融合，达到良好覆盖和支撑效果。ADM 不含有原有生物的细胞，理论上不会引起免疫排斥反应。虽然有价格昂贵及材料来源因素（由于宗教原因接受程度不同）的影响，ADM 仍然在临床上得到了较多的应用。

人工合成材料由非生物材料构成，经动物实验证实能够达到与生物源性材料同样的组织相容性，在扩张器－假体置换的手术中也明确了人工合成补片在人体同样具有良好的组织相容性。人工合成补片价格低于 ADM，可满足不同人群的要求。根据制备的原材料不同，人工合成补片分为可降解补片（短期降解补片：Vicryl 补片；长期降解补片：TIGR 补片）和不可降解补片（TiLOOP 补片）。TiLOOP 补片为钛化物包裹的聚丙烯网片（titanium-coated polypropylene mesh，TCPM），是一种轻质、不可吸收的单丝经编结构补片，2008 年被欧洲批准用于乳房重建，也是目前在乳房重建中使用较广泛的一种人工合成网片。TCPM 有 0.065mm（超轻质）和 0.09mm（轻质）两种厚度，制备了 3 种不同规格：19.5 cm×12.0 cm×9.5 cm、21.5 cm×14.0cm×11.5 cm、23.5cm×16.0 cm×13.5cm。相对于无钛化物包裹的网片，具有轻薄、抗菌特性，合适的孔径、良好的组织相容性，可以促进组织生长和降低炎症反应，同时起到更好的支撑假体的作用。

155. IBBR 手术中人工材料的应用方法

IBBR 手术将假体植入胸肌后间隙，利用胸大肌起到覆盖和支撑假体的作用，但胸大肌后间隙空间有限，往往需离断胸大肌起点才能建立假体植入的空间。利用人工材料联合肌肉可增加对假体的覆盖面积，起到"延伸"肌肉组织完全覆盖假体的作用。手术中将补片缝合于胸大肌下缘及前锯肌前缘，形成肌肉－补片所组成的囊袋，完成对胸大肌范围以外假体的完全覆盖并提供支撑。随着人工材料的可行性和安全性在乳房重建手术中逐步被证实，研究者开始尝试由"延伸"到"替代"的技术转变，应用人工材料完全替代胸肌覆盖假体，植入皮下与胸肌前间隙进行IBBR。目前主要有两种胸肌前植入方式：①将补片预先植入皮下与胸肌表面，并将其边缘与胸壁缝合，然后将假体植入补片与胸肌前间隙。②于体外先将假体用人工材料完全包裹后再植入皮下和胸肌前间隙。

ADM 分为预置型和平片两种规格，使用前均需在生理盐水中浸泡 > 5 分钟，达到柔软、具有弹性的使用状态，可与肌肉联合应用覆盖假体，也可在体外将假体放入预置型 ADM 囊袋或用 ADM 平片折叠包裹假体，然后植入皮下，缝合固定于胸大肌表面合适的位置上。进行假体包裹时，可将 ADM 进行剪裁，经折叠、缝合完全包裹假体，在补片与假体、囊袋与皮下均需不留空间，紧密贴合，避免产生多余的腔隙，减少积液和假体囊袋翻转移位的发生。人工合成补片为平片型，使用时无需盐水浸泡。应用方法与 ADM 基本相同，可采用包裹或覆盖假体的方法完成 IBBR（图 19、图 20）。

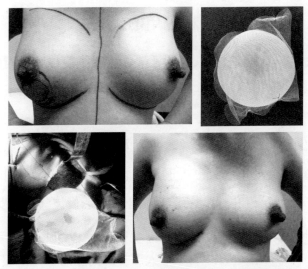

图 19 TCPM 完全包裹假体后缝合封闭，制成 TCPM 网袋自乳房下皱襞切口植入皮下。右下图为右乳房重建术后（彩图见彩插 7）

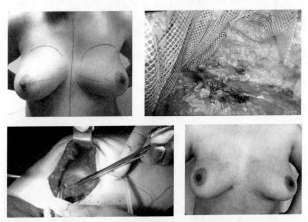

图 20 将 TCPM 植入皮下，边缘缝合固定于胸壁，与后方胸肌共同形成袋状空间，并将假体植入，缝合封闭外侧缘。右下图为右乳房重建术后 4 个月（彩图见彩插 8）

156. 人工材料应用的优势

人工材料作为胸大肌的延伸，避免了假体和皮瓣的直接接触，增加了对假体的有效覆盖和支撑，也提供了植入更大容积假体的可能性和安全性。人工材料和肌肉联合应用可保证无张力覆盖假体，使假体获得自然下垂的原有外形，重建乳房下皱襞更接近自然形态。同时人工材料对假体的完全包裹和固定，有效地防止了术后假体移位的发生。

假体直接植入皮下，术后包膜挛缩发生率为16% ~ 18% 甚至可达 30%，人工补片的应用避免了假体和皮下组织直接接触，减少了组织纤维化，降低了包膜挛缩的发生率。ADM 最初设计用于预防包膜挛缩的发生，其原因可能是其低免疫源性，使排斥异物的免疫反应降低和阻滞假性上皮的增生，其可行性首先在动物模型中得到验证，其后在临床实践中被证实。在使用 ADM 的 IBBR 病例中包膜挛缩率在 0.4% ~ 8.1%，且在应用解剖型假体和ADM 进行乳房重建时，Ⅲ / Ⅳ级的包膜挛缩发生率明显减低。人工合成补片的术后包膜挛缩率为 1.3% ~ 10.7%，TCPM 为不可吸收的人工网片，可以起到更长久的皮下支撑作用，从而降低假体包膜挛缩的可能，进一步改善重建乳房的长期外观效果。Bernini 等报道了采用不同的覆盖方式，在 IBBR 术后Ⅲ至Ⅳ级包膜挛缩率的比较结果：胸肌覆盖组达 12%，TCPM 补片覆盖组为 0。

应用人工材料完全替代胸肌覆盖假体完成乳房重建，称为"肌肉保留技术"（muscle-sparing technique），给乳房重建带来了历史性的变革。在皮下直接植入假体更符合解剖要求，同时避免了肌肉损伤，保留了肌肉功能，是继保留乳房、保留腋窝之后的乳腺外科又一进展。早期假体重建手术中，假体直接植入皮下，对乳房皮瓣的压力增加，是皮瓣缺血的原因之一，可能导致乳头乳晕区缺血、坏死，最终导致假体外露，乳房重建失败。人工材料的应用，充填了假体和皮瓣间的空间，为皮瓣的血管生长提供了基质骨架。网片在皮下的支撑作用和新生血管增殖，减少了皮瓣坏死的发生，另外，人工材料具有良好的强度，通过悬吊和胸壁缝合固定，减轻了假体对皮瓣的压力，从而降低了相关并发症的发生率。

近年人工材料用于替代胸大肌进行假体覆盖的可行性在研究中均得到了肯定。2017 年欧洲报道了预置型 ADM 应用的多中心前瞻研究，通过对 100 例 IBBR 病例 17.9 个月的随访，结果表明：胸肌前 IBBR 术后，重建乳房的自然、运动形态得以保留，触感更接近自然，术后主诉疼痛更少。人工材料具有适宜的强度和柔韧性，Casella 等认为应用 TCMP 替代胸肌完全假体覆盖植入皮下即刻乳房重建，同样可能达到减少假体外露和包膜挛缩的效果。但 TCPM 厚度不及肌肉组织，可能会增加皮下组织较薄的患者术后假体的可触知感，但不影响重建乳房的外形效果。

157. 人工材料应用的并发症

IBBR 术后常见并发症包括感染、血肿、积液、包膜挛缩、皮瓣坏死、假体外露、假体取出等。Ibrahim 等回顾分析了 19 100 例使用 ADM 的 IBBR 病例，感染率为 3.3%。Heidemann 等在 2018 年发表的文章中对既往应用 ADM 的保留乳头乳晕复合体乳房重建手术进行了 Meta 分析：感染发生率为 12%（6 个研究，616 例）。Dieterich 等发表了迄今为止样本量最大的使用 TCPM 进行 IBBR 的多中心回顾性研究结果（231 例），总体的感染率在 6.1%，但其中需要处理的病例仅占 1.7%。

血肿和积液是术后常见的并发症，当出现大量积液时可导致组织坏死、感染；血肿的发生还可导致包膜挛缩。Kim 等的 Meta 分析中，使用 ADM 的 IBBR（2037 例病例）中积液发生率为 4.8%，Heidemann 等的 Meta 分析中 ADM 的 IBBR 血肿发生率为 1%（5 项研究，551 例病例），皮下积液的发生率为5%（4项研究，270例病例）。Dieterich等报道的TCPM的IBBR的积液率为4.8%，但需要处理的病例仅为1.4%。Moyer等报道的血肿发生率高达11.1%，但收录的病例均接受了放疗。

包膜挛缩除可导致外形改变还可引发疼痛、运动障碍。包膜挛缩的原因不清，但血肿、感染、慢性炎症、放疗均可导致包膜挛缩。组织学研究发现，ADM的低抗原性减少了抗异物的免疫排斥反应，为假体（或扩张器）提供了屏障，减少了免疫排斥反应，从而降低了包膜挛缩的发生率。

皮瓣坏死在IBBR的发生是多因素的，患者自身因素、保留的皮瓣过薄、植入过大的假体均可能导致其发生。Heidemann等Meta分析显示乳房任何部位皮肤的缺血坏死率总体在9%，乳头缺血或坏死发生率为4%（9项研究，778例病例），4%的病例发生了假体取出（5项研究，362例病例），9%的病例进行了非计划的再次手术。Dieterich等报道的皮瓣坏死率为0.4%。

假体取出是IBBR最严重的并发症，导致了乳房重建的失败。Casella等对两步法人工材料+IBBR病例随访了14个月，在25例中假体的取出率为0，Tessler等报道的假体取出率仅为1.3%，但Dieterich等报道了应用TCPM

的病例假体取出率为 8.7%。

Salibian 等综述了 186 篇应用补片的乳房重建文献，主要研究为病例报道（66.7%）。分析结果显示，55.0% 的病例为即刻期假体重建，33.3% 的病例为扩张期 - 假体二步法乳房重建，21.5% 的病例植入可调式假体。其中 60.2% 的病例应用了 ADM，40% 病例应用了合成补片。主要的并发症发生率包括严重的感染 1.2%、积液 2.9%、血肿 2.3%、全乳头坏死 1.1%、部分乳头乳晕复合体坏死 4.5%、严重的皮瓣坏死 1.8%、伤口愈合不良 2.3%、假体取出 4.1%、Ⅲ / Ⅳ级包膜挛缩 1.2%，并且认为人工材料的应用并没有增加 IBBR 的假体取出率，同时分析了导致假体取出的原因为伤口愈合问题（57.1%），感染（28.6%）和大面积的皮瓣坏死（14.3%）。

尽管保留胸肌及基于假体的乳房重建具有诸多优势，但对于较瘦的患者（BMI 低于正常），皮下脂肪厚度过薄可能出现较明显的假体轮廓外形，局部出现假体可触知感，从而影响假体 - 网片重建乳房的效果，且术后覆盖厚度并未随时间而增加，因此，在皮下厚度 < 8mm 时，不推荐使用 TCPM。胸肌前 IBBR 的相对禁忌证包括：假体腺体切除后血运差的皮瓣、既往或术前的乳房放疗史、控制不佳的糖尿病（糖化血红蛋白 > 7.5%）、吸烟史、免疫性疾病或 BMI > 40。正常体重、不吸烟、非糖尿病、中等大小乳房、胸肌 IBBR 具有良好的安全性和较好的外观效果。

总之，IBBR 已经成为目前主要的乳腺癌乳房重建手术方式，人工材料的应用不仅确保了对假体的完整覆盖，增加了术后重建乳房的外观效果，也简化了手术过程，减少了自体组织创伤，而人工材料学的发展对 IBBR 手术的积极影响值得期待。

（北京同仁医院　王　宇　张　冰　张开通　关　山）

乳腺癌经上臂植入中心静脉输液港 25 例临床研究

中心静脉通道（central venous passway，CVP）是指通过穿刺某些深部静脉或外周静脉，将管路放置到上、下腔静脉而建立的大容量血管通路。其中，植入式静脉输液港是一种完全埋植于皮下的静脉输液装置，无暴露于体表的导管接头，尤其适用于需要长期反复输液的患者。本文针对北京大学第一医院乳腺疾病中心经上臂植入中心静脉输液港的乳腺癌患者进行回顾性研究，对照同期经颈内静脉植入中心静脉输液港病例资料，分析其临床适应证选择及技术操作细则，报告如下。

158. 资料与方法

（1）一般资料

回顾性分析 2017 年 1—10 月在北京大学第一医院乳腺疾病中心接受中心静脉输液港植入的乳腺癌患者临床资料。共完成中心静脉输液港植入 97 例，均为女性，年龄 29 ～ 69 岁，中位年龄 52 岁。其中经颈内静脉植入中心静脉输液港 72 例（74.2%），平均年龄（51.7±9.2）岁；经上臂植入中心静脉输液港 25 例（25.8%），平均年龄（49.9±9.8）岁。

（2）入组标准

实施≥ 4 周期辅助或新辅助化疗的乳腺癌患者为植入中心静脉输液港适应证人群。无凝血机制异常及其他手术禁忌证，签署手术知情同意书。征求患者意愿，选择经颈内静脉植入中心静脉输液港或经上臂植入中心静脉输液港。全部患者术前均进行上臂外周血管或颈内血管超声多普勒检查，重点了解贵要静脉、肘正中静脉及颈内静脉情况。

（3）技术方法

①经颈内静脉植入中心静脉输液港（简称颈内港）选

择 pfm medical 血管通路泵系统普通型小泵体，产品规格 6.6F，按照说明书推荐方法进行操作，颈内静脉穿刺置管全部在超声引导下进行，输液港注射座埋置于同侧锁骨下。

②经上臂植入中心静脉输液港（简称上臂港）选择 pfm medical 血管通路泵系统普通型小泵体，产品规格 4.8F。操作前用超声检查评估预穿刺置管部位血管情况。

患者平卧，手臂外展与躯干成 90；选择上臂 1/2 处贵要静脉（肘正中静脉作为备选）穿刺，体外测量穿刺点距导管尖端所在位置长度（cm）＝拟定穿刺点至同侧肩峰距离＋同侧肩峰至同侧胸锁关节距离＋同侧胸锁关节至胸骨旁 2、3 肋间距离；测量上臂臂围基础值，以监测液体渗漏和静脉栓塞并发症。首先将静脉输液港穿刺针、导管鞘、导管、注射座用肝素盐水（100 U/mL）冲洗并排空空气。消毒铺单，上臂扎止血带，穿刺点局部 1% 利多卡因浸润麻醉，超声引导下穿刺见穿刺针回血后放低穿刺角度，自穿刺针处送入导丝，松开止血带并撤出穿刺针。沿导丝纵行切开局部皮肤及皮下组织范围 3 ～ 5mm，沿导丝置入导管鞘（包含外套管和内芯），压迫穿刺点近心端并撤出导管鞘内芯和导丝，送入导管并劈裂取出导管鞘外套管（图21）。当导管进到肩部时，让患者头转向穿刺侧，下颌靠肩以减少导管误入颈内静脉可能。导管置入预定深度后，连接心电导联监测导管尖端位置，确保导管位于上腔静脉与右心房交界处（图 22）。选择穿刺点下 2cm 处横行切口，逐层切开皮肤、皮下组织，距皮肤表面 0.5 ～ 1.0cm 向下钝性或锐性分离脂肪纤维组织，建立适合注射座大小的囊袋。以隧道针由囊袋切口中点向上打通至穿刺点，连接导管与隧道针并将导管拉入囊袋内；导管锁套入导管，按照确定的导管长度垂直导管 90°修剪导管，避免剪出斜面和毛碴；用手将导管推送到略过导管接口的突起部位，再将导管锁推进到听到"咔哒"声为止。以无创针穿刺港座确认输液通畅，以至少 10mL、浓度为 100 U/mL 肝素盐水混合液脉冲式冲洗港体及导管，将港体底座放入囊袋并缝合固定，缝合切口后无菌敷料包扎（图 23、图 24）。

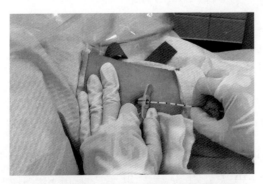

图 21　沿导管鞘外套管送入导管（彩图见彩插 9）

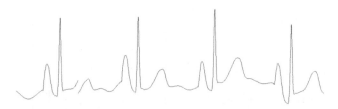

图22　心电导联示导管尖端位于上腔静脉与右心房交界处

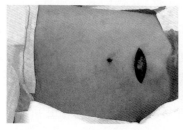

图23　港体注射座连接导管
后置于囊袋（彩图见彩插 10）

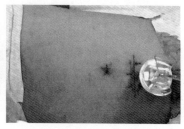

图24　缝合完毕后留置无创针
（彩图见彩插 11）

其中，静脉穿刺置管应由有资质的静脉治疗专科护士进行操作，心电导联确认导管位置满意后的操作由外科医生完成。输液港植入手术结束后，经胸片证实导管尖端位于预定位置。

（4）统计学处理

针对两组患者进行基本信息采集，分析手术时间及短期（≤ 30 天）并发症发生率。采用 SPSS14.0 软件进行分析，计量资料用均数 ± 标准差描述，组间比较采用

成组 t 检验；计数资料用例数、百分数描述，组间比较采用 Fisher's 精确概率检验。所有检验均为双侧检验，以 $P < 0.05$ 为差异有统计学意义。

159. 结果

颈内港植入 72 例，患者手术时间 35 ～ 50（42.4±4.6）分钟，植入位置左侧 14 例（19.4%），右侧 58 例（80.6%）；位于健侧 52 例（72.2%），患侧 20 例（27.8%）。上臂港 25 例，手术时间 35 ～ 55（42.8±4.8）分钟，植入位置左侧 14 例（56.0%），右侧 11 例（44.0%），全部位于健侧。手术时间两组相比差异无统计学意义（t=0.342，P=0.733）。本组患者未发生血胸或气胸、空气栓塞、动脉损伤及输液港感染、药物外渗等并发症。颈内港组共 3 例发生并发症，发生率为 4.1%；上臂港组 1 例发生并发症，发生率为 4.0%。其中 2 例颈内港、1 例上臂港植入患者发生港体周围血肿，局部加压后未影响输液港使用。1 例颈内港植入患者发生尖端异位，经介入科调整导管位置后正常使用。短期并发症发生率统计学差异无意义（P=1.000），见表 7。

表7 颈内港和上臂港手术时间和短期并发症统计结果

组别	手术时间（min）	短期并发症 [例（%）]						
		血/气胸	空气栓塞	动脉损伤	输液港感染	药物外渗	港体周围血肿	导管尖端异位 a
颈内港（n=72）	42.4±4.6	0（0）	0（0）	0（0）	0（0）	0（0）	2（2.78）	1（4.00）
上臂港（n=25）	42.8±4.8	0（0）	0（0）	0（0）	0（0）	0（0）	1（1.39）	0（0）
t 值	0.342	–	–	–	–	–	–	–
P 值	0.733						1.000	1.000

注：a.输液港植入术后，胸片证实导管尖端异位；–为未统计。

160. 讨论

植入式静脉输液港是一种完全埋植于皮下的静脉输液装置，无暴露于体表的导管接头，适用于需要长期反复输液的患者。由于具有血管并发症少、局部感染和导管异位发生率低且不需要换药等优点，在乳腺癌临床领域已经得到广泛应用。植入式静脉输液港主要由中心静脉导管和注射座组成，中心静脉导管经过颈内静脉、锁骨下静脉或外周静脉插入，其尖端到达上腔静脉与右心房交界处，导管尾部与注射座相连。整个装置完全位于皮下且可在体内长期保留。注射底座表面为一层硅胶，可以耐受专用的斜面针进行反复穿刺。在输液港初始应用阶段，颈内静脉和锁骨下静脉是受到临床医生广泛认同的入路部位。近年来，

　　由于在超声引导下经外周静脉穿刺安全性更高，通过外周静脉穿刺完成中心静脉输液港植入受到更多关注。

　　相关研究多认为颈内港及上臂港的长、短期并发症发生率差异无统计学意义，但也有文献提示，上臂港长期血栓形成发生率更低。笔者中心自 2017 年 1 月开始开展上臂港植入工作，资料显示对比颈内港，上臂港植入在手术时间、短期并发症等方面差异无统计学意义。由于本研究入组患者输液港植入后的使用时间最短仅为 30 天，尚未观察到感染、导管相关静脉血栓、导管尖端异位、导管堵塞、导管断裂等长期并发症。

　　针对乳腺癌患者，由于区域淋巴结清扫后易发生上肢淋巴回流障碍。输液通路留置多推荐尽量优选健侧肢体。同时，颈内港注射座也应放置在健侧胸壁，避免影响术后放疗。但左侧颈内静脉穿刺难度显著高于右侧颈内静脉，颈内港无法完全满足所有患者均埋置于健侧的要求。本组 27.8% 的患者为右侧乳腺癌，颈内港注射座也不得已而埋置于右侧胸壁；贵要静脉由于在两侧肢体差异不大，且有肘正中静脉作为上臂港备选穿刺血管，更容易满足健侧留置输液港的要求。在本组患者中所有上臂港留置均选择健侧肢体。而右侧乳腺癌患者应成为上臂港适应证的优选人群。

　　2017 年中华医学会外科学分会乳腺外科学组推出中心

静脉输液港植入专家共识意见。其中，要求完成中心静脉输液港植入操作的医护人员必须接受培训，并具有相关资质。笔者中心所有进行静脉输液港植入操作和使用维护的医护人员均接受相关培训，所有接受中心静脉输液港植入的患者无严重并发症发生。笔者认为，在不同的输液港植入操作中，上臂港入路因医生和护士合作完成操作而更具有优势，一方面，由于护士对静脉穿刺置管操作具有更高的专业性和更加丰富的经验；同时，使用超声血管定位穿刺和实时引导监测，增加了输液港植入的成功率。随着完成例数的增多和互相配合经验的积累，手术操作时间也会逐渐缩短。另一方面，上臂港手术过程总体舒适度更好，穿刺部位为外周血管，发生因穿刺所致气胸、血胸等并发症的可能性较小。即使发生误穿动脉，较之于颈总动脉更容易压迫止血；同时，由于建立隧道较短且不存在颈部反折，也为减少输液港导管相关并发症提供了帮助。目前，上臂输液港作为一种新的输液港植入方式在国内开展尚未普及，但其安全性高，临床可推广性强，有望成为未来输液港植入的优选方式。

（北京大学第一医院　刘　倩　赵　璇　王影新　程元甲
　　辛　灵　叶京明　赵建新　段学宁　刘荫华）

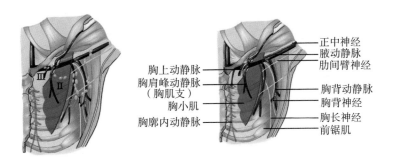

正中神经
腋动静脉
肋间臂神经

胸上动静脉
胸肩峰动静脉
（胸肌支）
胸小肌
胸廓内动静脉

胸背动静脉
胸背神经
胸长神经
前锯肌

彩插 1　腋窝解剖示意图（见正文 第 414 页）

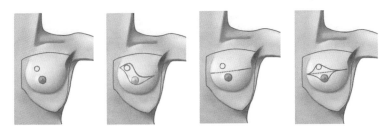

彩插 2　乳腺癌改良根治术（Auchincloss 术式）
切口示意图（见正文 第 417 页）

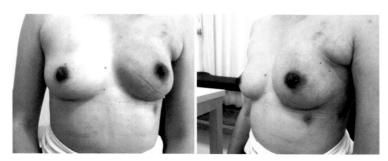

彩插 5　腔镜假体植入乳房重建术：切口隐藏在侧方，
不处于张力最大的假体表面（见正文 第 467 页）

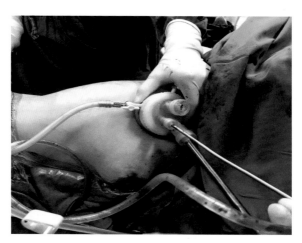

彩插 6　腔镜背阔肌肌瓣乳房重建术：利用腔镜乳房皮下腺体
切除术的同一个腋窝切口，进行腔镜背阔肌获取（见正文 第 469 页）

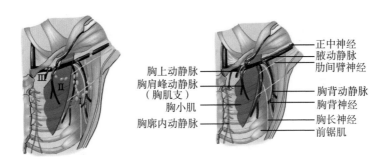

彩插 1　腋窝解剖示意图（见正文 第 414 页）

正中神经
腋动静脉
肋间臂神经
胸上动静脉
胸肩峰动静脉
（胸肌支）
胸背动静脉
胸背神经
胸小肌
胸廓内动静脉
胸长神经
前锯肌

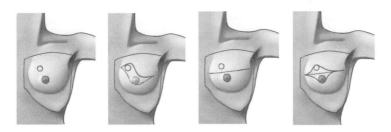

彩插 2　乳腺癌改良根治术（Auchincloss 术式）
切口示意图（见正文 第 417 页）

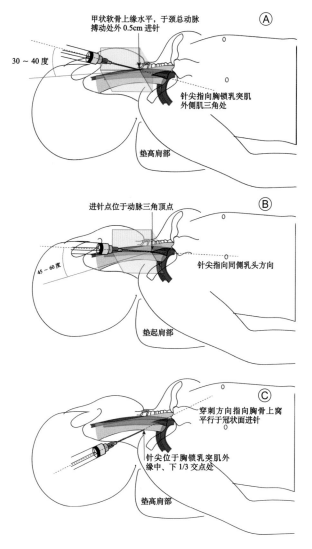

A. 前入路；B. 中入路；C. 后入路。

彩插 3　经皮颈内静脉穿刺置管入路（见正文 第 442 页）

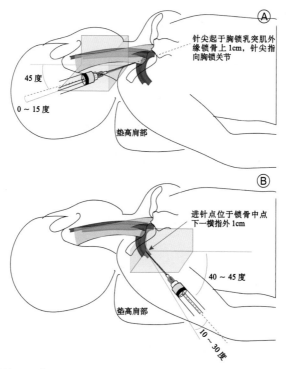

A. 锁骨上入路；B. 锁骨下入路。

彩插 4　经皮锁骨下静脉穿刺置管入路（见正文 第 445 页）

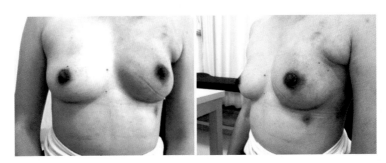

彩插 5　腔镜假体植入乳房重建术：切口隐藏在侧方，
不处于张力最大的假体表面（见正文 第 467 页）

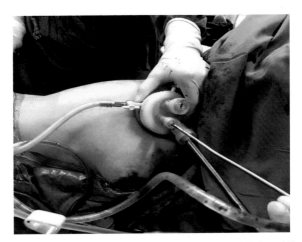

彩插 6　腔镜背阔肌肌瓣乳房重建术：利用腔镜乳房皮下腺体
切除术的同一个腋窝切口，进行腔镜背阔肌获取（见正文 第 469 页）

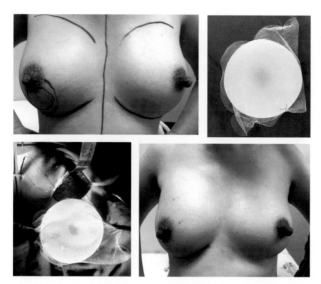

彩插 7　TCPM 完全包裹假体后缝合封闭，制成 TCPM 网袋自乳房下皱襞
切口植入皮下。右下图为右乳房重建术后（见正文 第 505 页）

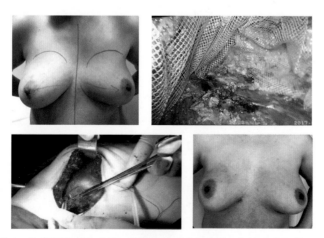

彩插 8　将 TCPM 植入皮下，边缘缝合固定于胸壁，与后方胸肌共同形成
袋状空间，并将假体植入，缝合封闭外侧缘。
右下图为右乳房重建术后 4 个月（见正文 第 505 页）

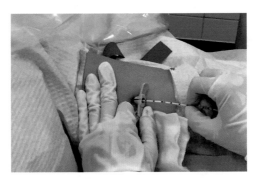

彩插 9　沿导管鞘外套管送入导管（见正文 第 515 页）

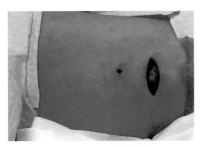

彩插 10　港体注射座连接导管后置于囊袋
（见正文 第 516 页）

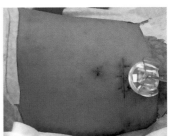

彩插 11　缝合完毕后留置无创针
（见正文 第 516 页）